肖相如医学丛书

肖相如伤寒论讲义

（第二版）

肖相如◎著

全国百佳图书出版单位
中国中医药出版社
·北 京·

图书在版编目（CIP）数据

肖相如伤寒论讲义 / 肖相如著 . —2 版 . —北京：
中国中医药出版社，2022.1
（肖相如医学丛书）
ISBN 978-7-5132-6667-3

Ⅰ . ①肖… Ⅱ . ①肖… Ⅲ . ①《伤寒论》—研究
Ⅳ . ① R222.29

中国版本图书馆 CIP 数据核字（2021）第 007923 号

中国中医药出版社出版

北京经济技术开发区科创十三街 31 号院二区 8 号楼
邮政编码　100176
传真　010-64405721
廊坊市晶艺印务有限公司印刷
各地新华书店经销

开本 710×1000　1/16　印张 24.5　字数 380 千字
2022 年 1 月第 2 版　2022 年 1 月第 1 次印刷
书号　ISBN 978 - 7 - 5132 - 6667 - 3

定价　89.00 元
网址　www.cptcm.com

服 务 热 线　010-64405510
购 书 热 线　010-89535836
维 权 打 假　010-64405753

微信服务号　zgzyycbs
微商城网址　https://kdt.im/LIdUGr
官 方 微 博　http://e.weibo.com/cptcm
天猫旗舰店网址　https://zgzyycbs.tmall.com

如有印装质量问题请与本社出版部联系（010-64405510）

《肖相如医学丛书》出版说明

有学者才会有学术，有学术才会有疗效。

所谓学者，就是有健全的人格，有自由的灵魂，为了学问而学问，不图名，不逐利，不媚权，不流俗，内心宁静，独立思考，坚持质疑的人。学术是有价值的，学术可以为学者带来名利，但学者不是为了名利而做学问。判断真假学者的根据，是看其在名利和学问之间的选择，在权势和真理之间的选择。

对中医而言，有学术才会有疗效，做学问就要静下心来。我的人生态度是健康、快乐、自由地学习、工作、生活。我享受读书、教书、临证、思考的生活状态。我的理想是成为北京中医药大学最好的老师和最好的医生。我要用我的行动告诉我的学生，做纯粹的中医也能活得自由自在，理直气壮。要做学问，要想成为真正的学者，不能执着于追名逐利。所以我没有任何职务，没有获过任何奖励，没有做过实验研究，我的身份就是老师和医生。我硕士研究生就读于湖北中医学院（今湖北中医药大学）的伤寒论专业，博士研究生就读于中国中医研究院（今中国中医科学院）的肾病学专业。这样的教育背景决定了我的学习和工作领域，即《伤寒论》和肾病学，我的主要工作就是教《伤寒论》，看肾病。

经典是中医的基本功，临床思维能力和疗效的好坏，都取决于经典的水平。经典之中，重中之重是《黄帝内经》和《伤寒论》。幸运的是，我系统地上过三次经典课，而且是湖北中医学院最好的老师给我们上的四大经典。其中《伤寒论》我专门学了六年，工作以后主要从事《伤寒论》的教学，要想教好《伤寒论》，不熟悉《黄帝内经》《金匮要略》和温病学是不可能的，当然，我也教过《黄帝内经》和温病学。同时，我也十分热爱老师这个职业，我主要的时间和精力都用于教学，就是备好课和上好课，上好课的前提是备好课，备好课就是读书，特别是读经典，起码要自己先读明白了，才可能教给学生。我是一个很敬业的老师，因为我很享受备课和上课的过程。这也意味着我比绝大多数的中医拥有更好的学习经典的条件，我的工作要求我必须学习经典。正因如此，与很多不重视经典的中医相比，我可能对经典更熟悉一点，临床疗效也可能要好一点。

　　肾病学，是我攻读博士研究生的专业，也是我临床研究的方向。医学的发展越来越快，范围越来越广，分科越来越细。这就要求医生有坚实的医学基础知识，包括中西医的基础知识，在医学院的理论课学习阶段就要打牢基础；从临床实习开始到主治医师的阶段要广泛地学习、了解各科的知识，具备大内科医生的能力；成为主治医师以后，要确定相对固定的专业方向，并进行深入的学习和研究。很多人认为中医是不分科的，也是不能分科的，必须什么病都会看，否则就是水平不够。这不是事实，也不利于医学的发展。医学分科古代就有，如疾医、疡医、食医、大方脉、小方脉、带下医、哑科，等等。现在的中医，不仅要分科，而且还应该参考西医的分科，并学习西医的专科知识，否则容易误诊误治。来找我治疗的肾病患者中，就经常有人是被所谓的"铁杆中医""纯中医"治坏了的。比如，一位肾功能损害的患者，找一位"铁杆"的老中医治疗，他老人家也不要患者做相关的检查，当然也看不懂，结果越治越重，患者实在扛不住了，去医院一查，都到尿毒症了；有一次，碰到一位老中医，他知道我是肾病科的医生，他跟我说，中医治疗尿毒症就是小菜一碟，把我听得直冒冷汗。这位估计连什么是尿毒症都不清楚，尿毒症的治疗哪有容易的？

所以，我认为，医生要根据自己的兴趣，选择相对固定的领域，持之以恒地学习、研究、思考，进行学术积累，即"术业有专攻"。这次出版的这些小册子，就是我在《伤寒论》和肾病这两个领域学习过程的一些记录。

写作是一种有效的学习方式，要想弄清楚一个问题，最好是就这个问题写一篇文章，写文章的目的并不是发表论文，而是让自己先弄明白这个问题。因为不阅读文献，不积累足够多的资料，没有思考清楚之前，是不可能写出一篇文章来的。把一个领域的主要问题都写成了论文，就可以出一本小册子了。虽然水平不一定高，但这是自己做过的事情，是自己的一些思考，无论对与错，或许对同道有些参考意义。

关于《伤寒论》，我于2009年11月出版了《肖相如论伤寒》，2016年7月出版了《肖相如伤寒论讲义》，还有就是这次将要一起出版的《特异性方证》。

《肖相如论伤寒》是我学习、运用、研究《伤寒论》的一些体会，也算是我学习《伤寒论》的小结。该书共有三部分，即专题论述、讲稿和医案。在专题论述部分，对一些概念进行了辨析，提出了我的理解，比如表证并不是六淫都有、解肌的实质是补脾胃、脾约不是麻子仁丸证、少阳不是半表半里、四逆汤不是少阴病的主方、寒厥不会有厥热胜复、第326条不能作为厥阴的提纲、乌梅丸不是厥阴病的主方等，这是全书的重点；讲稿部分是对我上课讲稿的整理；医案部分是我运用《伤寒论》方的验案。

《肖相如伤寒论讲义》是因为现行的教材中错误的概念太多，还有就是表述不规范，这严重影响了中医的传承和交流，我认为教材应该在规范概念的基础上，用学术语言进行规范、平实、准确地表述，这就是我做的尝试。因为《肖相如论伤寒》中的主要内容融入到了《肖相如伤寒论讲义》中，为了避免重复，这次的丛书"伤寒论"部分只选了《肖相如伤寒论讲义》，而没有将《肖相如论伤寒》一并再版。《肖相如伤寒论讲义》的再版修订有以下几方面：一是对错别字进行了校勘；二是加了张仲景的原序；三是加了条文索引；四是加了方剂索引；五是将讲义中没有讲到的原文作为备考条文附后。

《特异性方证》是这次要一起出版的新书。"特异性方证"是我根据《伤寒论》的实际内容引申提出的一个新概念。"特异性方证"，就是方和证之间具有特异性的关联，可以达到药到病除的特效，具有精准、快捷、高效的特征。

现行的以教材为代表的主流观点认为，《伤寒论》的核心是辨证论治，但《伤寒论》的实际内容并不支持这一观点。《伤寒论》的核心是方证，主要讨论的是方和证之间的关联程度，有的是"主之"，有的是"宜"，有的是"可与"，有的是"不可与"。其中，只有"主之"的方证之间关联程度最高，可以达到药到病除的特效，属于"特异性方证"。所以，"特异性方证"是方证中的精华，是医学的最高境界。

同时，"特异性方证"也是中医的标准化体系，具有确定性和可重复性。辨证论治背离了张仲景的正确方向，使中医失去了确定性和可重复性。

《外感病初期辨治体系重构》于2015年10月出版。《伤寒论》主要讨论的是外感病，实际内容以外感寒邪为主。治疗外感病是中医的基本功，但外感病的误治很严重，究其原因，在于现行教材关于外感病初期辨治的理论基本上是错误的，对外感病初期的辨治体系进行重构是刻不容缓的，所以在困惑了几十年之后，我花了十年的时间进行研究和思考，出版了《外感病初期辨治体系重构》。从研究范围来说，算是对《伤寒论》的一点延伸。这次纳入丛书再版，对错别字进行了校勘，其他内容不做大的修改。

《阳痿治疗集锦》于1992年8月由山西科学技术出版社出版，是一本关于阳痿治疗的资料性小册子。1991年我在西苑医院出诊，应邀在《北京晚报》的"科技长廊"发表了一组中成药治疗阳痿的科普文章，导致就诊的阳痿患者急剧增加，于是就将收集到的关于阳痿治疗方法的资料整理成册，出版了《阳痿治疗集锦》。阳痿是最常见的性功能障碍，其他的性功能障碍也不少，为了适应临床治疗的需要，又对常见的性功能障碍的治疗方法进行了学习和研究，由中国医药科技出版社于1995年4月出版了《中西医结合性治疗学》。也就是说，关于性功能障碍，我出版了《阳痿治疗集锦》和《中西医结合性治疗学》两本小册子。山西科学技术出版社于1998年7月将《阳痿治疗集锦》更名为《阳痿病防治》再版。这次将《阳痿治疗集锦》更名为《阳痿治法集锦》，纳入丛书再版，对错别字进行了校勘，其他内容不做大的修改。

《肖相如论治肾病》于2005年10月出版。主要内容有我对导师时振声先生治疗肾病学术经验的学习和总结，中医治疗肾病基本理论问题，我对常见肾病的学习、治疗、研究的心得，还有就是我对慢性肾功能衰竭治疗研究的专题，特别是我提出的"慢性肾功能衰竭的整体功能代偿疗法"，最后是我的博士学位论文的内容，关于慢性肾炎气阴两虚的研究。其中的主要内容我都发表过学术论文，所以，也算是我学习、治疗、研究肾病的小结。虽然关于肾病的书很多，但个人的专著却很少，因为我的这本小册子主要是个人的思考、心得，比较贴近临床，所以还比较受欢迎，2017年4月修订后再版，再版时第一版脱销已久。这次纳入丛书再版，对错别字进行了校勘，其他内容不做大的修改。

《发现肾虚》于2010年4月出版。肾虚证广泛存在，肾虚是中医学的重要概念，也是一个近乎家喻户晓的概念，以慢性疲劳综合征为代表的肾虚证患者主要就诊于肾病科。但是，关于肾虚证，并没有规范、完整的体系。在肾病科，肾虚证的患者很多，因为临床治疗的需要，我着手对这一专题进行学习、研究，以《黄帝内经》关于肾的功能和肾虚的记载为基础，对肾虚证进行了较为系统的整理，基本构建了肾虚证的理论框架。因为肾虚证是一个大众关注度很高的话题，我于2011年1月在中国轻工业出版社出版了科普版《养生肾为本》，2014年4月出版了《肾虚吗》。在北京卫视《养生堂》、江苏卫视《万家灯火》、中央人民广播电台中国之声《养生大讲堂》等很多栏目也做过关于肾虚的科普节目。《发现肾虚》此次纳入丛书再版，对错别字进行了校勘，其他内容不做大的修改。

《阳痿治法集锦》《肖相如论治肾病》《发现肾虚》，算是我在肾病这个领域学习过程的小结。

《西医不治之症的中医治疗验案》于2008年4月出版，是一次意外事件引出的应景之作。2006年，有人发起了取消中医的网上签名，中医的存废又成了热点，很多人跟我说，您应该就此发出一些声音。为此发声的人很多，不如做点实际工作，用事实告诉大家，仅仅有西医是不够的，很多疾病在西医的体系内是没有治疗方法的。当时，在校的研究生也在热议这件事，我把我的想法告诉了他们，得到了他们的积极响应和支持。于是，在侯中伟和陈松鹤两位博士的带领下，通过各位编委的辛勤工作，这本小书得以问世，出版之后很受欢迎。这本书是全体编委的集体成果，此次纳入丛书再版，就是为了让我们的这本小书能够影响更多的人。除了对错别字进行校勘外，其他内容不做大的修改。

概括而言，《肖相如伤寒论讲义》《特异性方证》和《外感病初期辨治体系重构》，是我学习《伤寒论》和外感病的一些心得体会；《阳痿治法集锦》《肖相如论治肾病》和《发现肾虚》，是我学习肾病的一些心得体会；《西医不治之症的中医治疗验案》则是对中西医关系的思考。需要说明的是，出版较早的书中有的观点可能和出版较晚的书中的观点有矛盾之处，说明我的认识在变化。

这次将这些小册子呈现给大家，只是想以此说明，医生需要放弃名利，独善其身，静下心来读书、临证、思考、总结，给真正想学中医而又困惑的人一点借鉴。若能对大家有所启迪，则已幸甚！一家之言，一己之见，难免有错误和偏颇，欢迎讨论，欢迎赐教，欢迎批评！

肖相如

2021年11月2日于北京花家地

第一版前言

吉林的一位慢性肾衰患者，感染发烧，西医治疗半个月不能退烧，听病友说我能治疗这种发烧，其子专程来北京找我。我授小柴胡汤原方，其子因怕耽误时间，用手机发回吉林，服1剂烧退。

什么是特异性方证？

慢性肾衰合并发烧和小柴胡汤之间具有特异性的关联，就是小柴胡汤对慢性肾衰合并发烧有特效。

这就是特异性方证。

仿《伤寒论》成例，可表述为：慢性肾衰合并发烧者，小柴胡汤主之。

慢性肾衰合并发烧为什么用小柴胡汤主之？

小柴胡汤是少阳病的主方，《伤寒论》中的少阳病又是什么呢？我认为，少阳病最本质的特征是正气已显不足，正邪双方都呈衰减之势。少阳病最具有特征性的表现是往来寒热。现在绝大多数的人都认为往来寒热是邪在半表半里的表现，其实半表半里是成无己在《注解伤寒论》中提出来的一个错误概念。张仲景在第96条提出了少阳病的主症往来寒热，接着在第97条对此进行解释："血弱气尽，腠理开，邪气因入，与正气相搏，结于胁下，正邪分争，往来寒热，休作有时。"血弱气尽，腠理开，显然是人体正气虚弱在先；正邪分争，就是正邪双方相持不下，互有胜负。一个不太强盛的正气遇到了一个同样不太强盛的邪气，正气欲驱邪外出却不能一鼓作气，邪气欲侵入人体也不能长驱直入，于是就形成了特有的临床表现——往来寒热。除了往来寒热，《伤寒论》中还有足够的证据证明少阳病是正气不足的。第265条"伤寒脉弦细，头痛发热者，属少阳"中的弦属少阳，细就是正气不足。热入血室的治疗可用小柴胡汤，热入血室的特殊性就是在妇人经水适来适断的时候，妇人经期的体质状态显然与血弱气尽类似。少阳病的主方小柴胡汤用了人参、甘草、大枣。

　　《伤寒论》中怎么用小柴胡汤呢？《伤寒论》中用小柴胡汤的条文一共有18条，其中有11条提到了发热：如往来寒热（第96条）、呕而发热（第379条）、身热恶风（第99条）、头痛发热（第265条）、黄疸发热（第231条）、差后发热（第394条）、发潮热（第229条）等。由此可见，我们有充分的理由认为，小柴胡汤是退烧的方子。是否所有的发烧都能用小柴胡汤呢？显然也不是，如果发烧与恶寒并见，那是太阳病的发烧，就需要用麻黄汤或桂枝汤；如果发烧不恶寒，反恶热，那是阳明病的发烧，就需要用白虎汤或承气汤；小柴胡汤治疗的是少阳病的发烧。少阳病的发烧是往来寒热，往来寒热代表的病机是正气已显不足，由此可以引申，凡是正气不足的发烧都可以用小柴胡汤，如老年、小儿、孕妇、产妇、妇女经期、大病、久病等特殊人群。少阳病主症是喜呕，第96条提到的少阳主症除了往来寒热，还有心烦喜呕。第149条有"伤寒五六日，呕而发热者，柴胡汤证具"；第379条有"呕而发热者，小柴胡汤主之"。少阳的腑是胆，邪入少阳影响胆的功能，胆病会及胃，因为胆为木，胃为土，木克土。《灵枢·四时气》说："邪在胆，逆在胃。"如果呕吐与发烧并见，说明这个发烧是少阳的发烧，也是小柴胡汤的主治范围。

有了上面的基础，"慢性肾衰合并发烧者，小柴胡汤主之"就变得理所当然。慢性肾衰是慢性病、大病、久病，正气虚弱是肯定的，如果发烧就是正气虚弱的发烧，这是小柴胡汤的适应证；慢性肾衰由于酸碱平衡紊乱导致的酸中毒，尿毒症产生的毒素刺激胃黏膜，绝大多数的病人都会出现呕吐，有的甚至贯穿于疾病的始终，如果发烧，就是呕而发热了，这也是小柴胡汤的适应证。因此，就有了"慢性肾衰合并发烧者，小柴胡汤主之"的结论；慢性肾衰合并发烧的证和小柴胡汤的方之间就有了特异性的关联。

《伤寒论》留给我们最珍贵的东西是什么？就是特异性方证。张仲景为什么被尊为"医圣"，就是因为他发现了这么多的特异性方证，且经历了数千年的考验，屡试屡效，百试不爽。

医学的终极目标就是要找到特异性的治疗方法，也就是我们常说的特效药。特异性方证就是找到了与证对应的特异性的方。特异性方证的运用没有辨证论治的过程，是因为证与方的关系已经确定，临床运用的时候可以省略辨证论治的过程，因而才使特异性方证具备了准确、快捷、高效的优势。事实上，特异性方证的确立是相当复杂的过程，如上所述。

学习《伤寒论》学什么？学张仲景已经确立的特异性方证，在此基础上，根据自己的研究领域拓展特异性方证。还以小柴胡汤为例。

张仲景已经确立的特异性方证：

往来寒热者，小柴胡汤主之；呕而发热者，小柴胡汤主之。

根据张仲景的理论稍加拓展的特异性方证：

正气不足的发热，小柴胡汤主之。

根据我自己的研究领域——肾病，稍有拓展的特异性方证：

慢性肾衰发烧者，小柴胡汤主之；慢性尿感（尿路感染）发烧者，小柴胡汤合导赤散主之。

如果一个方能够升华成特异性方证，一个医生有能力将一个方升华成特异性方证，运用的时候辨证的过程就可以省略了。名医为什么看病又快又好？就是因为他们掌握了特异性方证。能不能掌握张仲景已经确立的特异性方证，有没有能力将经方名方升华成特异性方证，是衡量一个医生水平的重要标准。如果一个医生掌握了五十个特异性方证，治疗的病人中有三分之一运用的是特异性方证，在人们的心目中，这个医生一定是神医。

显然，特异性方证，才是医学的最高境界。

2016 年 5 月 22 日于北京

目　录

张仲景原序

論曰：余每覽越人入虢之診，望齊侯之色，未嘗不慨然歎其才秀也。怪當今居世之士，曾不留神醫藥，精究方術，上以療君親之疾，下以救貧賤之厄，中以保身長全，以養其生。但競逐榮勢，企踵權豪，孜孜汲汲，惟名利是務，崇飾其末，忽棄其本，華其外而悴其內。皮之不存，毛將安附焉？卒然遭邪風之氣，嬰非常之疾，患及禍至，而方震慄；降志屈節，欽望巫祝，告窮歸天，束手受敗。賷百年之壽命，持至貴之重器，委付凡醫，恣其所措。咄嗟嗚呼！厥身已斃，神明消滅，變為異物，幽潛重泉，徒為啼泣。痛夫！舉世昏迷，莫能覺悟，不惜其命，若是輕生，彼何榮勢之云哉？而進不能愛人知人，退不能愛身知己，遇災值禍，身居厄地，蒙蒙昧昧，蠢若遊魂。哀乎！趨世之士，馳競浮華，不固根本，忘軀徇物，危若冰谷，至於是也！

余宗族素多，向餘二百。建安紀年以來，猶未十稔，其死亡者，三分有二，傷寒十居其七。感往昔之淪喪，傷橫夭之莫救，乃勤求古訓，博采眾方，撰用《素問》《九卷》《八十一難》《陰陽大論》《胎臚藥錄》，並《平脈辨證》，為《傷寒雜病論》合十六卷，雖未能盡愈諸病，庶可以見病知源，若能尋余所集，思過半矣。

夫天布五行，以運萬類，人稟五常，以有五藏，經絡府俞，陰陽會通，玄冥幽微，變化難極，自非才高識妙，豈能探其理致哉？上古有神農、黃帝、岐伯、伯高、雷公、少俞、少師、仲文，中世有長桑、扁鵲，漢有公乘陽慶及倉公，下此以往，未之聞也。觀今之醫，不念思求經旨，以演其所知，各承家技，終始順舊。省疾問病，務在口給，相對斯須，便處湯藥，按寸不及尺，握手不及足，人迎、趺陽，三部不參，動數發息，不滿五十，短期未知決診，九候曾無髣髴，明堂闕庭，盡不見察，所謂窺管而已。夫欲視死別生，實為難矣！

孔子云：生而知之者上，學則亞之，多聞博識知之次也。余宿尚方術，請事斯語。

绪 论

一、《伤寒论》沿革

（一）《伤寒论》是什么书

《伤寒论》是《伤寒杂病论》的伤寒部分，是我国现存的第一部临床医学专著，是中医学的经典著作。

（二）作者

1. 姓名

张机，字仲景，东汉末年人。是我国最重要的、在学术界影响最深远的医学家。从学术贡献来说，只有《黄帝内经》（简称《内经》）可以和《伤寒杂病论》相提并论。在中国的医学史上，从个人贡献来说，没有一位医家能和张仲景同日而语，所以学术界将仲景称为"医圣"是公允的。但是，这样一位伟大的医学家，正史无传，据宋代林亿《伤寒论·序》载："张仲景，《汉书》无传，见《名医录》云，南阳人，名机，仲景乃其字也。举孝廉，官至长沙太守，始受术于同郡名医张伯祖，时人言，识用精微过其师。"《名医录》为唐代甘伯宗所著。

与仲景同时代的几乎妇孺皆知的医生还有华佗（110—207）。但从学术贡献来看，远远不及张仲景。华佗广为人知的原因，一是因为《三国志》内有传，二是因为《三国演义》中有为关羽刮骨疗毒的故事，三是因为和曹操有关，即华佗和政治人物有关。

2. 生卒年

约公元150—219年（东汉为公元25—220年）。

3. 籍贯

南郡涅阳（今河南省南阳人），再具体点可能是现在的邓县东稂镇西北1.5公里处的张寨村。

了解仲景的籍贯，对论中的一些方言就容易理解。

如 16 条中的"桂枝不中与之"的"中"；抵当汤中的水蛭、虻虫，大陷胸丸中的杏仁，三物白散中的巴豆，猪肤汤中的白粉，都要求"熬"。这些都是河南方言。

西汉扬雄《方言》："凡以火干五谷类，自山而东，齐楚以往谓之熬，关西陇冀之间或谓之焙，秦晋之间或谓之炒。"

齐：山东北部和河北东南部。

楚：①原来在湖南和湖北北部，后扩展至河南、安徽、江苏、江西和四川。②指湖南和湖北，特指湖北。

陇：甘肃。

南阳在河南南部，为楚之北部，故仲景为楚人。

（三）成书背景

在仲景生活的年代，史料中有记载的天灾共 22 起。

东汉末年，三国鼎立，战事连绵。

大灾之后必有大疫，大兵之后必有大疫。

仲景原序："余宗族素多，向余二百，建安纪年（196）以来，犹未十稔，其死亡者三分有二，伤寒十居其七……"

曹植《说疫气》："家家有僵尸之痛，户户有号泣之哀，或阖门而殪，或覆族而丧。"

《东汉汇要》："中原大地，白骨委积，人相食啖。""不死于兵，即死于病。"

王璨《七哀》："出门无所见，白骨蔽平原，路有饥妇人，抱子弃草间，顾闻号泣声，挥泪独不还，未知身死处，何能两相完。"

上述史料说明，这一时期，外感病广为流行，严重威胁人民的生命，张仲景就是在这种社会背景下成长起来的具有悲天悯人情怀的苍生大医。

（四）版本

1. 原书
现已散佚。因为战乱，原书没能流传。

2. 王叔和将《伤寒论》整理成册
西晋（265—317）太医令王叔和将原书的伤寒部分收集整理成册，名为

《伤寒论》。

3. 唐代孙思邈对《伤寒论》的记载

孙思邈在其早期著作《备急千金要方》中记载了《伤寒论》的大部分内容，在其晚年的著作《千金翼方》中记载了《伤寒论》的全部内容。

4. 宋本《伤寒论》

北宋年间朝廷成立校正医书局，林亿等人奉命校正《伤寒论》，治平二年（1065）颁行，成为后世《伤寒论》的蓝本，即宋本（版）。

5. 现行版本

宋版：宋本《伤寒论》的原本已经不复存在。现行的宋本《伤寒论》并不是原本，而是明万历二十七年（1599）赵开美的复刻本，又称"赵刻本"，简称"赵本"。是公认的现存最好的版本，历版教材及主要注家都以此为蓝本。

成本：南宋绍兴十四年（1144）成无己所著的《注解伤寒论》，称"成注本"，亦称"成本"。后经明嘉靖年间汪济川校定复刻而流行，又称"汪校本"。

6.《金匮玉函经》

《金匮玉函经》为《伤寒论》别本。林亿等校订后，治平三年颁行。

7.《金匮要略》

王叔和收集到了《伤寒杂病论》的伤寒部分，而未见到杂病部分。北宋仁宗时翰林学士王洙在馆阁残书中发现了一部《伤寒杂病论》的节略本《金匮玉函要略方》，共三卷。上卷论伤寒，中卷论杂病，下卷载方及妇科病的治疗。至神宗熙宁（1068）时，林亿等对此进行了校订，去掉上卷，保留中、下卷。为了临床方便，又把下卷的方剂分别列在各种证候之下，仍编为三卷。此外还采集各家方书中转载仲景治疗杂病的医方及后世一些医家的良方，分别附在每篇之末，书名为《金匮要略方论》，简称《金匮要略》或《金匮》。

二、学术渊源和成就

（一）学术渊源

汉以前的医学成就和医疗经验。

1. 原序

明确提到的有《素问》《九卷》《八十一难》《胎胪药录》《平脉辨证》。

2.《汉书·艺文志·方技略》

载有医经七家，二百一十六卷。其中：

《黄帝内经》十八卷，《外经》三十七卷。

《扁鹊内经》九卷，《外经》二十卷。

《白氏内经》三十八卷，《外经》三十六卷，《旁经》二十五卷。

经方十一家，二百七十四卷。其中：

《五脏六腑痹十二病方》三十卷，《五脏六腑疝十六病方》四十卷。

《五脏六腑疸十二病方》四十卷，《风寒热十六病方》二十六卷。

《泰始黄帝扁鹊俞跗方》二十三卷，《五脏伤中十一病方》三十一卷。

《客疾五脏狂颠病方》十七卷，《金疮瘛瘲方》三十卷。

《妇女婴儿方》十九卷，《汤液经方》三十二卷。

《黄帝神农食禁》七卷。

3.《神农本草经》和《汤液经》

晋代皇甫谧《甲乙经·序》："伊尹以亚圣之才，撰用《神农本草》以为《汤液》……仲景论广伊尹《汤液》为数十卷，用之多验。"

4. 师承

其老师张伯祖是当时的名医，此前还有扁鹊、仓公、郭玉等名医。

（二）成就

建立了中医临床医学体系。

1. 创立了六经辨证体系。

2. 确立了辨证论治原则。

3. 奠定理法方药的理论基础：依证立法，依法选方，改变了汉以前有药无方、有方无法的状况，总结出了许多效方，现称为"经方"。

以上是历版教材通行的认识。我认为，《伤寒论》最重要的成就在于发现了许多特异性的方证，确立了证和方之间的特异性关联，能够做到方到证除。这是医学追求的终极目标，也是医学的最高境界。就整个医学而言，至今发现的特异性方证并不多，其中，张仲景发现的占了绝大多数。这才是《伤寒论》得以流传的真正原因。

三、伤寒的含义

（一）广义

广义伤寒指一切外感病的总称。伤寒、热病、外感热病、外感病是同义词。

（二）狭义

狭义伤寒指感受寒邪，感而即发的外感病。

（三）《伤寒论》讨论的是狭义伤寒

虽然现在大部分学者认为《伤寒论》讨论的是广义伤寒，但我认为理由不充分。《伤寒论》中仅仅第6条提到了温病，但关于温病的发生发展规律、治法、方药、预后等概未涉及，所以算不上是讨论了温病，最多也就是提到了温病。《伤寒论》中第174、175条提到了风湿，《金匮要略》提到了痉、湿、暍，但也都没有完整的辨治体系。

同时，我认为，将伤寒的概念限定在狭义的伤寒，更有利于外感病的辨证和治疗，也可以避免和温病的重叠和争论。

（四）与西医学的伤寒有区别

西医学的伤寒是指由伤寒杆菌所致的肠道传染病，临床表现与中医学的湿温相似，可参照湿温辨证治疗。

四、六经

（一）六经的概念

六经又称三阴三阳，即太阳、阳明、少阳、太阴、少阴、厥阴。根据阴阳之气的多少划分三阴三阳，太阳阳气最多，故为三阳；阳明次之，故为二阳；少阳阳气最少，故为一阳。太阴阴气最多，故为三阴；少阴次之，故为二阴；厥阴阴气最少，故为一阴。

六经各分手足，故为十二经。

生理概论：实为十二经及其所属脏腑生理功能的概括。

六经顺序不是伤寒的传变顺序。

（二）六经病

六经病是对伤寒发展过程中不同病理阶段的概括。伤寒初期的表证阶段为太阳病；伤寒过程中表现为里热实证的阶段为阳明病；伤寒过程中表现为正气已显不足，正邪都呈衰减之势的阶段为少阳病；伤寒过程中表现为脾阳虚弱的阶段为太阴病；伤寒过程中表现为心肾虚衰的阶段为少阴病；伤寒最后的厥证阶段为厥阴病。

（三）六经辨证

六经辨证是张仲景根据伤寒的发生发展变化规律，以六经所属脏腑经络、气血津液的生理功能、病理变化为基础创立的动态辨证方法。

（四）《伤寒论》和《素问·热论》六经的区别

《热论》：分证纲领，只有实证、热证，重在经络，只有汗下法，方药不备。日传一经。

《伤寒论》：既是辨证纲领，也是治疗准则，寒热虚实俱备，不仅有经络，还包括脏腑、气血津液、病因、病势等，八法俱备，方药齐全，并有针灸等治法。辨证论传变。

附：

《素问·热论》：伤寒一日，巨阳受之，故头项痛，腰脊强。二日阳明受之，阳明主肉，其脉侠鼻络于目，故身热目疼而鼻干，不得卧也。三日少阳受之，少阳主胆，其脉循胁络于耳，故胸胁痛而耳聋……四日太阴受之，太阴脉布胃中络于嗌，故腹满而嗌干。五日少阴受之，少阴脉贯肾络于肺，系舌本，故口燥舌干而渴。六日厥阴受之，厥阴脉循阴器而络于肝，故烦满而囊缩。

……其未满三日者，可汗而已；其满三日者，可泄而已。

五、伤寒的传变

（一）传变的概念

传：在六经范围内变化。

变：其变化超出了六经病的范围，又称为"变证""坏病"。

（二）传变的基本规律

正虚邪盛，则病情由表入里，由阳转阴，为病进。

正胜邪却，则病情由里出表，由阴转阳，为病退。

（三）传变的顺序

伤寒传变的顺序可以确定的只有始于太阳，终于厥阴。

太阳主表，外感寒邪从太阳开始，因为不经太阳则寒邪无由侵入人体；伤寒的死亡则在厥阴，因为厥阴病为伤寒最后的厥证阶段，厥的病机是"阴阳气不相顺接"，而"阴阳气不相顺接"的再发展就是"阴阳离决"，"阴阳离决"就是死亡。

太阳以后、厥阴之前的传变无规律可循。有太阳传阳明者，也有太阳传少阳者，也有太阳传三阴者。

（四）六经顺序不是伤寒传变的规律

《伤寒论》中的六经顺序是太阳、阳明、少阳、太阴、少阴、厥阴。需要特别强调的是，这个顺序不是伤寒传变的顺序，但很多人认为这是伤寒的传变顺序，其实这不是《伤寒论》的意思，也不符合临床实际。

六经顺序来源于《素问·热论》。《素问·热论》认为，伤寒按照以上顺序，日传一经。《伤寒论》否认了这一传变模式，认为伤寒的传变不一定按照以上顺序（当然也不排除按以上顺序传，但临床上大多数病例不是按以上顺序），也不是日传一经。根据第4条、第5条的精神，伤寒是否传、传至何经，应以脉证为凭，不拘时日。

（五）影响传变的因素

1. 正气的强弱

遇到邪气的侵袭，发病与否，取决于人体正气的强弱，即《素问遗篇·刺法论》所谓："正气存内，邪不可干；邪之所凑，其气必虚。"同理，既病之后，传变与否，也取决于人体正气的强弱。比如，同样是感冒，体质强壮的人，常常可以不药而愈，或者经过治疗很快痊愈；而体质虚弱的人，感冒以后很容易导致支气管炎、肺炎等疾患。

2. 感邪的轻重

正气的强弱是决定传变与否的内因，而感邪的轻重则是影响传变的外因。感邪越重则病情越重，越容易传变；反之，感邪越轻则病情越轻，容易治愈且不易传变。

3. 治疗的当否

治疗的当否包括治疗是否正确与是否及时。治疗不正确，则疾病不能痊愈，也就容易发生传变，这是人所共知的，所有的教材都强调了这一点；治疗不及时，同样会导致疾病发生传变，却被大多数人忽略。在外感病的过程中，有的传变是因为治疗错误引起的，这叫误治变证，在《伤寒论》中有大量的记载，临床上也很常见；在外感病的过程中，还有很多传变是因为治疗不及时引起的，这叫失治，这在《伤寒论》中也有大量的记载，甚至还有急下、急温等，强调的都是及时治疗的重要性。误治的后果很严重，失治的后果并不比误治好，《内经》强调"善治者治皮毛"，如果不及时治皮毛，等到要治五脏的时候，结果是"半死半生也"。所以医生要牢牢记住，治疗不仅要正确，而且要及时，特别是外感病、急性病，治疗的时机稍纵即逝。

（六）传变的基本方式

1. 并病

一经病证未罢，另一经病证又起，有先后次第之分者为并病。《伤寒论》

提到的有第 48 条、第 220 条的二阳并病，第 142 条、第 150 条、第 171 条的太阳少阳并病等。

2. 合病

两经或两经以上的病证同时出现，没有先后次第之分者为合病。《伤寒论》中提到的有太阳阳明合病，如第 33 条、36 条等；太阳少阳合病，如第 172 条的黄芩汤证（实为阳明少阳合病）；三阳合病，如第 268 条。

3. 两感

互为表里的两经同时发病为两感。两感其实是合病的一种特殊形式，《伤寒论》中典型的两感有第 301 条、第 302 条的太阳少阴两感证，但《伤寒论》中无两感之名。

4. 直中

大多数教材对直中的表述：直中，是指病邪不经太阳初期及三阳阶段，直接进入三阴的一种发病方式。

我认为这一表述不够准确。病邪，特别是寒邪，不经太阳怎么可能进入三阴呢？病邪只要进入人体，就肯定要经过太阳，只是有的病人体质虚弱，正气无力抗邪，在外邪侵入人体的时候，正气没有能力与病邪相争，所以没有表现出太阳病的过程，直接出现了以正气虚衰为主的三阴病的表现。《伤寒论》中无"直中"之名。

六、伤寒的治则

（一）基本原则

扶正祛邪。疾病从正邪关系而言，不外正虚与邪实两端，所以治疗原则就不外扶正与祛邪了。当然扶正祛邪不仅是伤寒的治疗原则，也是所有疾病的治疗原则。

（二）基本精神

扶阳气，存津液。从扶正与祛邪的目的而言，祛邪的目的也是为了扶正，扶正的本质就是扶阳气和存津液。也有人将其称为"扶胃气，存阴液"。

存津液和生津液不同。存是保存，不让津液损伤；生是产生、补充，使损伤的津液增加。存津液的适应证是虽津液欲伤而未伤，但已经有伤津的原因和趋势，最著名的就是阳明病中的"急下存阴"法。但《伤寒论》中并非只有"急下存阴"法，如用四逆汤、桂枝加附子汤等回阳也可以存津。生津液的适应证是津液已经损伤，需要补充津液，最典型的就是《温病条辨》中的增液汤。《伤寒论》中的白虎加人参汤、《温病条辨》中的增液承气汤是存津与生津并用的例子。

（三）具体治法

三阳病以邪实为主，所以其治法以祛邪为主，其中的少阳已有正气虚弱存在，所以和解是扶正与祛邪并用的，有其特殊性，在少阳病篇详细讲解。

太阳——汗。

阳明——清、下。

少阳——和。

三阴病以正虚为主，所以其治法以扶正为主，其中厥阴病中的热厥为实证，也有其特殊性，在厥阴病篇详细讲解。

太阴——温中健脾。

少阴——寒化——回阳救逆。

　　　　热化——育阴清热。

厥阴——热厥——下之。

　　　　寒厥——回阳救逆。

第一章

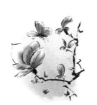

辨太阳病脉证并治

概　说

太阳病是伤寒初期的表证阶段

太阳包括手、足太阳二经和膀胱、小肠二腑。太阳的原始意义就是日。太者，大也。太阳，就是阳气盛大之义。王冰说："阳气盛大，故曰太阳。"又称"巨阳""老阳""三阳"。在十二正经中，足太阳的经脉最长，与其他经脉的联系最广，所有的俞穴都在膀胱经上。太阳经脉分布于背部，与督脉并行，阳气最旺盛。《素问·热论》曰："巨阳者，诸阳之属也，其脉连于风府，故为诸阳主气。"太阳经脉具有强大的防御功能，能防止虚邪贼风的侵袭。《灵枢·九宫八风》曰："从其冲后来为虚风……故圣人日避虚邪之道，如避矢石然。"《素问·灵兰秘典论》："膀胱者，州都之官，津液藏焉，气化则能出矣。""小肠者，受盛之官，化物出焉。"《灵枢·本脏》曰："肾合三焦膀胱，三焦膀胱者，腠理毫毛其应。"膀胱为津液之腑，即水腑。内与水脏肾相合，外应腠理毫毛。外邪侵袭人体，卫外功能失调，水液代谢障碍，是太阳病的基本病理变化。

太阳病是伤寒初期的表证阶段。此定义有两个要点，一是病理阶段是初期，即伤寒的开始阶段；二是证候性质属于表证。

太阳病的病因是寒邪；病机是寒邪袭表，营卫失调，进而影响津液代谢。我对太阳病病因的认识，与以往的学说有区别，这是基于对《伤寒论》原文的理解，具体的解释详见对太阳病提纲证的解释。

张仲景把太阳表证的基本特点概括为"脉浮、头项强痛而恶寒"。由于人体体质有强弱，腠理有疏密，外邪有轻重，故其病情、病机亦有所别，因而太阳病有不同的证候类型。主要有三种：其一，以发热、头痛、汗出、恶风寒、脉浮缓等为主要临床表现，病机为外感寒邪，腠理疏松，营卫不调，即"营弱卫强"或"阳浮而阴弱"，称为太阳中风证。其二，以恶风寒、发热、头痛、无汗、脉浮紧、身体骨节疼痛等为主要临床表现，病机为寒邪外束，腠理致密，卫阳被遏，营阴郁滞，即"卫闭营郁"，称为太阳伤寒证。其三，表郁轻证，即表证较久，邪气渐轻，然因无汗或汗出不彻而留连不解，以发热恶寒、热多寒少、如疟状、头痛、脉浮等为主要临床表现，称为表邪轻证。

太阳表证若治疗不当，则变化迅速。若表邪不解又兼有其他证候，称为太阳病兼证，如小青龙汤证是太阳伤寒兼水气内停等；若因误治失治出现变证，即太阳病没有痊愈，也不是传入他经，其证候表现不属于六经病的范围，如结胸证、痞证等。这一部分内容占了太阳病篇的主要篇幅，是辨证论治的主要内容。将太阳病变证和从太阳病而致的其他经病证结合起来理解，就是伤寒从太阳开始以后的主要变化规律。

此外，某些病证如十枣汤证、瓜蒂散证、风湿证等，它们本属杂病，但在其发病过程中可能出现一些类似太阳病的表现，故称为太阳病类似证，这些病的实质也不是太阳病，而是为了达到鉴别诊断的目的。

对太阳本证的治疗用汗法，其中太阳中风证治以解肌祛风、调和营卫，方用桂枝汤；太阳伤寒证治以发汗散寒、宣肺平喘，方用麻黄汤；对表郁轻证的治疗仍宜发汗散寒，但宜减轻剂量，方如桂枝麻黄各半汤、桂枝二麻黄一汤等。而太阳兼证、变证、疑似证的治法当"观其脉证，知犯何逆，随证治之"。

太阳病的转归有三：即痊愈、传经、变证。大多数太阳病，经过及时、正确的治疗，可以痊愈，或者可以自愈；若太阳病失治、误治，或者因为体质因素，使病邪传入他经，而成为其他经病则为传经；若是失治、误治后疾病的变化不能归入六经病的范围，就是太阳变证了。

《伤寒论》讨论的是外感病，外感病的治病关键是初期阶段，如果在初期阶段得到及时正确的治疗，则不会有传变。再者，从治疗的效果和成本来看，初期阶段的效果最好，成本最低。比如，伤寒的第一天是麻黄汤证，用麻黄汤往往一服汗出病瘥；若失治误治，则有可能变成大青龙汤证，大青龙汤证用大青龙汤也还可以汗出热清烦止，但治疗风险已然增加很多，从大青龙汤的禁忌和误用以后的变证已经可以看出；如果继续延误治疗，可能就是麻黄杏仁甘草石膏汤证了，麻黄杏仁甘草石膏汤证虽然可以治好，但治疗风险、治疗成本、治疗周期都已显著增加。《素问·阴阳应象大论》谓："故善治者治皮毛，其次治肌肤，其次治筋脉，其次治六腑，其次治五脏。治五脏者，半死半生也。"这就是《伤寒论》中的太阳病篇为什么占了将近二分之一篇幅的原因。这也是学习《伤寒论》要首先建立的概念。每个医生都要问自己，我能治好外感病的初期阶段吗？

第一节　太阳病纲要

一、太阳病提纲（1）

【原文】

太陽之為病，脉浮，頭項强痛而惡寒。（1）

【词解】

①头项强痛：项，指脖子的后部。强，音疆（jiāng），不柔和。头项强痛，即头痛项强，就是在头痛的同时项部拘急不舒。

②恶寒：恶，音悟（wù），厌恶、讨厌。恶寒，即怕冷。

【讲解】

本条原文提出了太阳病的基本脉证，所以现在都将这条原文称为太阳病的提纲。

这条原文并没有说太阳病是什么，只是说太阳病的表现有脉浮、头项强痛、恶寒。

脉浮常见于外感病的初期，因为外邪侵袭人体，人体正气向外抗邪，脉象应之而浮。

头项强痛，从部位划分，属于太阳，因为太阳的经脉分布于人体的后部；痛是不通的表现，如果外邪中的寒邪侵袭人体，使太阳的经脉不通畅，就会在太阳经脉循行的项部发生疼痛，即不通则痛，因为寒性收引、凝滞。项部强紧不舒、不柔和，也与感受寒邪有关，以物遇寒则强紧，遇温则舒缓故也。

恶寒的特征是病人怕冷，不为加衣被或烤火所减轻。恶寒的形成机理是，寒邪侵袭人体，束缚了人体的卫气，使卫气不能发挥温分肉的功能所致。因为寒性收引、凝滞使然。恶寒是外感寒邪初期的特征性表现。

从上述太阳病的表现进行分析，太阳病是外感寒邪的初期阶段，病因是寒邪，病机是寒邪侵袭人体，卫气被寒邪所束缚。

这条原文就是太阳病的诊断标准。凡是脉浮、头项强痛、恶寒并见的，就是太阳病。但三者的重要程度不一样，其中"恶寒"最重要，是诊断太阳病的特异性指标，凡是有恶寒的就是太阳病。脉浮、头项强痛常见于太阳病，但并不仅仅见于太阳病，见到脉浮、头项强痛，可能是太阳病，但并不一定是太阳病。

中医将外感病也称为外感热病，说明发热是外感病的主要表现，为什么太阳病的提纲中没有发热，只有恶寒？这需要具体分析。外感病虽然都是可以发热的，但不同的外感病发热的时间和机理并不一样。太阳病的病因是寒邪，则病人先出现恶寒，后出现发热。因为恶寒是寒邪束缚卫气的反应，只要寒邪侵袭了人体，束缚了卫气，恶寒就出现了。而感受了寒邪以后发热的形成机理是"人体的正气开始抗邪，发生正邪斗争的时候人体的反应才是发热"。所以从时相上看，太阳病是恶寒在前，发热在后。至于临床上看到的病人往往是发热与恶寒并见，这是因为病人就诊时已经不是发病的最初了。结合第3条原文"太阳病，或已发热，或未发热，必恶寒"理解，就很清楚了。

项强，是太阳病的常见表现。项，《说文》谓："头后也。"《释名》谓："确也，坚确受枕之处。"足太阳膀胱之脉，起于目内眦，上额交巅，其直者，从巅入络脑，还出别下项，所以吴人驹谓"项为太阳之专位"。但项强并不仅仅见于太阳病，《素问》病机十九条中有"诸颈项强，皆属于湿"；《素问·金匮真言论》中有"东风生于春，病在肝，俞在颈项"。可见，项强不仅仅见于太阳病一端，还应考虑湿和肝的问题。

中医将怕冷分为恶寒和畏寒两种。恶寒的特征和形成机理已如上述，畏寒的表现是病人怕冷，加衣被或烤火可以减轻，畏寒的形成机理是人体的阳气虚弱，不足以温煦机体，治疗畏寒需要温补阳气。《伤寒论》中没有提出畏寒的概念，对恶寒和畏寒没有区分。比如第 385 条："恶寒，脉微而复利，利止，亡血也。四逆加人参汤主之。"原文中的"恶寒"显然应该属于"畏寒"。

如果恶寒是表证的特征性表现，"有一分恶寒，必有一分表证"的话，则表证是指外感病中感受寒邪引起的外感病的初期。恶寒是寒邪束缚了卫气，使卫气不能温分肉所致，因为寒性收引、凝滞，只有寒邪才可能束缚卫气，引起恶寒，其他的外邪（除湿邪外），特别是热邪，不可能束缚卫气，不可能导致恶寒，不可能导致表证。至此，我们可以明确，太阳病是表证，太阳病的病因是寒邪。

二、太阳病分类（2、3、6）

【原文】
太陽病，發熱，汗出，惡風，脉緩者，名爲中風。（2）

【词解】
①恶风：为恶寒之轻者，即遇风则恶之，无风则坦然。
②脉缓：指脉象柔缓而不紧急，与紧脉相对而言，非怠慢迟缓之意。
③中风：中，音仲（zhòng）。中风，中医证名，指外感寒邪所引起的一种表证，与内伤杂病的中风不同。

【讲解】
本条提出太阳中风证的脉证提纲。

太阳中风的临床表现，在第 1 条太阳病基本证"脉浮，头项强痛而恶寒"的基础上又见下列症状：发热、汗出、恶风、脉缓。

太阳中风证又称太阳表虚证。所谓表虚，是指素体肌腠疏松。

太阳中风的基本病机为"营卫不调"之"卫强营弱"，即卫不固外，营阴外泄。其病因病机与感受的寒邪较轻，素体腠理疏松，卫外不固有关。

太阳中风的体质状态，其本质是脾胃虚弱，因为脾胃虚弱导致营卫虚弱（具体理解见第 16 条之"解肌"）。脾胃虚弱之人感受寒邪后，寒邪束缚卫气，卫气不能温分肉，故恶风；卫阳起而抗邪，故见发热；卫不固外，营阴外泄而见汗出；汗出肌疏，营阴不足，故脉象松弛而呈缓象。

本条之缓脉，当为浮而缓，浮为邪在表，缓为营阴弱。故脉应指较松弛、不紧张，这种缓脉是与太阳伤寒的紧脉相对而言的，不是指脉象迟缓，也不是指平人脉来四至、从容和缓之缓脉。

"汗出"是太阳中风证的辨证关键。缓脉的出现也与汗出直接相关。汗出、脉缓既能揭示太阳中风证的病机是"营卫不调"之"卫强营弱"，同时又能区别无汗、脉紧的太阳伤寒证，故"汗出"是太阳中风证的辨证关键。

关于太阳中风的病因，历代医家多以风邪立论，但我认为其病因并不是风邪，只能是寒邪。"恶风"和"恶寒"在特征和机理上是相同的，两者仅仅是程度上的差异，"恶风"即"恶寒"之轻者，其表现为有风则恶，无风则安，虽然是有风则恶，但是也不为加衣被或烤火所减轻，所以两者没有本质的区别，并不是感受了寒邪就恶寒，感受了风邪就恶风。又比如第12条的桂枝汤证既有"啬啬恶寒"，又有"淅淅恶风"，由此可见，从恶寒和恶风并不能区别伤寒和中风，也就是说，并不能认为"恶寒"是寒邪引起，"恶风"是风邪引起。我认为，六淫之中的风邪，其实质是寒邪之程度较轻者。

【原文】

太陽病，或已發熱，或未發熱，必惡寒，體痛，嘔逆，脈陰陽俱緊者，名爲傷寒。（3）

【词解】

①脉阴阳俱紧：阴阳指部位，即寸、关、尺三部。紧与缓相对，乃脉来紧束、紧张之意。即指三部脉都见紧象。

②伤寒：外感寒邪引起表证之证名。此处非指广义伤寒，而是指狭义伤寒。

【讲解】

本条提出太阳伤寒证的脉证提纲。

太阳伤寒的临床表现，在第1条太阳病基本证"脉浮，头项强痛而恶寒"的基础上又见下列症状：发热或未发热、恶寒、身体疼痛、呕逆、脉阴阳俱紧。

太阳伤寒证又称太阳表实证。所谓表实，是指素体壮实、肌腠固密。

太阳伤寒证的基本病机为"营卫不调"之"卫闭营郁"，即卫阳郁遏，营阴郁滞。其病因病机与感受的寒邪较重，素体腠理致密有关。

太阳伤寒证是太阳病的另一重要类型。与第 2 条一样，本条也冠以太阳病，因此，其主要脉证也应结合第 1 条理解，即脉紧当为浮紧，体痛之外必有头痛。寒邪袭表，卫气抗邪，正邪相争，必然发热，故发热是太阳伤寒的主症之一，参考第 35 条、第 46 条可知。但本条言发热用"或已""或未"不定之辞，说明太阳伤寒的发热有迟早的不同，其原因与感邪的轻重、体质的强弱有关。"已发热"是素体阳盛之人感邪发病，则发热较快出现；"未发热"则是感受寒邪较重，卫阳郁闭较重，不能及时达表抗邪，则暂时不发热，当卫阳郁闭到一定程度，发热方表现出来。文中"或已发热，或未发热"这句话说明发热有迟早之不同，也指出发热是终究要出现的。太阳伤寒证的基本病机为"卫闭营郁"，结合第 35 条可知，太阳伤寒当有无汗之症，故太阳伤寒的发热为干热灼手而无汗，这与太阳中风证发热、肌肤潮润而有汗迥然不同。"必恶寒"，说明恶寒必然最早出现，因为寒邪侵袭体表，卫阳即被郁遏，故起病即有恶寒。寒邪束表，不仅卫阳被遏，而且易使营阴郁滞，从而使太阳经气运行不畅，故周身疼痛特别明显，《内经》所谓"寒主痛"正是此证之机。寒邪束表，表气郁闭，里气不和，进而影响胃气的和降，出现呕逆（但非太阳伤寒之主症），若寒邪导致肺气不利时，还可兼见咳喘等症；脉阴阳俱紧，即三部脉俱现浮紧之象，浮乃正邪相搏于表，紧乃卫阳郁闭，营阴郁滞不利所致。

太阳中风与太阳伤寒是太阳病的两种不同类型。太阳中风证多见于平素体质较差，肌腠不固之人，常易患病，偶感寒邪，以发热、汗出、恶风、脉浮缓为主症。太阳伤寒证多见于平素体质壮实，腠理固密之人，常在感寒较重的情况下发病，以恶寒、发热、无汗、体痛、脉浮紧为主症。两者之间有体质强弱和感邪轻重的差异，在临床辨证方面则以有汗与无汗为鉴别点。

【原文】

太陽病，發熱而渴，不惡寒者爲溫病。若發汗已，身灼熱者，名風溫。風溫爲病，脉陰陽俱浮，自汗出，身重，多眠睡，鼻息必鼾，語言難出。若被下者，小便不利，直視失溲。若被火者，微發黃色，劇則如驚癇，時瘛瘲，若火熏之。一逆尚引日，再逆促命期。（6）

【词解】

①温病：感受热邪所致的外感病，属于广义伤寒的范畴。

②身灼热：扪之灼手，形容发热很高。

③风温：指温病误为风药所坏。即温病误用辛温发汗后的一种变证。后世温病学中的"风温"是发生于春季的一种外感温病，与此不同。

④脉阴阳俱浮：阴阳指尺寸而言，即寸、关、尺三部均现浮象。此处浮脉非主表证，乃因热邪充斥于表，脉应指浮盛有力。

⑤失溲：溲，音搜（sōu），一般指小便。本条之失溲，指二便失禁。

⑥被火：指误用火法治疗。火法包括灸、熏、熨、温针等治法。

⑦惊痫：痫，音闲（xián），即癫痫。惊，指惊惕。

⑧时瘛疭：瘛，音赤（chì），指收缩。疭，音纵（zòng），松弛之意。时瘛疭，指阵发性手足抽搐。

⑨若火熏之：像烟火熏过一样，用来描述患者肤色晦暗。

⑩逆：指治疗上的错误。

【讲解】

本条提出温病的脉证特点及误治后引起的诸种变证。

温病的临床特征是发热而渴，不恶寒。温病的病因为热邪，热性显露，故发热；热邪容易伤津耗液，故起病之初，便有口渴。热邪无收引、凝滞之性，不能束缚卫气，故不恶寒。叶天士谓"温邪上受，首先犯肺"，温病的病位在肺，故其脉当浮数，数为热，浮为在肺。

温病初起，当用清解肺热之法，切不可误用辛温发汗，否则，以热助热，重伤津液，必致变证丛生。"若发汗已，身灼热者，名为风温"即是一例。风温这一变证，除津伤热盛，表现为全身高热灼手外，尚可见邪热充斥内外，鼓动气血加速运行所致"脉阴阳俱浮"，即脉寸、关、尺三部皆浮盛有力；热盛迫津外泄，故自汗出；热盛伤气，故身重；热盛神昏，则多眠睡；邪热壅肺，肺窍不利，故鼻息必鼾；热扰心神，故语言难出。

上述风温变证，本属热盛津伤之证，宜用甘寒之剂清热养阴救治，切忌苦寒泻下、火劫取汗等法，否则会使病情进一步恶化。医者误用攻下，重夺其津液，化源不足，则小便不利；真阴耗竭，目失所养，则两目直视，转动不灵；热盛神昏，二便失约，则失溲。如果误用温针、熏熨等火攻，火热之邪加于温热，熏灼肝胆，轻则肝失疏泄，胆汁外溢而身发黄色，重则热动肝风，发如惊痫之状，或时有四肢抽搐，并且皮肤暗晦犹如火熏。如此一误再误，病人生命危在旦夕。

本条温病误治后所致"风温"的脉象是"阴阳俱浮"，这里的浮脉不是表证，而是热证。在《伤寒论》中，浮脉除了主表，还主热。如第 138 条小陷胸汤证之"浮滑"，第 154 条大黄黄连泻心汤之"关上浮"，第 176 条白虎汤证之"浮滑"，第 223 条猪苓汤证之"脉浮"，第 247 条麻子仁丸证之"趺阳脉浮而涩"等等。主表的浮脉与主热的浮脉，从脉象看，应有区别。前者是举之有余，按之不足；后者是轻取即得，重按滑数有力。

本条列举了温病的主要特点以及误治后产生的诸种变证，其目的是与太阳表证相鉴别，并告诫后人对温病的治疗不能贸然采用辛温发汗、苦寒泻下、火劫取汗等法。后世医家在此基础上，经过长期的临床实践和理论总结，逐渐形成了完整的温病学说体系。

需要特别注意的是，温病的发热是热性显露，治疗应该清热。伤寒也有发热，但伤寒的发热是寒邪束表，卫气郁闭，奋起抗邪的表现，治疗必须辛温发汗，散寒以退热。虽然二者都有发热，但发生机理不一样，治疗方法也迥然不同，不得混淆。

第 1 条太阳病的提纲是"太阳之为病，脉浮，头项强痛而恶寒"，本条为"太阳病，发热而渴，不恶寒者，为温病"，显然，这两条原文是互相矛盾的，第 6 条不符合第 1 条"太阳病"的定义。既然"不恶寒"，为什么还要称为"太阳病"？如果是"太阳病"，为什么不放在第 4 条？因为按照常规，第 1 条是太阳病提纲，第 2 条是中风提纲，第 3 条是伤寒提纲，第 4 条应该是温病提纲，为什么将温病提纲放在第 6 条？我认为，这是因为张仲景对温病没有透彻了解所导致的，这从对《伤寒论》的整体分析足以证明。在《伤寒论》中，对感受寒邪所导致的外感病（狭义伤寒，即伤寒和中风），从发生发展、传变预后，到治法方药等，体系很完整；但提到温病的只有第 6 条，对温病的发生发展、辨证论治等都没有论。可能是张仲景在临床上，在见到大量的伤寒、中风的同时，也见到了一些病人发病时没有恶寒而见口渴，因为这类病人也处于外感病的初期，所以张仲景也将其称为"太阳病"；但是因为其不恶寒，放在第 4 条的位置和中风、伤寒并列也不太合适，故最终将其放在第 6 条的位置。从现在的认识看来，这条原文应放在阳明病篇，因为太阳和阳明的区别就是在发热的同时有没有恶寒。

温病初期是不恶寒的，所以不是太阳病，不是表证。

温病的感邪途径是从口鼻而入，不经过肌表，所以不会有表证。叶天士说"温邪上受，首先犯肺"。《温病条辨》上焦篇第 2 条"凡温病者，始于上焦，在手太阴"，说明温病初起，病位在肺，是热邪犯肺，不是表证，这与本条所述"太阳病，发热而渴，不恶寒者为温病"相符。

温病的卫、气、营、血四个阶段，实际为气分和血分两个层次，其中，卫为气分的初期轻证，营为血分的初期轻证。卫，并不是表证。

在《温热论》中有"肺主气属卫，心主血属营"，"盖伤寒之邪留恋在表，然后化热入里；温邪则热变最速，未传心包，邪尚在肺。肺主气，其合皮毛，故云在表。在表初用辛凉轻剂，挟风则加入薄荷、牛蒡之属；挟湿加芦根、滑石之流。或透风于热外，或渗湿于热下，不与热相搏，势必孤矣"。所谓卫分证和表证，其实是肺热证。因为肺主气、外合皮毛，温病在没有逆传心包之前，热邪还在肺，所以也可以称为表证。表证，即卫分证的治法是初用辛凉轻剂，现在一般认为辛凉轻剂指的是桑菊饮，从组方来看，桑菊饮实为清热宣肺之剂。

叶天士紧接着说："前言辛凉透风，甘淡驱湿，若病仍不解，是渐欲入营也。"显然，入营应该是从气分传入，不可能从所谓的"卫分"越过气分而到营分。叶天士接着又说："营分受热，则血液受劫，心神不安，夜甚无寐，或斑点隐隐，即撤去气药。"明确指出了前面说的"在表初用辛凉轻剂"是"气药"，而不是解表药。这一点从后面还可找到证据。在辨舌时，叶天士又说："再论其热传营，舌色必绛。绛，深红色也。初传，绛色中兼黄白色，此气分之邪未尽也，泄卫透营，两和可也。"既然"气分"之邪未尽，治法怎么说成是"泄卫"呢？足见在叶天士的心中，"卫"和"气"是一个概念，而这个概念的实质就是我们现在所说的"气分证"的概念。我们现在把"卫分证"和"气分证"分开来，把"卫分证"定义为"表证"不符合叶天士的本意。

从温病本身来说，初期是不恶寒的，但温病初起可以兼有恶寒，此时的恶寒并不是温病本身的表现，而是兼有表证，是肺热兼表证，与阳明病篇第

183、184条的情况相似。其治疗仍应遵循《伤寒论》表里同病时表里先后缓急的原则，而不应将恶寒和温病初期的表现混为一谈。《温病条辨》上焦篇第4条"太阴风温、温热、温疫、冬温，初起恶风寒者，桂枝汤主之。但恶热、不恶寒而渴者，辛凉平剂银翘散主之"。吴鞠通也观察到，温病初期是不恶寒的，恶寒者要用桂枝汤治疗，这显然不是温病的治法；不恶寒者才用银翘散，这才是温病的治法。临证之际，根据表证和肺热的轻重来选择治法，表证为主的可先用桂枝汤解表，肺热为主兼有轻微的表证则用银翘散原方，若没有恶寒则应去掉银翘散中的解表药荆芥、豆豉。银翘散证是邪热在肺的轻证，比银翘散证再轻一点就是桑菊饮证，比银翘散证重的就是白虎汤证，这就是所谓的辛凉轻剂、平剂、重剂的意思。

三、辨病发于阴、病发于阳（7）

【原文】

病有發熱惡寒者，發於陽也；無熱惡寒者，發於陰也。發於陽，七日愈；發於陰，六日愈。以陽數七，陰數六故也。（7）

【词解】

①病：此处是指病人及所患病证。

②阳：指阳证，阳经的病证；阴，指阴证，阴经的病证。

【讲解】

本条讲辨外感病阴阳两大证型及愈期的判断。

疾病的根本原因是人体内阴阳失去相对的平衡，出现偏盛偏衰的结果。疾病的发生发展，关系到正邪两个方面——正气和邪气，以及正邪之间的相互作用、相互斗争的情况，都可以用阴阳来概括说明。本条以寒热的表现，来辨别外感疾病的阴阳属性。发热恶寒者，多属于阳证；无热恶寒者，多属于阴证。而阴阳的区分，关键在于发热之有无，有发热者属阳，无发热者属阴。而发热与否取决于外感疾病过程中正邪斗争的状况，正气抗邪有力则发热，正气无力抗邪则无发热。因此本条有辨阴证、阳证、寒热虚实之意义，可理解为阴阳总纲。一般而言，这与六经病的表现相符，伤寒六经辨证就是根据上述原则划分三阴三阳的。三阳以邪实为主，正气不衰，故多有发热，如太阳病的发热恶寒，少阳病的往来寒热，阳明病的蒸蒸发热、日晡潮热；三阴以正虚为主，故一般无发热。《素问·阴阳应象大论》云："善诊者，察色按脉，先别阴阳。"六经辨证，颇为繁杂，但以寒热二证来辨别阴阳，便能指导治疗。如三阳证正盛邪实，当以祛邪为主；三阴证阳虚阴盛，当以扶正为先。如此，便能起到提纲挈领、执简驭繁的作用。

但此为其常，还应知其变，如太阳伤寒有"或未发热"，阳明也有"不发热而恶寒者"，少阴有格阳戴阳之发热等。对于这些特殊情况，必须做具体分析，随证而辨，不可拘泥不化。

"发于阳，七日愈；发于阴，六日愈"。这是古人对疾病愈期的一种预测，其实际意义还有待研究。而"阳数七""阴数六"的说法来源于伏羲氏河图的生成数。唐代孔颖达的《尚书正义》有："天一生水，地二生火，天三生木，地四生金，天五生土，此其生数也。如此则阳无匹，阴无偶，故地六成水，天七成火，地八成木，天九成金，地十成土，于阴阳各有匹偶，而物得成焉，故谓之成数""五行之体，水最微为一，火渐著为二，木形实为三，金体固为四，土质大为五。……水火木金得土数而成，故水成数六，火成数七……"

四、辨太阳病传变（4、5、8、10）

【原文】

伤寒一日，太阳受之，脉若静者，为不传。颇欲吐，若躁烦，脉数急者，为传也。（4）

伤寒二三日，阳明少阳证不见者，为不传也。（5）

【词解】

①伤寒一日：一日，约略之辞，指患病初期。伤寒一日，指太阳伤寒或中风的早期。

②脉若静：静，静止，未变之意。脉若静，指脉象尚未发生变化，与现证相符。

③脉数急：相对脉静而言，表明脉象已经发生变化。

【讲解】

此两条讲如何依据脉证，判断太阳病传与不传。

"伤寒"在此泛指太阳病，包括伤寒和中风在内。"伤寒一日，太阳受之"，指外感寒邪初期，病在太阳。由于感邪有轻重，体质有强弱，故病有传与不传之异。欲知其病情是否传变，则应以脉证作为判断依据。若原来伤寒的浮紧脉或中风的浮缓脉均无改变，即所谓"脉若静者"，说明病变仍在太阳，没有传变；若脉数急，又出现恶心欲吐、烦躁不安的现象，说明病邪已有内传的趋向。

"伤寒二三日"与"伤寒一日"，乃相对而言，指太阳病患病已有一段时间，已非初起之时。但在临床表现上既无"身热、自汗出、不恶寒反恶热、口渴、脉大"等阳明证，也无"口苦、咽干、目眩、脉弦"等少阳证，则可肯定病邪仍在太阳，没有发生传变。伤寒二三日，阳明、少阳证不见者，而不传阳明、少阳。若不见阳明、少阳证，见到太阴证，显然是传到太阴了。故应读出其实际意思是不传阳明、少阳。此为承前省略法。

传变与否，传至何经，不拘时日，无固定模式，一切以脉证为凭。《素问·热论》中记载的伤寒是日传一经，但张仲景通过临床观察发现，虽然病情的变化与病程有关，但绝非机械的日传一经，此两条指出伤寒有一日传者，也有二三日不传者，可见不能拘泥于发病日数的多少来判断传经与否，而应以脉证为凭，这是张仲景对《内经》理论的发展。

从《素问·热论》的日传一经，到《伤寒论》的辨证论传变，这种变化具有划时代的意义。

【原文】

太陽病，頭痛至七日以上自愈者，以行其經盡故也。若欲作再經者，針足陽明，使經不傳則愈。（8）

【词解】

①行其经尽：经，这里指太阳经。行其经尽是指在太阳经已经行完。

②欲作再经：指病情将要发生传经之变，此指将传经于阳明。

【讲解】

本条指出太阳病自愈之机与截断传经之法。

外感寒邪初期，病尚轻浅，在里之脏腑未受损伤，通过自身调节，调动机体的抗病能力，待到正胜邪却之时，疾病便告痊愈。临床实践证明，这一过程一般需1周左右。"七日"承前"发于阳七日愈"而来，因为太阳为阳证，当在阳数之日愈，即为阳数七。那么，在愈前的六日，即为太阳经之期。为在此阶段有自愈的可能，即行太阳经尽，正气可能来复。当然，这只是可能，并非必然。证之临床，外感轻者，可能自愈，如普通感冒之类；重者则难于自愈，将向里传变。本条单举"头痛"，一则举例，二则省文。决不可死于句下，认为太阳病只有头痛或者太阳病必见头痛，当综合分析。

如果太阳病没有自愈的趋势，而有向阳明传变的征兆，则应用"针足阳明"的方法，阻止疾病向里传变。关于其具体方法，有两种意见，一种认为是为了泻阳明之热，可选冲阳穴；一种认为是为了强壮胃气，可选足三里穴。对此，当联系《金匮要略》"见肝之病，知肝传脾，当先实脾"进行全面理解，彼则实未病之脏，此则实未病之经；彼则循五行，此则循六经。

【原文】

風家表解而不了了者，十二日愈。（10）

【词解】

①风家：有三种不同的解释：一指太阳中风证患者；二泛指太阳病患者，包括患中风或患伤寒的人；三是以"家"字代表宿疾，指常易患太阳病的人。其中以第二种解释最符合本条的实际情况。

②不了了：了了，西汉扬雄的《方言》解释："南楚疾愈，或谓之差，或谓之了。"不了了，指病证绝大部分已经消除，但仍留有不舒适的感觉。

【讲解】

本条指出太阳病表解后，尚觉身体不爽，可待其自愈。

患太阳病之人，不论是中风还是伤寒，也不论是服用麻桂剂而解，还是不药而解，总归是表邪已除，恶寒、发热、头痛等症状已不存在，但身体还觉得不爽快，尚未完全复原，这可能是正气未复，或是余邪未清，此时不必再服药，只需注意病后调摄，待到正气渐复，邪气渐去，便可痊愈。十二日，约略之词，与现在普通感冒的病程相似。

五、辨寒热真假（11）

【原文】

病人身大热，反欲得衣者，热在皮肤，寒在骨髓也；身大寒，反不欲近衣者，寒在皮肤，热在骨髓也。（11）

【词解】

①皮肤：言其浅表，指外。

②骨髓：代表深层，指在里。

【讲解】

本条从病人的喜恶，以辨真寒假热、真热假寒证。

有些教材将本条列于"太阳病变证"一节。我认为它属于"太阳病纲要"，而非"太阳病变证"。本条当与第 7 条结合起来看，第 7 条指出："病有发热恶寒者，发于阳也；无热恶寒者，发于阴也。"这在一般情况下是适宜的，但在表象与本质不一致的情况下，则应透过寒热的现象去探求疾病的本质，也就是本条文所述的辨寒热真假的方法。

身大热与欲近衣、身大寒与不欲近衣是两对矛盾的现象，如何才能反映疾病的本质呢？本条指出，病人的喜恶较能反映疾病的本质。"皮肤"指在外的、表浅的，"骨髓"指在内的、深层的。皮肤与骨髓，分别代表表象与实质。病人身大热，欲得近衣，这是由于阴寒内盛，虚阳浮越于外所致，因此身大热在皮肤，属外有假热；欲得近衣是寒在骨髓，属内有真寒。而病人身大寒，反不欲近衣是里热过盛，阳郁不达所致，因此身大寒是寒在皮肤，属外有假寒；不欲近衣是热在骨髓，属内有真热。前者为"寒极似热"，后者为"热极似寒"。

本条从病人的喜恶来辨寒热的真假，仅为举例而已。临证必须结合全部脉证，仔细推敲，详细辨证，方得无误。兹列寒热真假辨别表于下，以供参考。

表1　辨寒热真假

证	真寒假热（阴证似阳）	真热假寒（阳证似阴）
望诊	舌：舌淡苔白；舌苔黑、滑腻 面：两颧色红如妆，不红部则白中带青 神：有时烦躁，状若阳证，但精神委顿	舌：舌苔黄、质糙；舌绛刺裂 面：面色虽晦滞，但目张则炯炯有神 神：神情昏昏，状若阴证，但或时躁热，扬手掷足，谵语
闻诊	语声低微，气息微弱 无秽恶气味，大便无臭气	语声扬厉，气粗息壮 热气臭秽喷人，大便臭秽难闻
问诊	身大热，反欲近衣，喜近火炉 口不渴，或渴喜热饮，或渴不多饮 小便清，大便自利或秘 或有喉痛，但并不红肿	身大寒，反不欲近衣 口渴喜冷饮 小便赤涩，大便燥结或稀粪旁流，肛门灼热
切诊	脉：虽浮数，按之无力；细微欲绝 腹：胸腹部按之不蒸手，初按似热，久按则不热	脉：虽沉有力；浮取紧数，沉取坚实 腹：四肢虽冷，胸腹部必热蒸手

　　中医治病除了要注重客观体征，还要注重病人的主观感受和好恶，这是与西医和西方近代科学有差异的地方。西医注重客观体征和理化指标，不注重病人的主观感受。比如，对于发烧，西医关心的是体温有多高？是什么热型，弛张热还是稽留热？并不关心病人在发烧的同时是恶寒还是恶热。对于口渴，西医关心的是病人一天喝多少毫升水，至于病人是喜欢喝热水，还是喜欢喝冷水，并不在乎。中医为什么要注重主观感受呢？因为主观感受是由心所主的，而心为君主之官，神明出焉。所以，注重主观感受就是注重心的层面，就是注重形而上的层面。这是中医一个特别的地方。不要一提主观就是唯心主义的东西，不加分析地全盘否定。主观主义是有不好的地方，但是主观感受是人类认识世界、认识事物的基本途径，即使是客观存在，没有主观判断也是不行的。所以，我们不能在中医现代化、科学化、标准化、客观化的浪潮中丧失自我，将中医的特色作为糟粕而抛弃。

六、辨汗下先后（90）

【原文】

本發汗而復下之，此爲逆也。若先發汗，治不爲逆。本先下之而反汗之，爲逆；若先下之，治不爲逆。（90）

【讲解】

有的教材将本条列于"太阳病变证"一节，我认为，本条论述的是表证兼里实的治则，并不属于"太阳病变证"的范畴。

凡表证，当用汗法，使邪从汗解。若表里同病，则应根据表、里证的轻重缓急，决定先汗或先下的治疗原则。"本发汗"，指病有表里证存在，本当发汗，若发汗后表不解，可以再汗。"复下之"，指表不解而改用下法，这是治疗上的错误。"本先下之"是指表里同病，里病已急，当先用下法，若"反汗之"，也是错误治法。

本条治里用下法，故知为里实之证而非里虚证。若表证为主，里实不急不重，治疗当先发汗，或先汗后下，如 106 条的桃核承气汤证；若表里同病，里实急重者，治当先下，或先下后汗，如 124 条的抵当汤证。

七、太阳病欲解时（9）

【原文】

太陽病欲解時，從巳至未上。（9）

【词解】

①欲解时：指邪气可能得解的时间，非病必愈之时。

②从巳至未上：指巳、午、未三时。有三个层次：一是一天之中的巳、午、未三时，即上午9时至下午3时这段时间；二是一月之中的巳、午、未三时，即月望及其前后；三是一年之中的巳、午、未三时，即农历四、五、六月。

【讲解】

本条根据天人相应的理论，推测太阳病欲解的有利时辰。

十二消息卦：复（䷗）、临（䷒）、泰（䷊）、大壮（䷡）、夬（䷪）、乾（䷀）、姤（䷫）、遁（䷠）、否（䷋）、观（䷓）、剥（䷖）、坤（䷁）。

复（十一月，子时）、临（十二月，丑时）、泰（正月，寅时）、大壮（二月，卯时）、夬（三月，辰时）、乾（四月，巳时）、姤（五月，午时）、遁（六月，未时）、否（七月，申时）、观（八月，酉时）、剥（九月，戌时）、坤（十月，亥时）

古人以十二消息卦来表示一年之中阴阳的消长变化规律。从复卦开始，阳爻逐渐增多，标志着阳气的生发、释放在不断增强，一直到乾卦，变成了六爻皆阳，变成重阳，阳的生发、释放也到了最大限度。重阳必阴，所以到了姤卦，阴始生，直到坤卦的六爻皆阴，变成重阴，阴极而阳生，所以复卦又开始阳气增长，周而复始。

整体观是中医学的一个重要特点，它把人体看成是一个有机的整体，把人体与自然界也看成是一个密切相关的整体。自然界阴阳的消长变化对人体气血阴阳的变化有一定的影响，按时辰而言，巳、午、未三时，正值午前午后，这是一天之中阳气最隆盛之时，同时也是人体阳气最旺盛的时候，有助于驱散寒邪，使表证有欲愈的趋势，太阳病是寒邪侵袭人体的初期阶段，因此，巳、午、未三时是太阳病"欲解"之时。按月份而言，巳、午、未分别代表农历四、五、六月，在十二消息卦中分别对应乾卦、姤卦、遁卦，这是一年之中阳气最旺盛之时，对应的季节为夏季，昭示的是"阳出于表，热火朝天，开机旺盛"。而太阳病的特征是寒邪袭表，阳气被寒邪郁闭，腠理不开。故此，夏季最有利于太阳病的痊愈。

太阳病的"欲解时"，应该也是它的最佳治疗时间，道理是不言而喻的。如果用针灸治疗，应该也在这三时。子午流注的理论与此相通。

现在西医治疗肾病综合征时用肾上腺皮质激素也强调服药时间，在清晨服药效果最好，副作用最小。原因是人体内源性激素的分泌高峰是在每天清晨，在此时服药，和人体的激素分泌高峰一致，外源激素对人体的影响最小，对肾上腺皮质的反馈性抑制最轻。从中医的理论来看，激素属于温阳药，而清晨是阳气生发的时候，所以效果最好。

太阳病有"欲解时"，当然也应该有"欲作时"，太阳病的"欲作时"应该在与巳至未相对的时相，即亥、子、丑。在一天之中是夜半，一年之中是冬季。

在中医学中，时空和阴阳五行是紧密相连的体系。有了时间，就有了方位，有了阴阳，就有了五行。比如，冬季就与阴气盛、寒冷、北方、水、脏腑中的肾与膀胱等相关联。中医治疗叫"开方"，"方"指方位的方，开出的就是时空。《伤寒论》中有白虎汤、青龙汤、真武汤，白虎汤不就是西方和秋天吗？青龙汤不就是东方和春天吗？真武汤不就是北方和冬天吗？不知道《伤寒论》中有没有朱雀汤？

《内经》十分强调时间问题，如《素问·六节藏象论》说："时立气布……谨候其时，气可与期。"

三阳病的欲解时从寅始，至戌终，共九个时辰；三阴病的欲解时从亥始，至卯终，共五个时辰。三阳病的欲解时，太阳为巳午未，阳明为申酉戌，少阳为寅卯辰，三者虽然相接，但不重叠；三阴病的欲解时，太阴为亥子丑，少阴为子丑寅，厥阴为丑寅卯，三者互相重叠两个时辰。

其差别的形成可以从以下方面理解：

第一，阳道常饶，阴道常乏。从天文上看，日为阳，月为阴，日的自转周期是1年，月的自转周期是1个月，阳的周期大大长于阴的周期。在这一点上，三阳的欲解时正好与这个"阳道常饶，阴道常乏"相应。在《素问·上古天真论》中的男女生理节律是"男子以八八为节，女子以七七为节"。男子八八六十四岁天癸竭，女子七七四十九岁天癸竭，男女相差15年。另外，以昼应阳，夜应阴，故三阳病的欲解时多在白天，三阴病的欲解时多在夜晚。

第二，三阳病的欲解时互不重叠，是各自独立的三个时辰。证之三阳病，太阳多为表寒，阳明多为里热，少阳则邪正相争、互有胜负。故治太阳病须解表，治阳明病须清里，治少阳病须和解，三者区分明显。三阴病的欲解时虽各占三个时辰，但互相重叠，证之三阴病，太阴、少阴、厥阴虽有小异，然而里虚寒却是贯穿始终的，四逆辈不但用于太阴病，也通用于少阴病和厥阴病。

第二节　太阳病本证

一、太阳中风

（一）桂枝汤证（12、13、95、24、42、44、45、57、15、56、53、54）

【原文】

太陽中風，陽浮而陰弱。陽浮者，熱自發；陰弱者，汗自出。嗇嗇惡寒，淅淅惡風，翕翕發熱，鼻鳴乾嘔者，桂枝湯主之。（12）

桂枝湯方

桂枝三兩（去皮）　芍藥三兩　甘草二兩（炙）　生薑三兩（切）　大棗十二枚（擘）

上五味，㕮咀三味，以水七升，微火煮取三升，去滓，適寒溫，服一升。服已須臾，歠熱稀粥一升餘，以助藥力，溫覆令一時許，遍身漐漐微似有汗者益佳，不可令如水流漓，病必不除。若一服汗出病差，停後服，不必盡劑。若不汗，更服依前法，又不汗，後服小促其間，半日許，令三服盡。若病重者，一日一夜服，周時觀之。服一劑盡，病證猶在者，更作服。若汗不出，乃服至二三劑。禁生冷、黏滑、肉麵、五辛、酒酪、臭惡等物。

【词解】

①阳浮而阴弱：既指脉象，又言病机。从脉象而言，这里的阴阳是就医生切脉的指力而言，浮取轻按为阳，沉取重按为阴。阳浮而阴弱，即轻取脉浮，重取脉弱，也就是指脉象浮缓。从病机而言，阳浮指寒邪袭表，卫阳向外抗邪，正邪相争，为有余之象；阴弱指卫气抗邪于外，不能固护肌表，营

阴外泄，为不足之象。与第 95 条之"营弱卫强"相同。

②啬啬恶寒：形容怕冷很严重。啬，音色（sè），畏缩怕冷的样子。方有执注解说："啬啬言恶寒由于内气虚馁，不足以担当其渗逼，而恶之甚之意。"

③淅淅恶风：形容阵阵恶风之深切。淅，音析（xī），形容冷水洒身，不禁其寒之状。

④翕翕发热：形容发热温和，病人感觉热在皮肤表浅部位，而不是从里往外发散，这是将表热与里热区别。翕，音夕（xī），形容羽毛覆盖之状，此处用来描述一种发热的特点。

⑤鼻鸣：指病人鼻子呼吸不通利而有鸣音。方有执解释说："鼻鸣者，气息不利也……鼻窒塞而息鸣……"

⑥擘：同瓣，意为用手把大枣分开或折断。

⑦㕮咀：㕮，音府（fǔ）；咀，音举（jǔ）。意为碎成小块。

⑧歠：音啜（chuò），同啜。大口喝的意思。

⑨温覆：加盖衣被以取暖助药物发汗。

⑩五辛：《本草纲目》以小蒜、大蒜、韭、芸薹、胡荽为五辛。这里指有香窜刺激性气味的食物。

【讲解】

本条论述了太阳病中风证的病机、证候表现以及主治方药。

文首即冠以太阳中风之名，意在明确条文将要讲述的是太阳病范畴下的一种证候，即中风证。既然如此，在讲述此条文时，应当与原文第 1 条和第 2 条结合参看。本条列出了太阳中风证的主要临床症状，即"啬啬恶寒、淅淅恶风、翕翕发热、汗自出、鼻鸣干呕、脉浮缓"。为什么会出现这样的临床表现呢？仲景用"阳浮阴弱"这四个字作了概括。这四个字既指脉象，又言病机。指脉象者，清代医家方有执说："阳浮而阴弱，乃言脉状以释缓之义也。"可见，方氏认为阳浮阴弱指的是浮缓脉象。这种说法有它的合理性。《难经》中就有"中风之脉，阳浮而滑，阴濡而弱"的表述，这里的阴阳是指切脉的指力而言，浮取为阳，沉取为阴。这与原文第 3 条、第 6 条的阴阳指尺部和寸部不同。阳浮指切脉轻取有力，阴弱指切脉重按无力。指病机者，张仲景在条文中已经作出解释"阳浮者，热自发；阴弱者，汗自出……"这里"阳浮"说明邪气在表，"热自发"是卫阳向外抗邪，正邪相争的结果；"阴弱"说明正气内虚，"汗自出"的原因是卫气不足，不能固表，津液外泄。因此，太阳中风证描述的是一种体虚之人外感寒邪的证候。本证既有"啬啬恶寒"，又有"淅淅恶风"，说明"恶寒"和"恶风"没有本质差别，只是程度不同而已。由此可知，太阳伤寒证和太阳中风证并不能从恶寒、恶风上区别。

寒邪外侵肌表，卫气向外抗邪，邪正相争，因此出现发热、脉浮之象；卫阳被遏，不能温煦肌腠，故见恶风寒；肺气不利，故见鼻鸣；胃气不和，故见干呕；但是，由于病人体质虚弱，正气不足，卫气抗邪无力，因此虽见发热，但热势不高，脉象不紧而缓；卫气不能固摄津液，故见汗自出。根据前面的分析，太阳病中风证的病机特点可以概括为"卫强营弱"，与第95条之"营弱卫强"相同。盖人的体质有强有弱，虽皆可感受寒邪而发为太阳病，但发病机理不尽相同，因此，证候表现同中有别。太阳病中风证就属于体弱之人感受寒邪发病而出现的一种证候类型。如何治疗呢？张仲景以"桂枝汤主之"给予说明。

桂枝汤是《伤寒论》第一方，方以桂枝为主药而得名。桂枝汤为何能治疗太阳中风证呢？方中以辛甘温之桂枝，散在表之寒邪；酸苦微寒之芍药，敛阴和营；生姜之辛散，一则助桂枝散寒邪，一则降逆止呕；大枣甘平，助芍药益阴和营；炙甘草甘平偏温，调和诸药，补益中焦脾胃，盖因脾胃为营卫生化之源。通观全方，具有解肌祛风，调和营卫的功效，既扶正，又祛邪。这正适合太阳中风证的病机。在桂枝汤中，桂枝与芍药用量相等；若桂枝用量大于芍药，则成桂枝加桂汤；若芍药用量大于桂枝，则名桂枝加芍药汤。三方主治各不相同，故临床用药应当审慎，不可违背原方之宗旨。

关于桂枝汤的煎服法以及调护，张仲景也作了详尽的说明。第一，服药后啜热粥。其目的是为了助胃气，益汗源，借热能以鼓舞卫气。第二，强调服药后温覆微微取汗。温覆的意思是覆盖衣被，其目的是助卫气抗邪。寒邪在表当汗，但仲景强调遍身微汗而不可大汗，意在祛邪而不伤正。漐漐，意为汗出极微，且为遍身湿润。遍身微汗是发汗的标准，《辨可发汗病脉证并治第十六》曰："凡发汗，欲令手足俱周，时出似漐漐然，一时间许，益佳。不可令如水流漓。"第三，中病即止，即汗出病瘥后即停止服药，以免过汗伤正。第四，守方继进，即药不得汗，病无变化，应守方继进，直到汗出病瘥。但桂枝汤最多服三剂，如果服了三剂药病还没好，说明辨证是错误的，所以三剂药为外感病的极限。第五，药后忌口。仲景要求病人禁生冷、黏滑、肉面、五辛、酒酪、臭恶等物，也就是中风病人的饮食应富于营养且易于消化，以流质为好。这是为了防止邪恋伤正，疾病复发。

【原文】
太陽病，頭痛，發熱，汗出，惡風，桂枝湯主之。（13）
【讲解】
本条指出太阳中风证的临床诊断思路和方法。

从病人"恶风"可以确定太阳病的诊断，从"汗出"可以确定中风证的诊断。

本条只提出太阳中风证可见的头痛、发热、汗出、恶风等四个表现，但从发热与恶风并见，且见"汗出"是太阳中风证的基本要点俱备，反映病机已属"营弱卫强"，故据此见证，即可用桂枝汤，不必待太阳中风证之见证悉具。

本条列出的四个症状，只有汗出有别于太阳伤寒的见证，提示有汗、无汗是太阳病中风、伤寒的鉴别要点。

【原文】
太陽病，發熱汗出者，此爲榮弱衛强，故使汗出，欲救邪風者，宜桂枝湯。（95）
【词解】
欲救邪风：指拟解除外感之寒邪。救，解除、治疗的意思。《周礼》说："救，犹禁也。"《说文》中说："救，止也。"邪风，作虚邪贼风理解。黄元御说："邪风者，经所谓虚邪贼风也。"
【讲解】
本条再论太阳中风证的病因病机和治疗。

本条应当和原文第12条结合参看。这两条都提到发热、汗出两个症状，并且用不同字句对其病机进行了解说。此条文解释说："此为荣弱卫强。"盖卫强所以发热，荣弱所以汗出。原文第12条将病机概括为"阳浮而阴弱"，并且说"阳浮者，热自发；阴弱者，汗自出"。从文字表述内容来看，这两处条文毫无疑问都是论述太阳病中风证的病机。既然如此，那么"阳浮阴弱"与"卫强荣弱"表述的内容应该是一致的。对发热、汗出的解释内容也应该是相通的。换句话说，阳浮与卫强，阴弱与荣弱，它们所表达的意思是相同的。卫强并不是指生理性的卫气强盛，而是指邪气侵入肌表，卫气外出抗邪，正邪相争的一种亢奋状态，即所谓"邪气盛则实"，所以病人见发热；荣弱指由于体质虚弱，卫气不足，不能固表，津液外泄，故病人见自汗出。结合此两条来看，可知发热、汗出是桂枝汤所主的太阳病中风证必然会出现的症状。麻黄汤所主太阳病伤寒证虽也可见恶寒、发热，但断然不会见自汗出。此乃二者之重要区别。如何治疗呢？张仲景用"欲救邪风"四字来说明，强调病因与外邪有关，治疗应该以解除在表之寒邪为务，需要发汗，但考虑到病人体质虚弱，发汗不可峻猛，而应该和缓，故不可用麻黄汤，而要用桂枝汤。

【原文】

太陽病，初服桂枝湯，反煩不解者，先刺風池、風府，却與桂枝湯則愈。（24）

【词解】

①反：反而。

②烦不解：《说文》对"烦"字解释为"烦，热头痛也"。烦不解指桂枝汤本来应该有的头痛、发热等症没有解除。

③风池：足少阳胆经穴位名，在枕骨粗隆直下凹陷处与乳突之间，当斜方肌和胸锁乳突肌之间取穴。

④风府：督脉经穴名。在后项入发际1寸，枕骨与第1颈椎之间。

⑤却与：然后给予。

【讲解】

本条指出太阳病中风证邪气较重时，当针药并用的治法。

太阳病初服用桂枝汤后，应该汗出而诸症解除，但如今病人服药后"反烦不解"，似乎药证不符，或发生了传变，如第4条"颇欲吐，若躁烦，脉数急者，为传也"以及第26条"服桂枝汤，大汗出后，大烦渴不解，脉洪大者，白虎加人参汤主之"。但从原文可知，服药后虽然桂枝汤证本来应该有的头痛、发热等症并没有解除，但也没有其他表现，特别是阳明病的表现，可见疾病未发生传变，病仍在太阳，服用桂枝汤并没有错误。究其机理，应该是病重药轻的缘故，可能桂枝汤发汗之力轻，不能一鼓祛邪外出，反而使正邪相争更加激烈。如何解决这一问题呢？仲景提出了针药合用的方法，先针刺风池、风府，以疏通经络，再用桂枝汤祛邪。需要指出的是，风池、风府均为治疗外感病的要穴。

【原文】

太陽病，外證未解，脉浮弱者，當以汗解，宜桂枝湯。（42）

【词解】

外证：即表证。指发热、恶风寒等表证的表现。

【讲解】

本条指出太阳病脉象浮弱者，适宜用桂枝汤。

太阳病，外证未解，治疗原则应该是发汗。脉浮弱，显然不适合麻黄汤之峻汗，用桂枝汤之解肌祛风更为妥当。如果是脉浮紧，当然要用麻黄汤。这是根据脉象判断病机，选择治法的示例。还应该注意的是，如果脉浮弱与恶风、汗出并见，用桂枝汤是毫无疑问的；即使是脉浮弱与恶寒、无汗并见，也提示正气不足，用麻黄汤应慎重，用桂枝汤更稳妥。

【原文】

太陽病，外證未解，不可下也，下之爲逆。欲解外者，宜桂枝湯。（44）

【讲解】

本条指出太阳病宜汗忌下的治疗原则。

太阳病证在表，当以汗法解除。表证当以汗解，里实证才用攻下。太阳病表证为何要用下法呢？病人一定有里实的症状表现。既然说"外证未解，不可下也"，可见这个病人虽有里实的症状表现，但表证仍在，不是一个单纯的里实证。因此，用下法不妥当，而应该遵循先表后里的治疗原则。若不这样治疗，误用下法，会导致邪气内陷产生喘汗、下利、胸满、结胸、痞证等诸多变证。本条重在指出表证不解当先汗解的原则。原文"欲解外者，宜桂枝汤"似属举例，可以理解为选用合适的发汗之方为宜，不可拘于桂枝汤。

【原文】

太陽病，先發汗不解，而復下之，脉浮者不愈。浮爲在外，而反下之，故令不愈。今脉浮，故知在外，當須解外則愈，宜桂枝湯。（45）

【词解】

浮为在外：从脉浮判断病证仍然属表。

【讲解】

本条指出太阳病汗下后，病仍在表，未成变证，仍当解表的治法。

既言太阳病，则发汗解表是正确的治疗方法。如果使用汗法后，病证不愈，这时是否该用下法，抑或采用其他治法，当据证分析。可与原文第15条互参。对汗不如法者，当再恰当取汗祛邪；对病重药轻者，则师法继进，以使病愈。若不加分析，盲目改用攻下治法，则属误治，每每引起变证。若汗而误下之后，病人脉象仍浮，说明病仍在表，未因误下而生变证，仍当发汗，因其在汗下之后，考虑到正气受损，故用桂枝汤。此可以与原文第42条、第57条结合理解。凡是有正气虚弱表现或病机存在，或是在汗下之后，仍须发汗，用桂枝汤比较合适。

【原文】

傷寒發汗已解，半日許復煩，脉浮數者，可更發汗，宜桂枝湯。（57）

【讲解】

本条说明太阳表证发汗后，若邪气未尽，还可再汗。

伤寒发汗已解，为治疗正确。半日许复烦，有两种可能：一种是余邪未尽；二是疾病新瘥，复感外邪。烦，在此处当理解为病情复发，而不是烦躁的意思。这与原文第338条"今病者静，而复时烦者"，"得食而呕，又烦者"中的"烦"相类似。数脉主热，但数脉也并非只见于热证。如文中所述，浮数之脉，却用桂枝汤治疗，这显然不是热证，而只是发热症状使然。可见，脉象和病机、证候有不一致的时候，此时应该更加仔细地辨认，从而确定脉证的从舍。在进行脉证的从舍时，辨别舌象是十分重要的。伤寒病虽经发汗，不论邪气未尽，还是复感新邪，既然邪气在表，就须发汗，故文中说已汗后"可更发汗"，因已发汗，故宜缓不宜峻，方宜桂枝汤。

【原文】

太陽病，下之後，其氣上衝者，可與桂枝湯，方用前法。若不上衝者，不得與之。（15）

【词解】

①气上冲：指病人自觉胸中有气上逆。仲景以病人是否有此症状来判断表邪是否内陷。成无己说："气上冲者，里不受邪，而气逆上与邪争也，则邪仍在表……其气不上冲者，里虚不能与邪争，邪气已传里也。"

②方用前法：指用原文第12条下桂枝汤的煎服法。

【讲解】

本条指出太阳病误下之后，表证仍在，治当解表，表邪内陷，禁用汗法的原则。

太阳病本应通过发汗来解除，若由于诊断不仔细，误认为是里证而用下法，最易发生变证。本条指出，若误下之后，病人自己感觉到胸中有气上逆，这说明虽然误下，但病人正气未衰，尚可抗邪于外，与邪气交争于体表，故仍然应该用汗法解表，但由于误下之后发汗宜缓不宜峻，故宜桂枝汤。如果误下之后病人没有气上逆的感觉，说明在表之寒邪已经内陷，发生变证，此时邪不在表，不可用解表之法，因此，桂枝汤不宜用。这是一种判断病机、决定治法的方法。

【原文】

傷寒，不大便六七日，頭痛有熱者，與承氣湯。其小便清者，知不在裏，仍在表也，當須發汗。若頭痛者，必衄。宜桂枝湯。（56）

【词解】

衄：泛指出血，此处指鼻出血。

【讲解】

本条根据小便清否，辨表里证治，其属表者，宜用桂枝汤。

伤寒，不大便六七日，并见头痛发热等表现，需分辨其在表在里，其辨证要点在验小便。若小便赤浊，则为阳明腑实、浊热上扰所致，当用承气汤攻下实热；若小便清者，说明不是里实热证，故虽多日不大便，但邪气仍在太阳之表，治当发汗，用桂枝汤适宜。原文中"宜桂枝汤"应移至"当须发汗"后。本条之"不大便六七日"，应不伴有腹部胀满疼痛、口渴、舌红、苔黄燥等阳明燥热征象。其头痛发热是太阳中风的表现，应同时具有汗出、恶风、脉浮缓、舌质淡、苔薄白、小便清等症状。从用桂枝汤治疗来看，就可以理解为在太阳中风的同时，出现不大便。桂枝汤治疗的不大便，其病机应该是脾虚不运，推动无力。"若头痛者，必衄"指用桂枝汤发汗之后，其头痛仍不除且较明显，为表邪郁而不解，若邪郁不解，损伤在上之阳络，迫血离经，则会发生鼻衄。此处衄血的机理以及衄血后顺逆的判断与第46条服麻黄汤后衄乃解的情况相似，可以互参。

【原文】

病常自汗出者，此爲榮氣和，榮氣和者，外不諧，以衛氣不共榮氣諧和故爾。以榮行脉中，衛行脉外。復發其汗，榮衛和則愈。宜桂枝湯。（53）

【词解】

①荣气和：荣气，即营气，相对卫阳言，即营阴。和，平和、正常，指未发生病理变化。

②外不谐：指人体浅表的营卫不相协调。

③荣行脉中，卫行脉外：这里指营卫分离的病理状态。

【讲解】

本条论述病常自汗出的病机和治疗。

本条泛言"病常自汗出"，而不言太阳病常自汗出，故知此处所述的并不仅仅是太阳病中风证，而是总括经常自汗出的病证，而且其病机属于营卫不调的疾病。其营卫不调的主导方面是卫气不和，即卫气不能固守于外，导致营阴不能内守，营卫不相协调。对这种营卫不调的自汗证，张仲景提出用发汗的治法调和营卫，用桂枝汤。可见，桂枝汤具有调和营卫的作用。关于营卫不调的病机，可见于外感表证，也可见于内伤杂病。两者病因不同，属于不同疾病类型，但病机相同，故可采用相同的治法、方药，也就是说桂枝汤适用于一切营卫不和之证，而不拘于太阳中风表虚一证。

本条中"营行脉中，卫行脉外"一句，在《内经》和《伤寒论》中所表达的意思是不同的。《内经》中描述的是正常的生理状态，《伤寒论》中则是指营卫不调、营卫分离的病理状态，从而可以看出《伤寒论》中的营卫和《内经》中的营卫、温病学的营卫在概念上是不同的。卫气的概念基本相同，都是指分布于体表的阳气。营气的概念则不同，《内经》中的营气是指水谷之精气，行于脉中，是血液的前身，经过心火的化赤作用就变成了血液，也有人称其为血中之津液；《伤寒论》中的营气是指分布于体表的津液。因为原文认为"营行脉中，卫行脉外"是营卫不调，表示营卫的分离状态，所以正常的营卫必须都行于脉外，分布于体表，相伴而行，营气濡养肌肤，卫气温煦肌肤。

从"病常自汗出"而用"复发其汗"的治法，提示病理性自汗出与药物发汗是不一样的。病理性自汗是营卫不调病理的外在表现；而药物发汗是在药物的作用下，营卫调和的表现，二者不可相提并论。

【原文】

病人藏無他病，時發熱自汗出而不愈者，此衛氣不和也，先其時發汗則愈，宜桂枝湯。(54)

【词解】

①脏无他病：指脏腑无病，亦指里无病。成无己："脏无他病，里和也。"

②时发热自汗出：指阵发性出现发热汗出。

③先其时：指发热自汗发作之前。

【讲解】

本条论述了一种不明原因的发热、自汗出证候的病机和治疗。

病人的症状表现为时发热、自汗出而不愈，可见也有不发热汗出时。原文中既言"病人脏无他病"，则应排除"脏有他病"的情况，如肝肾阴虚的发热汗出、丹栀逍遥散证等。那么这种"时发热自汗出"的病机是什么？仲景指出，是"卫气不和也"。与原文第53条互参，都是在阐述"卫气不共营气谐和"的病机，即营卫不调的病机，故宜用桂枝汤发汗祛邪，调和营卫。用桂枝汤治疗的"时发热自汗出而不愈"与其他脏腑病变所致的"时发热自汗出而不愈"的治疗有别，临床上要注意从舌脉上进行鉴别。因其证候时发时无，故用先其时发汗，意思是在不发热无汗出之时，先用药物取汗，则邪去营卫调和而愈。"先其时发汗"的治法，对阵发性疾病的治疗有指导意义，如疟疾等，服药时间应该在间歇期。

（二）桂枝汤禁例（16下、17、19）

【原文】

桂枝本爲解肌，若其人脉浮緊，發熱汗不出者，不可與之也。常須識此，勿令誤也。（16下）

【词解】

①桂枝：指桂枝汤。

②解肌：是通过补脾胃而达到调补营卫，协调营卫关系，恢复营卫功能而汗出邪去的方法。

③识：音志（zhì），记住的意思，也可理解为认识、注意。

【讲解】

本条指出桂枝汤治疗太阳中风证，不可用于太阳病伤寒证。

桂枝汤是治疗太阳病中风证的药方，倘若病人表现出发热、无汗、脉浮紧等太阳病伤寒证候，就应当用麻黄汤这种发汗峻剂治疗。如果以桂枝汤治疗，会因为病重药轻而发生变证，故不可用之。这提示表证发汗须根据具体病情选择合适方药，发汗太过和不及都不是正治。由此即知，太阳中风证也须禁麻黄汤。

关于桂枝汤的作用，张仲景用"解肌"二字来描述，何谓解肌？解肌和发汗是一回事吗？不是。

发汗，也称发表，是用辛温发汗的方药，通过开发腠理，促进出汗以祛除表邪，其适应证是太阳病伤寒表实证，代表方药是麻黄汤，其病机是寒邪束表，腠理闭塞，典型的表现是发热恶寒无汗。从病位来看，最为表浅；从性质来看，纯实无虚。

解肌是通过补脾胃而达到调补营卫、协调营卫关系，恢复营卫功能而汗出邪去的方法。桂枝汤是其典型代表。肌，还有肌肉的意思。

桂枝汤证和麻黄汤证相比，病深一层，从所属脏腑来看，麻黄汤证在肺，治疗目的以宣肺为主；桂枝汤证在脾胃，治疗目的在于补脾胃。所以，桂枝汤的根本是补脾胃而祛外邪。第一，从组方分析，桂枝汤属于辛甘温之剂，除具有解肌祛风的作用外，还可调补中焦，强壮胃气。方中桂枝辛甘温，除可解肌祛风，温通血脉外，尚可温补脾胃，《神农本草经》谓"主咳逆上气，结气喉痹，吐吸，利关节，补中益气"；生姜辛温，除可助桂枝散邪外，还可温中健胃；甘草甘平，益气健脾；大枣甘平，补脾益胃，滋营养血；芍药酸苦微寒，养血敛营，《神农本草经》谓"主邪气腹痛，除血痹，破坚积寒热疝瘕，止痛，利小便，益气"。第二，服桂枝汤后要求啜热稀粥，资谷气以补脾胃。可见，桂枝汤解肌祛风源于调和营卫，调和营卫源于补益中焦。在脾胃强健，气血充沛的基础上，用桂枝通调卫气，则腠理开而汗出邪去；用芍药收敛营气，则营内守而不致过汗伤正。营卫和而腠理开阖有度，腠理开而发汗祛邪，邪去则腠理合而汗自止。尤在泾在论小建中汤时说："欲求阴阳之和者，必求于中气，求中气之立者，必以建中也。"这一精辟论述也适于桂枝汤，因为营卫源于阴阳，建中源于桂枝也。章楠在《伤寒论本旨》中论桂枝汤时说："此方立法，从脾胃以达营卫，周行一身，融表里，调阴阳，和气血，通经脉。"明确了以上道理，我们就可以广泛使用桂枝汤了。

凡是外感病表现为发热、汗出、恶风、脉缓者，就是太阳中风，太阳中风的实质是脾胃虚弱，营卫不调，治疗宜用桂枝汤解肌祛风，调和营卫。反之，虽无上述中风表现，但是病人在外感的同时，有脾胃虚弱的表现，或素体脾胃虚弱而感受外邪者，也是桂枝汤的适应证。

不因外感也可致营卫不和，病人的基本表现就是发热汗出，而无外感证候。如更年期综合征、自主神经功能紊乱等。原文第53条、第54条就是这种情况。

营卫不和还可表现为营卫运行涩滞，或身痒，或肌肤麻木不仁。临床如荨麻疹、四肢麻木、硬皮病等可用桂枝汤治疗。《金匮要略》用黄芪桂枝五物汤治疗血痹便是其例。

桂枝汤以调补脾胃为基础，所以脾胃病变也是其主要适应证。如《金匮要略·妇人妊娠病脉证并治》云："妇人得平脉，阴脉小弱，其人渴，不能食，无寒热，名妊娠，桂枝汤主之。于法六十日当有此证。"即妊娠胎气上逆致胃气不和之"不能食"。此外，脾胃虚寒之腹痛用小建中汤等亦是其例。小建中汤由桂枝汤倍芍药、加饴糖而成，临床上还可广泛用于各种消化系统疾病。

桂枝汤以补脾胃、益气血为主，所以可用于各种气血阴阳亏虚的病证。如根据气营不足之全身疼痛用桂枝新加汤，可将其用于气血亏虚的周身关节疼痛，西医诊断为"风湿性关节炎""神经官能症"等，不红不肿，无寒热之象，舌淡脉沉无力者。他如桂枝加龙骨牡蛎汤、小建中汤、黄芪建中汤、当归建中汤等皆是。

【原文】

若酒客病，不可與桂枝湯，得之則嘔，以酒客不喜甘故也。（17）

【词解】

①酒客：指嗜酒之人。《医宗金鉴》说："酒客，谓好饮之人也。"

②甘：指甜味之品。

【讲解】

本条以酒客为例，说明里蕴湿热者禁用桂枝汤。

酒客多湿热，桂枝汤为辛甘温之剂，辛温生热，甘能生湿，故可加重湿热。湿热困阻中焦，可致胃气上逆而呕吐。此处禁在湿热，不在酒客。因酒客多湿热，故以此为例而言。虽非酒客，却有湿热内蕴，桂枝汤不可用；虽为酒客，却无湿热，桂枝汤可用。

素有湿热，又患太阳病中风证，治之应辨别二者之主次轻重，分别对待。湿热为主者，当先清湿热或以清利湿热为主；若中风为主者，当以桂枝汤为主，酌加清利湿热之品。酒客还可以加解酒之药，如葛花、枳椇子等。

【原文】

凡服桂枝湯吐者，其後必吐膿血也。（19）

【讲解】

本条提示桂枝汤不可用于里热病证。

服桂枝汤后必吐脓血者，为里热亢盛之人。这样体质的人，若服用了性味辛甘温的桂枝汤，必然会使邪热更盛，损伤血络，腐败气血，胃气失和，则呕吐脓血。

服桂枝汤后吐者，并非一定会吐脓血，应据证分析，若在呕吐的同时有邪热更盛的表现，则是病情有变，此时应该禁服桂枝汤；若有呕吐，但太阳中风证没有变化，则仍可以用桂枝汤，必不会导致发生呕吐脓血，因为中风证中本有鼻鸣干呕，初服桂枝汤也有反烦不解者。如原文第12条及第24条所述。

（三）桂枝汤兼证

1. 桂枝加葛根汤证（14）

【原文】

太陽病，項背强几几，反汗出惡風者，桂枝加葛根湯主之。（14）

桂枝加葛根湯方

葛根四兩　麻黃三兩^{（去節）}　芍藥二兩　生薑三兩^{（切）}　甘草二兩^{（炙）}　大棗十二枚^{（擘）}　桂枝二兩^{（去皮）}

上七味，以水一斗，先煮麻黃、葛根，減二升，去上沫，内諸藥，煮取三升，去滓。温服一升，覆取微似汗，不須歠粥，餘如桂枝法將息及禁忌。

【词解】

①项背强几几：几，音殊（shū）。几几，短羽之鸟，伸颈欲飞不能。项背强几几，形容项背拘急，俯仰不能自如之状，系项强之重者。亦有读 jǐn 者，音义皆通"紧"。

②内：音义均同纳（nà），加入的意思。

③将息：调理休息，指服药后护理之法。

【讲解】

本条讲述太阳病中风证兼项背强几几的论治。

关于原文，宋版中有麻黄三两，根据《金匮玉函经》应无麻黄，因汗出恶风不可用麻黄，且原文第 31 条的葛根汤与本方只有麻黄一味之差，故林亿等也认为应去麻黄。若无麻黄，则方后注"不须啜粥"也应以啜粥为是。关于原文中桂枝和芍药的剂量，按明代赵开美复刻本为桂枝二两、芍药二两，但据原文分析，此方名桂枝加葛根汤，应该是桂枝汤原方再加葛根，那么，桂枝和芍药的量就应该为三两，这一点从桂枝汤其他兼证的加减中也可看出。

项强是太阳病的基本表现之一，本条明文提出项背强几几，可见其表现明显而突出。项背乃太阳经脉所过之处，寒邪外束，太阳经气不舒，津液敷布不利，经脉失于濡养，则项背拘急，仰俯不能自如。太阳病见项背强几几，多为无汗，如原文第 31 条的葛根汤证。但本证表现为汗出，所以张仲景特别用一"反"字提请注意，"反汗出恶风"提示这是太阳病中风证，不可误认为是太阳伤寒证。寒邪侵袭肌表，卫强营弱，故见汗出恶风；太阳经输不利，津液不升，经脉失养，故见项背强几几。治疗当解肌祛风，调和营卫，兼升津舒经。仲景用桂枝汤以解肌祛风、调和营卫，加葛根以升津舒经。

关于葛根，《神农本草经》记载："葛根，味甘平，主消渴，身大热，呕吐，诸痹，起阴气。"张洁古说："葛根升阳升津。"可见，葛根的重要作用是"升津液"，津液得升，经脉得养，故可缓解项背强几几的症状。

2. 桂枝加厚朴杏子汤证（43、18）

【原文】

太陽病，下之微喘者，表未解故也，桂枝加厚朴杏子湯主之。（43）

桂枝加厚朴杏子湯方

桂枝三兩（去皮）　甘草二兩（炙）　生薑三兩（切）　芍藥三兩　大棗十二枚（擘）　厚朴二兩（炙，去皮）　杏仁五十枚（去皮尖）

上七味，以水七升，微火煮取三升，去滓，温服一升，覆取微似汗。

喘家作，桂枝湯加厚朴杏子佳。（18）

【词解】

喘家：素患喘疾的病人。

【讲解】

此两条原文都说明太阳病中风证兼肺气上逆的证治。

原文第 43 条论述的太阳病因为误用下法后，表邪未解，反而引起肺气上逆，所以表证犹在，新增"微喘"的症状；原文第 18 条论述的是素有喘疾的人因为新感外邪引发，推测应该出现太阳病中风证的表现。此两处论述的证候，病因虽不同，证候相似，均为太阳中风兼肺气上逆证，所以都可以采用解肌祛风、降气平喘的方法治疗，张仲景用桂枝汤以解肌祛风、调和营卫；加厚朴以其苦辛温，化湿导滞，降气平喘；杏仁苦温，以止咳定喘。

3. 桂枝加附子汤证（20）

【原文】

太陽病，發汗，遂漏不止，其人惡風，小便難，四肢微急，難以屈伸者，桂枝加附子湯主之。（20）

桂枝加附子湯方

桂枝三兩（去皮）　芍藥三兩　甘草二兩（炙）　生薑三兩（切）　大棗十二枚（擘）　附子一枚（炮，去皮，破八片）

上六味，以水七升，煮取三升，去滓，溫服一升。本云：桂枝湯，今加附子。將息如前法。

【词解】

①遂漏不止：遂，作"因而、于是"讲。漏，渗泄不止，此处指汗漏。遂漏不止，指汗液不间断地小量渗出。柯韵伯说："阳气无所止息，汗出不止矣。"

②小便难：小便量少而且不畅。

③微急：轻度的拘急。

【讲解】

本条论述太阳病发汗太过，致阳虚汗漏并表证不解的临床表现和治疗。

太阳病，发汗本是正治之法，现发汗后出现漏汗不止，当为发汗太过，卫阳虚弱，腠理不固所致；因见恶风一症，故知表邪未尽；汗多伤津，阳虚气化不利，故见小便难；阴阳俱损，筋脉失于温煦和濡润，故见四肢微急，难以屈伸。此证的病机是太阳中风兼阳虚津伤，治疗当扶阳解表，方用桂枝汤解肌祛风，调和营卫，加附子以温经复阳，固表止汗。

从本证的表现来看，既有阳虚，又有阴虚，为何治疗却只用补阳药而不用滋阴药呢？这是因为津伤源于漏汗，漏汗又源于阳虚。主要矛盾在于阳虚表不固，扶阳即可以摄阴，故以扶阳固表敛汗为治法。有人将其归纳为回阳救津法。临床遇见此证，是否加用养阴药是考核其对《伤寒论》的理解程度和学术水平的标准，虽然加用养阴药并无原则错误，但是不加才更能体现出中医学术的境界。

本条可与原文第301条麻黄细辛附子汤证、第302条麻黄附子甘草汤证结合起来看，三者实际上都是少阴兼表证，只不过麻黄细辛附子汤证以及麻黄附子甘草汤证是少阴病兼伤寒表实证，故用麻黄来解太阳表邪；而桂枝加附子汤证是少阴病兼中风表虚证，故用桂枝汤来解肌祛风。

方下原文中之"本云"《玉函经》解作本方，颇顺情理，可从。

4. 桂枝去芍药汤证（21）

【原文】

太陽病，下之後，脉促胸滿者，桂枝去芍藥湯主之。（21）

桂枝去芍藥湯方

桂枝三兩^{（去皮）} 甘草二兩^{（炙）} 生薑三兩^{（切）} 大棗十二枚^{（擘）}

上四味，以水七升，煮取三升，去滓，温服一升。本云：桂枝湯，今去芍藥。將息如前法。

【词解】

①脉促：脉象急促有力，不是脉来数而时一止者。

②胸满：当作胸闷解。满，二音二义。水满谓之满（mǎn）；气满谓之满（mèn），后作"懑"，现作"闷"。故胸满应读为闷（mèn）；腹满应读为满（mǎn）。

【讲解】

本条论述太阳病误下，致表证不解兼胸阳不振的临床特点和治疗。

太阳病误下，每易引起表证不解而外邪内陷的不良后果。本条太阳病误下后仍用桂枝汤为主的方剂治疗，故知太阳表证仍在。太阳误下，表邪内陷胸中，胸阳被遏，胸阳不振，故见胸满；邪陷胸中，阳虚不甚，仍有抗邪之势，故见脉促。其病机总属太阳表证不解而兼有胸阳不振，治疗应该解肌祛风，温通胸阳，方用桂枝去芍药汤。桂枝汤去掉芍药以后，就变成典型的辛甘化阳，温通心阳的方了。桂枝、甘草、生姜、大枣辛甘发散为阳，既可解表邪，又可温通心阳、振奋胸阳，使下陷的表邪由胸透表而解。去芍药是因为其酸苦阴柔，有碍胸阳的振奋宣畅，故去之。

5. 桂枝去芍药加附子汤证（22）

【原文】

若微寒者，桂枝去芍藥加附子湯主之。（22）

桂枝去芍藥加附子湯方

桂枝三兩^{（去皮）}　甘草二兩^{（炙）}　生薑三兩^{（切）}　大棗十二枚^{（擘）}　附子一枚^{（炮，去皮，破八片）}

上五味，以水七升，煮取三升，去滓，温服一升。本云：桂枝湯，今去芍藥加附子。將息如前法。

【词解】

微寒：当作脉微恶寒解。

【讲解】

本条承第21条文意，论述太阳病误下之后，致表证不解兼损伤胸阳之证治。

本条承原文第21条论述，故其病因也是太阳病误下，致表证不解外邪内陷，见证必有胸满和太阳表证，但本条中还有脉微、恶寒的症状，说明与第21条相比，患者阳虚较甚，故证属太阳中风兼胸阳不足，治当解肌祛风、温经复阳，用方在桂枝去芍药汤的基础上加用炮附子以温经复阳。

6. 桂枝加芍药生姜各一两人参三两新加汤证（62）

【原文】

發汗後，身疼痛，脉沉遲者，桂枝加芍藥生薑各一兩人參三兩新加湯主之。（62）

桂枝加芍藥生薑各一兩人參三兩新加湯方

桂枝三兩^{（去皮）}　芍藥四兩　甘草二兩^{（炙）}　人參三兩　大棗十二枚^{（擘）}　生薑四兩

上六味，以水一斗二升，煮取三升，去滓，温服一升。本云：桂枝湯，今加芍藥、生薑、人參。

【讲解】

此条论述汗后损伤气营，致身疼痛的证治。

太阳病表证多见身疼痛，但发汗祛除表邪后，身疼痛当减轻，若汗后不减或加重，则与气营损伤，经脉失养有关，当然也可能与表邪没有解除相关。脉沉迟者，沉为气虚，迟为血虚。原文第50条谓"尺中迟者"，为"营气不足，血少故也"。方用桂枝汤为主，可见本证当有汗出、恶风等表证。说明本证病机为太阳中风兼气营损伤，经脉失养。治疗当解肌祛风，调和营卫，兼益气和营，故以桂枝汤重用芍药以养血和营，通络止痛；重用生姜以辛温散邪，宣通阳气；加人参以益气和营。本方扶正祛邪，且以扶正为主，凡体虚过汗致身疼痛者，以及气营损伤兼外感者都可使用。本方生姜用量大，乃取其辛散之力，领药力达表而治周身疼痛，故此不可或缺。凡气血亏虚而又感受寒邪者，可选用本方，如产后感冒、妇女经期感冒、贫血患者感冒等，在恶寒、发热、汗出的同时，身体疼痛突出者，即为本方适应证。

二、太阳伤寒

（一）麻黄汤证（35、36、51、52、37、46、47、55）

【原文】

太陽病，頭痛發熱，身疼腰痛，骨節疼痛，惡風，無汗而喘者，麻黄湯主之。（35）

麻黄湯方

麻黄三兩（去節）　桂枝二兩（去皮）　甘草一兩（炙）　杏仁七十枚（去皮尖）

上四味，以水九升，先煮麻黄，減二升，去上沫，内諸藥，煮取二升半，去滓，温服八合。覆取微似汗，不須歠粥，餘如桂枝法將息。

【讲解】

本条论述太阳伤寒表实证的临床表现及治疗方药。

本条提出有头痛、发热、身疼、腰痛、骨节疼痛、恶风、无汗、喘八个症状，因是伤寒的病变反应，治以麻黄汤，故称之为"伤寒八症"或"麻黄八症"。本条当与原文第1条、第3条参看，病人当见脉浮紧、头项强痛、恶寒之证候，从这里也可看出，恶风和恶寒并无本质区别。寒邪侵犯肌表，卫气抗邪于外，故见发热；卫气被遏，腠理闭塞，故见恶风（寒）、无汗；营阴郁滞不通，故见头痛、腰痛、身痛、骨节疼痛；肺气郁闭不宣，上逆而成喘。

此证为体质壮实之人感受寒邪而发病，故称表实之候，与太阳病中风证不同，我们可以称之为太阳伤寒证。综合来看，其病机为寒邪束表，卫阳郁遏，营阴郁滞，肺气郁闭。

治疗当辛温发汗，宣肺平喘，用麻黄汤。方中麻黄开腠发汗，宣肺平喘；桂枝解肌祛风，助麻黄发汗；杏仁宣肺降气，助麻黄平喘；甘草调和诸药，护胃气，缓解麻、桂之性。

关于麻黄汤的煎服法和调护，张仲景作了明确交代，可以概括为四点：①先煮麻黄，去上沫；②不须啜粥；③覆取微似汗；④余如桂枝法将息及禁忌。

太阳伤寒与太阳中风是太阳病的两个证候类型，均以发热、恶风（寒）、头痛、脉浮为基本证候。但太阳中风的病机是卫强营弱，证以汗出、脉浮缓为特征；太阳伤寒的病机是卫闭营郁，证以无汗、脉浮紧为特征。但从原文第51条"脉浮者……宜麻黄汤"以及第52条"脉浮而数者……宜麻黄汤"来看，脉浮紧并非太阳伤寒证的必备指征，因此，太阳伤寒与太阳中风的关键鉴别点在于"无汗"和"有汗"。

表2　麻黄汤证与桂枝汤证鉴别表

	麻黄汤证	桂枝汤证
病因病机	卫闭营郁	卫强营弱
临床特点	恶风寒、发热或未发热 无汗 脉浮紧 全身表现有头痛、身疼腰痛、骨节疼痛、喘、呕逆等	恶风发热 汗出 脉浮缓 全身表现有头项强痛、鼻鸣干呕等
治法	辛温发汗、宣肺平喘	解肌祛风、调和营卫
主方	麻黄汤	桂枝汤

【原文】

太陽與陽明合病，喘而胸滿者，不可下，宜麻黃湯。（36）

【讲解】

本条论述太阳阳明合病，以太阳病为主，宜先解表的治法。

本条原文在《伤寒学》中放在"合病并病"一节，因为合病并病没有独立成篇的必要，故将相关原文分别在相关方证中讲解。从合病来讲，当具备太阳、阳明两经的证候。从宜麻黄汤治疗来看，当以太阳病的表现为主，可见诸如发热、恶寒、头痛、无汗、脉浮紧等证候。寒邪束表，肺失宣降，故见喘；肺气不利，故见胸闷。总属寒邪束表，肺气郁闭所致。阳明的表现可以有"不大便"，因为强调了"不可下"。如果没有"不大便"，医生是不会想到用下法的。但本证"不大便"的病机不是燥屎内结，而是寒邪束表，肺气郁闭，由于肺与大肠相表里，肺气郁闭就会导致腑气不通，故而见"不大便"之症。这就提示我们，并不是所有的不大便都要应用下法，一定要仔细分析病机，除本条外，还有第56条、第230条等，均有不大便，也都是不可下的例子。本条即为表里同病，纯从表治的证候。

【原文】

脉浮者，病在表，可發汗，宜麻黃湯。（51）

脉浮而數者，可發汗，宜麻黃湯。（52）

【讲解】

此两条皆以脉代证，论述太阳伤寒表实证治当发汗解表，可选用麻黄汤。

此两条，虽未言症状，只言脉象，但从用麻黄汤来看，张仲景是以脉代证，省略了太阳病伤寒证的其他表现。因为仅根据脉浮、脉浮数都不足以决定用麻黄汤治疗。此外，本条应该与前面的条文参看。太阳病伤寒证的典型脉象应该是脉浮紧，但此二处却言脉浮、脉浮数，也就是说，太阳伤寒的脉象并不一定是浮紧，可见临证之际医生应该注意脉证之间的常变和取舍。

【原文】

太陽病，十日已去，脉浮細而嗜臥者，外已解也。設胸滿脅痛者，

與小柴胡湯；脉但浮者，與麻黄湯。（37）

【词解】

嗜卧：形容病人喜爱安静休息。

【讲解】

本条论述太阳伤寒证迁延多日，可能出现的三种转归。

关于太阳病伤寒证迁延十日以上不愈，可能出现的转归，张仲景列举出了三种可能：第一种可能是，脉象由浮紧变为浮细而软，是病邪衰退的征象，与《内经》所谓"大则病进，小则平"意思相同。嗜卧，是邪气已去而正气未复的征象，与第10条之"风家表解而不了了者"相同。可以判断此时表邪已经解除，但机体正气尚未恢复，通过几日调养，疾病就会痊愈。第二种可能是，太阳传入少阳，病人出现胸满胁痛。胸胁为少阳经脉循行所过，胸满胁痛是少阳病的主症之一。与原文第101条"伤寒中风，有柴胡证，但见一证便是，不必悉具"互参。故据此可以断定病邪已入少阳。治疗当和解少阳，方药用小柴胡汤。第三种可能是，病邪仍在太阳之表。"脉但浮"即原来太阳伤寒的脉象没有发生变化，应与原文第4条、第5条互参，这是张仲景以脉代证的说法，指出疾病虽迁延十日，但未向里传变，仍在太阳之表，病人也只见到太阳病伤寒证的表现。故当仍用麻黄汤解表发汗，此所谓有是证用是方，不可拘于患病时日的长短。关于太阳病伤寒证迁延十日，之所以会出现三种不同转归，与病人体质状态、正邪胜负相关。可见，相同的原因可以有不同的结果，这就是辨证的意义所在。

【原文】

太陽病，脉浮紧，無汗，發熱，身疼痛，八九日不解，表證仍在，此當發其汗。服藥已微除，其人發煩目瞑，劇者必衄，衄乃解。所以然者，陽氣重故也。麻黄湯主之。（46）

【词解】

①微除：略有减轻。

②目瞑：瞑，《集韵》："瞑，目不明也。"目瞑，闭目懒睁，畏见强光。

③剧者必衄：剧者，指病情严重。衄，泛指出血，此处指鼻出血。

④阳气重：指阳邪郁遏。

【讲解】

本条论述太阳伤寒证的主要表现以及服麻黄汤后可能出现的反应。

本条采用了倒装文法，"麻黄汤主之"应接在"此当发其汗"之后。文中指出太阳伤寒证虽多日不解，但脉象浮紧、无汗、发热、身疼痛等症仍然存在，说明病证尚未发生传变，仍属伤寒表实证。治疗仍当发其汗，故仲景以"麻黄汤主之"。此条文中，张仲景明确提出太阳伤寒证的主要脉象是浮紧，既是对原文第35条太阳病伤寒证的表现进行补充，也是对原文第3条太阳病伤寒证"脉阴阳俱紧"的说明。

太阳病伤寒证服药发汗后，病"微除"，说明药虽对证，但病重药轻，外邪郁闭较重，不能一汗而解除外邪，而只能取得一定疗效，使病证有所缓解。服药后病人会出现心烦、目瞑，这是服药后药力扶助正气驱邪外出，邪正交争剧烈的征兆，由于邪气郁遏太甚，损伤血络，故出现鼻衄。汗血同源，邪不能从汗解，鼻衄之后外邪得泄，病证得以解除，故仲景说"衄乃解"。这种衄血俗称为红汗。无论是汗，或是衄，强调的是给病邪以出路，西医的治疗强调关门打狗，赶尽杀绝，与之比较，中医是仁慈的治法。

太阳病伤寒证不从汗解而从衄解，少量衄血之后，外邪得泄，病情减轻，病人当脉静身和。如果病人大量衄血之后，仍身热不退，躁扰不宁，更见舌绛、苔燥、脉数等症，即为邪热内犯营血之故，当用犀角地黄汤之类进行治疗，不可再行麻黄汤。

【原文】

太陽病，脉浮緊，發熱，身無汗，自衄者，愈。（47）

【讲解】

本条论述太阳伤寒证迁延日久不愈，自衄后病愈的机转。

文中既言太阳病，又言病人见脉浮紧、发热、无汗证候，可以断定此处所述应该是太阳病伤寒证。因外邪束表，阳郁化热，损伤血络，故而出现鼻衄。此虽未用发汗之药，但外邪随鼻衄而解除，故病自愈。

【原文】

傷寒脉浮緊，不發汗，因致衄者，麻黄湯主之。（55）

【讲解】

本条论述太阳伤寒证失汗致衄，但衄不畅，仍需从汗解。

太阳病伤寒证应该使用麻黄汤发汗，使外邪随汗而解，其病可愈，今当发汗之时而失于发汗，邪郁不解，损伤血络，迫血妄行，因而致鼻衄，但衄血不畅。这说明外邪未通过鼻衄完全解除，太阳病伤寒证的临床表现仍在，故治疗仍需用麻黄汤发汗。

本条当与原文第46条、第47条互参，三条都论述太阳伤寒证衄血，但第47条是指伤寒日久不愈，自衄者愈；第46条是指伤寒日久不愈，用麻黄汤后，得衄而愈；本条是指伤寒日久不愈，因致衄，但衄不畅（与汗出不彻相似），与麻黄汤。仲景分列三条，提示对太阳伤寒证的衄血，应分析原因，辨证施治，既不能坐待其愈，也不能见衄止衄。

（二）麻黄汤禁例（83、84、85、86、87、88、89、49、50）

【原文】

咽喉乾燥者，不可發汗。（83）

【讲解】

本条论述阴津不足者，虽有外感寒邪，但禁用发汗。

咽喉为三阴经所过之处，赖津液以滋润，若阴津亏少，不能上承濡养，故见咽喉干燥。此处张仲景借用咽喉干燥来代表阴液不足的状态。文中既言"不可发汗"，可以推测病人当有可汗之表证证候。津汗同源，津液不足，发汗无源，若勉强发汗，必致阴虚热燔，变证丛生。

【原文】

淋家不可發汗，發汗必便血。（84）

【词解】

①淋家：指久患淋病的病人。淋病是中医的病证名，临床主症为小便淋沥不尽，尿意频频量少，尿道涩痛。

②便血：此处指小便带血，即尿血。

【讲解】

本条以淋家为例，说明下焦阴亏蓄热者禁用汗法。

久患淋病之人，素多阴虚，下焦蓄热，虽有外感寒邪，也不可妄用辛温发汗，否则不仅损伤其阴，而且使下焦蓄热更盛，损伤血络，引起尿血，甚者出现变证。

【原文】

瘡家，雖身疼痛，不可發汗，汗出則痙。（85）

【词解】

①疮家：指久患疮疡的病人。

②痉：指筋脉强直，肢体拘挛的病证。

【讲解】

本条以疮家为例，说明气血两虚之人，虽有表证但禁用汗法。

久患疮疡的病人，多存在气血两虚，如此虚弱之体质，最易感受寒邪，病人可表现出身疼痛。由文中"虽身疼痛，不可发汗"可以推测，病人当有可汗之症，如恶寒、无汗等。此虽有表证，但不可发汗解表，因病人气血虚弱，若误用汗法，则会更伤气血，致筋脉失养，出现筋脉强直、肢体拘挛的变证。

【原文】

衄家，不可發汗，汗出必額上陷脉急緊，直視不能眴，不得眠。（86）

【词解】

①额上陷脉急紧：指额部两旁（相当于太阳穴）凹陷处动脉拘急。

②眴：读音舜（shùn），指眼珠转动。

【讲解】

本条以衄家为例，提示阴血亏虚之人，禁用汗法。

素有衄血之证的人，阴血多亏损，体虚又容易感受寒邪，对于这样的人，即便有可以发汗的表证，也不可发汗。因为汗血同源，夺汗者无血。如果误用汗法，必然损伤病人营血，导致血不养筋，血不养目，因而出现额上两旁凹陷处动脉拘急，眼睛不能转动；血不养心，心神不宁，故见不得睡眠。

【原文】

亡血家，不可發汗，發汗則寒慄而振。（87）

【词解】

①亡血家：指平素经常出血的病人。

②寒慄：指畏寒而战栗。

③振：振颤动摇，是动风之象。

【讲解】

此条以亡血家为例，说明血虚气衰之人，禁用汗法。

长期患有出血证的人，多气血虚弱，容易感受寒邪，对于这样的病人，虽兼患外感表证，也不可妄用辛温之剂发汗解表。因为发汗则耗阴血泄阳气，损其虚而难祛其邪，故当禁之。若不考虑其体质，误用发汗解表，必然使气血更虚，机体得不到气的温煦，故见畏寒而战栗；机体得不到血的濡养，故见振颤动摇，即所谓血虚生风之变。

【原文】

汗家，重發汗，必恍惚心亂，小便已陰疼，與禹餘粮丸。（88）

【词解】

①重发汗：重复发汗，即再次发汗。

②恍惚心乱：指神志模糊，不能自主。

③阴疼：指尿道疼痛。

【讲解】

本条以汗家为例，提示阳虚者，禁用汗法。

"汗家"，指经常出汗不断的人，多由于阳气虚弱，卫外不固，津液易泄所致。这样的病人容易感受寒邪，出现外感表证，治法应以扶阳固表为宜，不可妄用汗法解表，故当为禁。对这样的病人，若不考虑其体质状态，误用发汗解表，必然导致阴阳两虚。汗为心之液，故重发"汗家"之汗，必更伤心之气血。心失所养，则神虚不能任物，以致病人出现"恍惚心乱"；津液亏虚，不能下养溺道，故小便已阴疼。对此变证，张仲景用禹余粮丸治疗。

禹余粮丸，原方已亡佚，但从方名以禹余粮命名，可知斯方以收涩止汗为主，似属补其虚而救其急之剂。

【原文】

病人有寒，復發汗，胃中冷，必吐蛔。(89)

【讲解】

本条说明阳虚有寒者，禁用汗法。

素体阳虚有寒之人，容易外感寒邪发为表证，治疗不可纯用辛温剂发汗解表。因为病人本素阳虚，发汗则更伤阳气，导致中焦脾胃阳气虚弱，胃气上逆，而发生脘腹冷痛、呕吐，甚至呕吐蛔虫之证。

【原文】

脉浮數者，法當汗出而愈。若下之，身重心悸者，不可發汗，當自汗出乃解。所以然者，尺中脉微，此裏虚，須表裏實，津液自和，便自汗出愈。(49)

【词解】

①脉浮数：此处以脉言证，脉浮说明表证存在。尤在泾说："脉浮数者，其病在表。"

②须：等待之意。

【讲解】

本条论述太阳伤寒证因为误下致里阳虚的证治。

脉象浮说明邪气在表，理应用汗法使外邪解除，所以仲景说"法当汗出而愈"。然脉象又数，若医者误当里热证，用攻下治法，损伤里阳，清阳之气不能充身，加之表邪困阻，故身重；阳虚，心神不能自主，故心悸；尺以候里，微为阳虚之主脉，更为里阳虚之佐证，故言"此里虚"。表证误下致里阳虚，而表证仍在，为夹虚伤寒，当禁用汗法解表。若发虚人之汗，必正气更伤，徒生变证。治疗里阳虚证当补其虚，使正气恢复，气血充足，"表里实"，余邪自然被祛除，"津液自和"，故"自汗出乃解"。此不汗而汗解之法，非与发汗解表同日而语，但有异曲同工之妙。

临床上对于此种病证，或以食疗进行调养，待正气恢复，阴阳自和，表里正气充实，正气能祛邪外出，则自汗出而愈；或可用小建中汤扶中补虚，外调营卫，使表里实，邪气得以祛除，此即所谓"实人伤寒发其汗，虚人伤寒建其中"的理论。

【原文】

脉浮緊者，法當身疼痛，宜以汗解之。假令尺中遲者，不可發汗。何以知然？以榮氣不足，血少故也。（50）

【词解】

尺中迟：指寸口尺部脉搏跳动一息不足四次。此处系指迟而无力，反应不足的病理。

【讲解】

本条论述营血亏虚之体感受寒邪，禁用汗法。

文中"何以知然"以下是张仲景的自注语。病人脉象见浮紧，推测当是感受寒邪所致的太阳伤寒证，临床应该出现恶寒、无汗等证候。既是太阳病伤寒证，宜用麻黄汤发汗解表，这并无错误。但是，仲景告诉我们，如果病人尺部脉象表现出迟而无力，就不能用麻黄发汗。原因是根据此脉象可以断定，病人营血不足。汗为心之液，汗血同源，发汗则更伤营血，所以不可强行发汗。临床当借助药食调养营血，待尺部脉迟象已去，脉搏有力，此时若表证还在，可以发汗解表。

本条与第49条均以脉象论禁，但一在阳虚里气不足，一在阴虚营血亏损。然皆为伤寒夹虚之证，故均禁用麻黄汤强发其汗。

（三）麻黄汤兼证

1. 葛根汤证（31）

【原文】

太陽病，項背强几几，無汗惡風，葛根湯主之。（31）

葛根湯方

葛根四兩　麻黄三兩 ⁽去節⁾　桂枝二兩 ⁽去皮⁾　生薑三兩 ⁽切⁾　甘草二兩 ⁽炙⁾　芍藥二兩　大棗十二枚 ⁽擘⁾

上七味，以水一斗，先煮麻黄、葛根，減二升，去上沫，内諸藥，煮取三升，去滓，温服一升，覆取微似汗，餘如桂枝法將息及禁忌。

諸湯皆仿此。

【讲解】

本条论述太阳伤寒兼经输不利的证治。

文中以无汗、恶风二症来代表，说明病人患有太阳病伤寒表实证。太阳主一身之表，足太阳膀胱经行于项背，寒邪侵袭肌表，足太阳经经气输布不利，故见项背强硬发紧而不适。治疗当以辛温发汗为主，兼升津舒经，张仲景用葛根汤进行治疗，方中用桂枝汤加麻黄发汗解表，加葛根以升津舒经。

本条应该与第14条比较参看，注意两者的鉴别。第14条是筋脉拘急反见汗出恶风，属于太阳中风见项背强几几，故用桂枝加葛根汤治疗；本证为筋脉拘急伴无汗恶风，故为太阳伤寒见项背强几几。本证既属太阳伤寒兼经输不利，为什么不用麻黄汤加葛根，而用桂枝加葛根汤再加麻黄呢？因为麻黄汤为发汗峻剂，恐其过汗更伤津液，有碍于升津舒经，故选用桂枝加葛根汤再加麻黄，既可发汗散寒而又不致大汗伤津，且有芍药、甘草、大枣滋养阴津以缓和筋脉之急。

太阳病本证中亦有"头项强痛"，但其仅为太阳病的症状之一，故治疗太阳本证即可；而本证和桂枝加葛根汤证中，"项背强几几"症状突出，故治疗时应兼顾之。

【原文】

太陽與陽明合病者，必自下利，葛根湯主之。（32）

【讲解】

本条论述太阳阳明合病下利的治法。

寒邪侵犯太阳，发为太阳病伤寒表实证，症当见恶寒、无汗、脉浮紧等。"必自下利"是为突出"自下利"为本证的主要表现，表邪内迫阳明，大肠传导失职，故见自下利。非指太阳与阳明合病一定出现下利之证。张仲景用葛根汤治疗，方中桂枝汤加麻黄以解表，葛根以升津止利。本证虽曰太阳阳明合病下利，但病变重心偏重在表，当以解表为主，兼升津止利。清代喻嘉言用败毒散治疗外感夹湿型痢疾，将此称为"逆流挽舟"法，当源于此。

太阳伤寒兼"项背强几几"和"下利"，表现各异，而病机都与津液不升有关，故都用葛根汤，在解表的同时兼以升津。

本条所谓的太阳与阳明合病中的太阳，显然是太阳伤寒，即在发热、恶寒、无汗、头身疼痛、脉浮紧等太阳伤寒表现的同时见下利。如果是在发热、恶寒、汗出、脉浮缓等太阳中风表现的同时见下利，则可用桂枝加葛根汤。

同时需要注意的是，葛根汤证和桂枝加葛根汤证的下利是寒性下利。其特征是大便稀薄，次数增多，臭秽不甚。如果利下黄色臭秽的稀水，暴注下迫，肛门灼热，那就是葛根黄芩黄连汤证了。

2. 葛根加半夏汤证（33）

【原文】

太陽與陽明合病，不下利，但嘔者，葛根加半夏湯主之。（33）

葛根加半夏湯方

葛根四兩　麻黃三兩（去節）　甘草二兩（炙）　芍藥二兩　桂枝二兩（去皮）　生薑二兩（切）　半夏半升（洗）　大棗十二枚（擘）

上八味，以水一斗，先煮葛根、麻黃，減二升，去白沫，內諸藥，煮取三升，去滓，溫服一升。覆取微似汗。

【词解】

但呕：但，只也。但呕，只有呕吐。

【讲解】

本条论述太阳阳明合病呕逆的治法。

此条当与第32条结合参看。两处条文都是论述寒邪侵犯太阳，内迫阳明的证治，所不同的是，第32条以下利为阳明主症，而本条以呕为主症，不见下利。为什么呢？因为阳明病的病位包括足阳明胃和手阳明大肠，第32条论述的证候是太阳邪气侵犯手阳明大肠所致，本条则应该是太阳邪气侵犯足阳明胃，胃气失和，上逆而作呕。故张仲景在葛根汤的基础上加半夏以降逆止呕，此处，葛根和半夏，一升一降，配合运用恢复中焦气机升降。

以上是现在通行的理解。其实，我对这条原文存有疑问。如果是太阳与阳明合病，不下利，但呕，用葛根的理由不充分。呕的病机是胃气上逆，还用葛根升提，那胃气不是更加上逆吗？再者，太阳中风本身就有"鼻鸣干呕"、太阳伤寒本身就有"体痛呕逆"，也就是说，"呕"是太阳病本身就有的表现，太阳病有"呕"，只要不是很突出，中风用桂枝汤，伤寒用麻黄汤，太阳病愈，"呕"亦自止。如果"呕"很突出，可在桂枝汤和麻黄汤原方中加半夏即可。

到此，可以小结如下：

太阳病头项强痛，中风用桂枝汤，伤寒用麻黄汤。

太阳病项背强几几，或兼下利，中风用桂枝加葛根汤，伤寒用葛根汤。

太阳病呕但不严重，中风用桂枝汤，伤寒用麻黄汤。

太阳病呕很突出，中风用桂枝汤加半夏，伤寒用麻黄汤加半夏。

3. 大青龙汤证（38、39）

【原文】

太陽中風，脉浮緊，發熱惡寒，身疼痛，不汗出而煩躁者，大青龍湯主之。若脉微弱，汗出惡風者，不可服之，服之則厥逆，筋惕肉瞤，此爲逆也。（38）

大青龍湯方

麻黄六兩（去節） 桂枝二兩（去皮） 甘草二兩（炙） 杏仁四十枚（去皮尖）
生薑三兩（切） 大棗十二枚（擘） 石膏如鷄子大（碎）

上七味，以水九升，先煮麻黄，減二升，去上沫，内諸藥，煮取三升，去滓，温服一升，取微似汗。汗出多者，温粉粉之。一服汗者，停後服。若復服，汗多亡陽遂虚，惡風煩躁、不得眠也。

【词解】

①厥逆：手足冰冷而且向肘膝关节方向发展，即手足冷向心性发展。

②筋惕肉瞤：瞤，读音顺（shùn）。指筋肉跳动。

【讲解】

此条论述太阳伤寒兼里有郁热的证治，以及大青龙汤的禁例。

"太阳中风，脉浮紧"与第39条"伤寒脉浮缓"两处表述貌似错误，其实不然。这只是说明脉象有常有变，也说明脉象浮紧或浮缓并不能作为中风、伤寒鉴别的主要依据，临证之际需四诊合参，以定脉证的从舍，方不致错误。另外，有人认为这两条之中风、伤寒是病因学概念，不是病证概念，亦即太阳中风、伤寒都是指外感寒邪而发病，可供参考。

本证见发热、恶寒、无汗、身疼痛、脉浮紧等表现，这是典型的太阳伤寒证，由于寒邪侵犯肌表所致，"不汗出而烦躁"是本证的辨证要点，而且不汗出和烦躁具有因果关系，不汗出是导致烦躁的原因。汗不得出，寒邪在表不解，阳气闭郁，进而化热，内热扰心故生烦躁。治疗当辛温解表，兼清里热，张仲景用大青龙汤治疗。若其人脉不浮紧而见微弱之象，并见汗出恶风之症，这就不是伤寒表实证，而是表里俱虚，此时如果医生不认真考察病情，误用大青龙汤发汗，就会导致阳气虚衰、阳亡液脱。阳虚不能温煦四末，故见手足厥逆。筋脉失于温煦濡养，故见筋惕肉瞤。因治疗错误而导致病情变坏，故云"此为逆也"。治疗可以考虑使用四逆汤以回阳救逆。

方中以麻黄汤为主，加倍麻黄的用量以辛温解表、开腠发汗，加石膏以清解郁热，加生姜、大枣以和营卫、保胃气。方中麻黄、生石膏为伍，寒热互制，麻黄辛温发汗，伍石膏防其太过；石膏甘寒，伍麻黄防其过寒，可谓相互为用也。

关于麻黄和石膏的配伍，需要和麻杏甘石汤相区别，大青龙汤证是表寒兼里热，且表寒之象要重于里热之象，所以麻黄用量大，石膏用量小；而麻杏甘石汤证是邪热壅肺，用麻黄不在解表而在宣肺，所以石膏量大，麻黄量小。

关于此方的服用方法及调护，张仲景提出三点：其一，取微似汗，这是强调祛邪不伤正。其二，汗出多者，温粉扑之，这是为了防止过汗损伤正气。由此也知此方发汗力甚强，当汗出多时，可用温粉扑于身上，至于温粉的组成，后世医家记载不一，有待进一步研究考订。其三，一服汗后，停后服，这是强调中病即止，发汗不能太过。如果发汗太过，就会导致阳气衰微，心神失养，病人就会出现恶风、烦躁、不得眠。此时仍然可以使用四逆汤以回阳救逆。

《神农本草经》："石膏，味辛寒，主中风寒热，心下逆满，惊喘，口干舌焦，不得息，腹中坚痛，除邪气，产乳金疮。"

"理石，味辛寒，主身热，利胃解烦。"

《名医别录》："石膏，甘、大寒，无毒。"

石膏，载于《神农本草经》中品，自陶弘景以降，就与理石、长石、寒水石、方解石缠搅不清。现已查明，今之石膏乃含水硫酸钙，日本正仓院所藏之理石证明为含水硫酸钙，故今之石膏即古之理石。陶弘景以降，唐宋时本草书籍所记载之石膏为后世之硬石膏，系无水硫酸钙。汉时经方所用之石膏，究系硬石膏还是软石膏，无法考定，然两者之区别仅在于有无结晶水而已，其功效大体相仿。

【原文】

傷寒脉浮緩，身不疼但重，乍有輕時，無少陰證者，大青龍湯發之。（39）

【词解】

①但重：指只是身体沉重。

②乍有轻时：乍，指突然。乍有轻时，指身重偶尔有所减轻。

③发之：发汗以使邪解。

【讲解】

本条继第38条论述太阳伤寒兼里热证的变通表现及治法。

既然用大青龙汤，临床当见发热、恶寒、不汗出而烦躁。"脉浮缓"说明病人表郁不重；"身不疼"说明营阴郁滞不甚；身"但重"说明寒闭热郁，经气壅滞；"乍有轻时"说明郁滞不重；"无少阴证"，是排除少阴病虚寒证，因少阴病证也有身不疼但重的表现，但少阴证的身重无有轻时，并见脉微细、四肢厥逆、但欲寐等真阳衰微之表现，属虚证；而本证身重乍有轻时、脉浮缓，属实证。治疗当解表清里，方用大青龙汤。

《金匮要略·痰饮咳嗽病脉证并治》谓："饮水流行，归于四肢，当汗出而不汗出，身体疼重，谓之溢饮。"又说："病溢饮者，当发其汗，大青龙汤主之，小青龙汤亦主之。"表明身重亦可由溢饮所致，大青龙汤也可治疗溢饮。

对于第38条、第39条分别提到的"太阳中风，脉浮紧""伤寒脉浮缓"以及大青龙汤的应用，历代注家意见不一。其中以成无己、方有执、喻嘉言等为代表的一派提出"三纲鼎立"学说。其源可追溯到王叔和《辨脉法》，其谓："风则伤卫，寒则伤营，营卫俱病，骨节烦疼。"唐代孙思邈，宋代成无己、朱肱等皆宗此言。如朱肱谓："桂枝治中风，麻黄治伤寒，大青龙治中风见寒脉，伤寒见风脉。"明代方有执大倡订正之风，喻嘉言大加发挥，于是盛行起来。当然，现在来看这种观点是不对的，因为中医的病因学说不是单纯的外因决定论，而是建立在发病学基础上的，强调人体的状态和反应性，以及综合因素的影响。

附：大青龙汤误用致死案例［宋道援．中医杂志，1981，（8）：24．］

1929 年春假，随族人同舟由沪至屏风山。有雷某之子，年 20 岁，患病甚重。其父代诉："初因劳作往返，抵家热甚，遂用井水淋浴，拂晓即发寒热。年事方壮，不以为意，三天犹不退，虽经治疗仍日甚一日。"是时，由其妻携扶出室，为之易衣，但病人云冷甚，坚拒去被，语音高亢，欲饮冷茶。又见患者虽委顿，但面色缘缘正赤，目光炯炯有神，唇周燥焦破裂，上有血迹。问："衄乎？"其妻答："齿鼻均有血迹，前天才开始，量并不多。"试令张口，腥热之气喷人，龈间亦有血迹，舌质色红，苔灰白干燥，脉浮数，一息六至以上。按其胸腹，皮肤干燥，抚之热炙，腹柔软，遍寻无痛处，脾可触及，小溲赤热，六天来大便共两次，色黄不黑。腹诊之顷，时时蜷缩，口亦为噤。问："曾出过汗否？"曰："病至今日，从未出汗，故乘热给药，希能出些汗把热退去，但吃药后只觉烦热难过，汗则丝毫没有。"余始以为大青龙汤证。然患者有衄之一症，是否血热？继思之：舌质不绛，神识不昏，未见斑疹，加以大渴喜凉饮，显然邪尚在气分而未入血。既未入血，则致衄之由，仍系《伤寒论》所谓"剧者必衄"者，"阳气重"。乃书案云：热为寒困，欲透未由，愈郁愈炽，阳气重故衄。大渴引饮喜冷，神清舌不绛，未涉营血分，犹可辛温透汗。盖表之严寒不解，里之炽热不除也，然气热已经弥漫，焦头烂额堪虞，势非略参辛凉不可。大青龙汤主之：麻黄六钱，桂枝二钱，生石膏八钱，杏仁五钱，甘草二钱。一剂。

书毕，觉病情虽延一周，但正年壮，病机与方药无间，其效可必。乃嘱其父曰："服后能得汗，则热亦可随之而退。"此时舟人催行，遂匆匆告别。不日束装返沪，亦未及问其后果。

抵校，将所录脉案就教于陆师渊雷，讵料陆师阅后曰："病因大青龙汤证，但所用者，究系何方？从药量比例，或可云仿之大青龙，但所列药物则非，称之为麻杏甘石加桂枝，亦可称之麻黄汤加石膏，诚非驴非马汤。"余谓："姜、枣在本方非属必要，故舍而未用。"师对此语，大不以为然，曰："仲景之方不特药量之比严谨之至，即一药之取舍，效若天渊，《伤寒论》中此类例证，不胜枚举。"当时虽唯唯，然内心实不折服。遂又质章师次公，并告以己意。章先生云："陆君之言诚然！余所欲知者，乃药后以何方继？"对曰："未也。"章师曰："对如此重病，投如此峻剂，而不预谋善后，安危难卜，非万全策。"陡闻此教，顿觉冷水灌顶，虽欲知其果而不能。

暑假再返，遂偕造雷家。其父云："服药一剂，不久即出汗很多，怕冷怕热，口渴难过，病好了一大半，深夜服二煎，但汗不如白天之多，不过热未退清。家人以药虽贱却验，又续一剂。服后，汗较昨天更多，且一直不止，热虽退清，但怕冷更甚，继而四肢亦冷，浑身如冰，四肢抽筋，依次神识昏迷，话也不能说，如此一昼夜，延至深夜而亡。"含泪唏嘘，惨不忍闻，余虽为之心碎，实无言可慰。

想想此病之方，蒙章陆两师鉴定，再征以第一煎服后的表现，大青龙本系的对之方，可予肯定。但方证的对，而仍不免于死，非方药所杀，实用方者所杀也。病重如斯，方峻如斯，安危难卜，余未亲自观察，一书了之。麻黄能使人汗，多汗亡阳，今量达六钱，并伴桂枝，能不防其大汗乎？况《伤寒论》汤后服法下，明明有"若复服汗多亡阳"之戒。而余视此文若不见，未预告汗后再服之害，致使汗出后仍一服再服，大汗亡阳而毙。况本方即不再服，药重如此，也大有亡阳可能，故当预告服后诸情及抢救方药。当时若预拟四逆辈授之，以备不虞，则即肢冷脉绝，也或可有救。而余计不出此，铸成大错，实由我之蒙昧所致矣。

4. 小青龙汤证（40、41）

【原文】

傷寒表不解，心下有水氣，乾嘔，發熱而欬、或渴、或利、或噎、或小便不利，少腹滿、或喘者，小青龍湯主之。（40）

小青龍湯方

麻黄（去節） 芍藥 細辛 乾薑 甘草（炙） 桂枝各三兩（去皮） 五味子半升 半夏半升（洗）

上八味，以水一斗，先煮麻黄，減二升，去上沫，内諸藥，煮取三升，去滓，温服一升。若渴，去半夏，加栝樓根三兩；若微利，去麻黄加蕘花，如一鷄子，熬令赤色；若噎者，去麻黄，加附子一枚，炮；若小便不利，少腹滿者，去麻黄，加茯苓四兩；若喘，去麻黄，加杏仁半升，去皮尖。且葶花不治利，麻黄主喘，今此语反之，疑非仲景意。

臣億等謹按：小青龍湯，大要治水。又按《本草》，葶花下十二水，若去水，利则止也。又按《千金》，形腫者應内麻黄，乃内杏仁者，以麻黄發其陽故也。以此證之，豈非仲景意也。

【词解】

①心下有水气：心下，指上腹部、胃脘部。水气，即水饮之邪，病理概念。

②噎：读音椰（yē），指咽喉部有梗阻不畅的感觉。

③少腹满：指下腹部胀满。

④熬：《说文·火部》："熬，干煎也。"与烘、炒、焙近意。

【讲解】

本条论述太阳伤寒兼寒饮内停的证治。

"伤寒表不解"说明本证以太阳伤寒证为基本证候，诸如恶寒、无汗、发热、脉浮紧等伤寒表实证的表现应该俱备。"心下有水气"说明本证有寒饮内停的病机。结合此两点，小青龙汤证应为太阳伤寒兼寒饮内停证，也就是表寒里饮之证。寒饮停留于胃，胃气上逆，故见干呕。此外，文中还列出了几个或然证，即渴、利、噎、小便不利、小腹满。由于寒饮阻遏气机，机体气化不利，津不上承，故见口渴；寒饮走于肠道，影响到大肠的传导、小肠的分清泌浊，故见下利；饮停气逆，阻于喉间，故见噎；饮停下焦，膀胱气化不利，故见小便不利、小腹满。总的来讲，这是一个外感寒邪，内有寒饮的证候。治疗当辛温解表，温化寒饮，张仲景立小青龙汤治疗。方中麻黄发汗解表，宣肺平喘，兼利水饮；桂枝助麻黄解表；芍药配桂枝调和营卫，防止诸温药温燥太过；干姜、细辛、半夏、五味子常并用以温化寒饮；甘草调和诸药。

本方中干姜、细辛、半夏、五味子是温化寒饮，尤其是治疗肺、胃寒饮时常联合使用的药物。《神农本草经》载"细辛，味辛温，主咳逆，头痛，脑动，百节拘挛，风湿痹痛死肌，久服明目利九窍，轻身。"《名医别录》亦载"细辛，温中下气，破痰利水道，开胸中，除喉痹，齆鼻，风痫癫疾，下乳结。汗不出，血不行，安五脏，益肝胆，通精气。"《神农本草经》载"五味子，味酸温，主益气，咳逆上气，劳伤，羸瘦，补不足，强阴，益男子精。"可见治咳逆均为细辛、五味子的主要作用，五味子虽然味酸，具有酸敛的作用，但它还有温性，而且五味子治疗寒饮，多与辛温之品联用，故既可发挥其敛肺的作用，又避免其阻碍温散寒邪之效。

小青龙汤证与大青龙汤证虽都属于表里同病，但大青龙汤证是表寒里热，以无汗、烦躁为主症；小青龙汤证所述证候是表有寒邪，里有寒饮，以无汗、喘咳、干呕为主症。

本证还应该与中风兼喘比较，虽都有喘咳，但中风兼喘为太阳表虚兼证，有汗而无水饮内停。小青龙汤证乃太阳表实兼寒饮致喘，无汗而水饮内停。二者治疗方法有别。

关于此方的加减运用，张仲景提出：口渴者去半夏，加天花粉；微利者去麻黄，加荛花；噎者去麻黄，加附子；小便不利、小腹满，去麻黄，加茯苓；喘者，去麻黄，加杏仁。我认为此加减之法有不当之处，现分述之。

若渴，这是寒饮内阻，气化不利，津不上承所致。半夏辛温，燥湿化痰，本是治疗湿痰寒饮的主药，对于湿痰寒饮内阻而致的口渴，去之则疗效减弱，故不应去之；天花粉苦寒，清热生津止渴，用于热盛津伤之口渴，但对寒饮内阻，津不上承的口渴不宜，甚至会加重病情。由第41条可见，小青龙汤可以有口渴，也可以口不渴，不渴是由于寒饮在胃，未影响气化，也无津伤。服小青龙汤后，寒饮得化，原来不渴者会出现口渴，原来口渴者会不口渴，都是因为"寒去欲解"的缘故，故不需加减。

若微利，这是水饮流于肠间，清浊不分所致，治宜化气行水，利小便以实大便，可以加茯苓，配桂枝以通阳化气。小青龙汤证本为寒邪束表，寒饮在肺。麻黄为解表散寒、宣肺利水、宣肺平喘的主药，外寒得散，肺气得宣，寒饮通过宣发从汗而出，通过肃降从小便而出，则喘自平，利自止，麻黄当然不可去。

若噎，这是水寒气逆所致，可加吴茱萸、生姜、丁香之类，不必加附子，麻黄不可去。

若小便不利，少腹满，但加茯苓，不去麻黄，因麻黄可宣肺利水。

若喘，这是外寒束表，寒饮迫肺所致，非麻黄不足以平其喘，可加杏仁，断不可去麻黄。

【原文】

伤寒，心下有水气，欬而微喘，发热不渴。服汤已渴者，此寒去欲解也。小青龙汤主之。（41）

【讲解】

本条再论太阳伤寒兼寒饮内停的证治。

第41条的"小青龙汤主之"应该移到"发热不渴"后。本条首句"伤寒心下有水气"，即表明本证属外有表寒、里有停饮的小青龙汤证，是承接第40条再论其证。病人素有寒饮内伏，在外感邪气的引动下，寒饮犯肺，肺失宣降，故见咳而微喘；发热是太阳伤寒表实见症；寒饮在胃，未影响气化，也无津伤，故见口不渴。故本证治疗仍以小青龙汤为主。本证服用小青龙汤后出现口渴，是寒邪得解，水饮温化，病证向愈，但津液一时不足的征兆，只要少少与水饮之，以滋其燥，令胃和可自愈。

本条与第40条应结合参看，同为寒饮内停，为什么有的人渴，有的人不渴？寒饮内停是否口渴的关键在于是否影响气化，而影响气化与否的关键是人体本身的气化功能状态。气化功能强健者不易受影响，气化功能虚弱者则容易受影响，质言之，与人体的体质有关。

小青龙汤虽为外寒内饮而设，然临床运用以寒饮为据，特别是肺寒饮停，见咳喘痰多清稀者，无论有无表证，皆可运用。

另外，按西医学的解释，原文第40条、第41条所述症状，其主要症状为发热、咳、喘，见于继发病或院内感染，当属呼吸道传染病（如感冒或流行性感冒）的病程中并发支气管、肺部的感染。其他症状（消化系统、泌尿系统显示的症状、体征）不是主要的。

表3　大、小青龙汤证比较

证名	大青龙汤证	小青龙汤证
主症	恶寒发热，头痛身痛，或不痛但重，乍有轻时，不汗出而烦躁，脉浮紧或浮缓	恶寒发热，头痛身痛，咳喘，痰多清稀，干呕不渴，脉弦紧
病机	寒邪束表，内有郁热	寒邪束表，内有寒饮
治法	发汗解表，内清郁热	发汗解表，内化寒饮

表4　喘证鉴别

主症	发热，咳喘痰多清稀，干呕不渴	发热恶寒，无汗而喘，脉浮紧	恶风，汗出而喘，脉浮缓
病机	寒邪束表，寒饮内停	寒邪束表，肺气郁闭	营卫不和，肺失宣降
治法	发汗解表，温化寒饮	发汗解表，宣肺平喘	调和营卫，宣肺平喘
方药	小青龙汤	麻黄汤	桂枝加厚朴杏子汤

表5　伤寒表实证兼证归纳表

证型	病机	主要兼证	治法	方药	原文
经输不利	伤寒兼经输不利	项背强几几	发汗解表，兼升津舒经	葛根汤	第31条
邪迫阳明	表邪不解，内迫阳明	下利，呕	发汗解表，升津止利，降逆止呕	葛根汤、葛根加半夏汤	第32条、第33条
表寒里饮	寒邪束表，寒饮内停	干呕，发热，咳喘，痰多清稀	发汗解表，温化寒饮	小青龙汤	第40条、第41条
表寒里热	寒邪束表，内有郁热	不汗出，烦躁	发汗解表，内清郁热	大青龙汤	第38条、第39条

附：麻黄汤的运用

麻黄汤具有发汗解表，宣肺平喘，利水消肿等功能，是解表的主方。凡属寒邪束表，寒邪袭肺，寒凝不通之证，皆可运用。不仅应用范围广泛，而且只要运用准确，效如桴鼓。然而，许多医生囿于麻黄汤发汗太猛，外感病热多寒少等观念，临证每遇伤寒表实证而不敢用麻黄汤，严重影响治疗效果。有鉴于此，有必要讨论麻黄汤的用法，借以引起同道的重视。

（1）解表：用于伤寒表实证，表现有恶寒发热，头身疼痛，无汗而喘，舌苔薄白，脉浮紧。其特征是发热恶寒，无汗。《内经》云："体若燔炭，汗出乃散。"如感冒、流感等辨证为寒邪束表者用之，其效如神。

（2）平喘：用于寒邪束肺证，表现有咳嗽，气喘，胸满或闷，痰白而稀，或流清鼻涕，或流泪，或呕，舌淡，苔薄白，脉浮紧。

麻黄是平喘的要药，若兼有寒饮犯肺，咳喘而痰多清稀，则配温肺化饮之品，如干姜、细辛、半夏、五味子等，小青龙汤是其例；若是肺热壅盛致喘，而见高热汗出，喘促鼻扇等，则配辛寒清热之石膏，麻杏甘石汤是其例。

（3）利水：用于表证水肿，其病机为寒邪束表，肺失宣降，津液不得宣发于肌表而为汗，又不得通调水道而为尿，溢于肌肤而为肿。

①表证水肿的特征：水肿兼表证，头面肿为主或头面肿为先。

②常见疾病：急性肾炎水肿、慢性肾炎急性发作的水肿等。

③配伍：麻黄汤合五皮饮加怀牛膝、车前子等。若寒邪化热或兼里热，而见口干、舌红、咽痛等，则用麻杏甘石汤合五皮饮；若兼湿热，而见皮肤疮毒，则可用麻黄连翘赤小豆汤加益母草、车前草、白花蛇舌草、白茅根等。

总之，治疗表证水肿，麻黄是主药，麻黄汤治疗水肿既可称为解表利水，又可称为宣肺利水，《内经》中称为"开鬼门"，也有人将此形象地称为"提壶揭盖"。用麻黄以后，病人可出汗，也可不出汗，但尿量肯定增加，随之水肿消退。麻黄常规用量一般不会有不良反应，只是对于本身有快速性心律失常的病人应注意，因为麻黄可加快心律，这时可将麻黄换成浮萍，用量是30g。

④运用三标准：一是水肿有表证者；二是水肿有肺经病变者，如咳喘、胸闷等；三是水肿病程短者，1个月以内的水肿都应考虑用解表利水法。

（4）止利：用于伤寒表实兼有下利者。第32条便是其例，"太阳与阳明合病者，必自下利，葛根汤主之"。其病机是寒邪束肺，腠理闭塞，肺气不得宣发津液于肌表而为汗，又不得下输膀胱而为尿，下注大肠则为下利。《素问·经脉别论》云："饮入于胃，游溢精气，上输于脾，脾气散津，上归于肺，通调水道，下输膀胱，水精四布，五经并行，揆度以为常也。"发汗止利法的实质在于调整人体津液的输布状态，与"利小便之所以实大便"的机理相同。

（5）排毒：主要用于慢性肾衰之尿毒症，通过发汗促进毒素从汗腺排泄。尿毒症患者的肾脏排泄功能丧失，调节酸碱、水电平衡的功能衰退，需要更多地依赖于呼吸和汗腺的排泄和调节功能。所以，有人认为皮肤为人体的第二肾脏。用麻黄汤可以促进发汗排毒，同时宣畅肺气，使呼吸调节功能得以改善，有利于减轻尿毒症的病情。比较稳妥的方法是用麻黄汤做汽浴、药浴。

（6）凡是具有寒邪凝滞病机的病证，都可考虑使用麻黄汤。如曾有用麻黄汤治疗难产、呃逆、痛经、寒痹等的验案。

三、表郁轻证

（一）桂枝麻黄各半汤证（23）

【原文】

太陽病，得之八九日，如瘧狀，發熱惡寒，熱多寒少，其人不嘔，圊便欲自可，一日二三度發。脉微緩者，爲欲愈也；脉微而惡寒者，此陰陽俱虛，不可更發汗、更下、更吐也；面色反有熱色者，未欲解也，以其不能得小汗出，身必癢，宜桂枝麻黄各半湯。（23）

桂枝麻黄各半湯方

桂枝一兩十六銖（去皮）　芍藥　生薑（切）　甘草（炙）　麻黄各一兩（去節）　大棗四枚（擘）　杏仁二十四枚（湯浸，去皮尖及兩仁者）

上七味，以水五升，先煮麻黄一二沸，去上沫，内諸藥，煮取一升八合，去滓，温服六合。本云：桂枝湯三合，麻黄湯三合，並爲六合，頓服，將息如上法。

【词解】

①如疟状：此处指发热恶寒呈阵发性，发无定时，并非如疟疾的发热与恶寒交替出现。

②圊便欲自可：圊，厕所之古名。欲自可，指尚且如常。圊便欲自可，指大小便尚能如常。

③脉微缓：微是略微的意思。脉微缓指脉象和缓。

④阴阳俱虚：阴阳指表里言。阴阳俱虚，指表里皆虚。

⑤热色：指红色。

【讲解】

本条论述太阳病日久不愈的三种转归以及表郁轻证的证治。

太阳病得之八九日不愈，出现发热恶寒如疟状，热多寒少，一日二三度发，这是太阳邪气未解，但邪势不盛，正气数与邪争的缘故。张仲景用不呕来说明邪气不在少阳，用圊便欲自可说明邪气不在阳明，综合来看，仲景是想说明太阳病日久，邪气并没有内传到少阳、阳明，而仍然在太阳。如果任其发展，将会有三种转归：其一，病人脉象由浮紧变成浮缓，这是邪退正复，为欲愈；其二，病人见脉微恶寒，这是表里俱虚，治当补益不足，可选用四逆汤类，不可更用汗吐下法；其三，病人伴见面有热色，身痒无汗等症，面有热色即发热面红，这是阳气怫郁在表所致，阳气怫郁不得宣泄，微邪郁于皮肤不解，汗欲出而不得，故见身痒无汗，因此治疗当采用小发其汗的方法，选用桂枝麻黄各半汤。

本证微邪郁表不解，欲汗不得，故仍应发汗解表。但无汗非桂枝汤所能解除，邪微亦非麻黄汤所宜，因此，取两方之半，变大剂为小剂，既可收微汗解表之功，又可避免过汗伤正之害。本方实际剂量为两方原量的1/3，按照1∶1合方。

（二）桂枝二麻黄一汤证（25）

【原文】

服桂枝湯，大汗出，脉洪大者，與桂枝湯，如前法。若形似瘧，一日再發者，汗出必解，宜桂枝二麻黄一湯。（25）

桂枝二麻黄一湯方

桂枝一兩十七銖（去皮）　芍藥一兩六銖　麻黄十六銖（去節）　生薑一兩六銖（切）　杏仁十六個（去皮尖）　甘草一兩二銖（炙）　大棗五枚（擘）

上七味，以水五升，先煮麻黄一二沸，去上沫，内諸藥，煮取二升，去滓，温服一升，日再服。本云：桂枝湯二分，麻黄湯一分，合爲二升，分再服。今合爲一方，將息如前法。

【词解】

一日再发：一天发作两次。

【讲解】

本条论述太阳病服桂枝汤后，两种不同的转归和治疗。

文中指出，服用桂枝汤后有两种不同的转归：第一种是病人出现大汗出、脉象洪大，这可能是邪传阳明所致，但病人并不见大热、烦渴等里热征象，故可排除里热证。服桂枝汤要求微汗出，病人出现大汗出，可知汗不得法，但未引致变证，其病仍在太阳之表，属于阳气浮盛于外、病重药轻的缘故，治疗应当继续用桂枝汤发汗解表。此可结合第 26 条"服桂枝汤，大汗出后，大烦渴不解，脉洪大者，白虎加人参汤主之"，理解服桂枝汤后的不同转归；第二种是病人出现发热恶寒，如疟状，一日再发，这是汗不得法，邪气没有解尽，邪正相争，治疗当用辛温轻剂，微发其汗，用桂枝二麻黄一汤。

本方的实际用量为桂枝汤原方剂量的 5/12，麻黄汤原方剂量的 2/9。本方证比桂枝麻黄各半汤证更轻，其区别在于：桂枝麻黄各半汤证为恶寒发热"一日二三度发"，而本证则为"一日再发"，从略增桂枝汤比例和略减麻黄汤比例分析，本证可能有汗出，虽汗出，但可能还有身痒。有汗出比无汗出表郁的程度要轻一些，但汗出而邪气未解，说明汗出而不畅，故仍可有身痒。

本条与第 12 条应该结合来看，对此方发汗的要求，仍然是必须"遍身漐漐微似有汗者益佳，不可令如水流漓"。

（三）桂枝二越婢一汤证（27）

【原文】

太陽病，發熱惡寒，熱多寒少。脉微弱者，此無陽也，不可發汗。宜桂枝二越婢一湯。（27）

桂枝二越婢一湯方

桂枝（去皮） 芍藥 麻黄 甘草（炙）各十八銖 大棗四枚（擘） 生薑一兩二銖（切） 石膏二十四銖（碎，綿裹）

上七味，以水五升，煮麻黄一二沸，去上沫，内諸藥，煮取二升，去滓，温服一升。本云：當裁爲越婢湯、桂枝湯合之，飲一升。今合爲一方，桂枝湯二分，越婢湯一分。

【词解】

无阳：指阳气大虚。

【讲解】

本条论述太阳病邪郁在表兼有里热的证治。

原文"宜桂枝二越婢一汤"应移至"热多寒少"之后。太阳病发热恶寒、热多寒少，这是表郁邪轻、外寒内热所致，与大青龙汤证相似而轻，可以推测病人还可见轻微的心烦口渴，治疗当小发其汗，兼清里热，张仲景用桂枝二越婢一汤治疗。本方由桂枝汤加麻黄、石膏而成，即桂枝汤与越婢汤合用。其实际用量为：桂枝汤原方剂量的1/4，越婢汤原方剂量的1/8。如果病人出现脉象微弱，说明表阳虚弱，故不可发汗。

第三节　太阳病变证

一、变证治则（16上）

【原文】

太阳病三日，已發汗，若吐、若下、若温針，仍不解者，此爲壞病，桂枝不中與之也。觀其脉證，知犯何逆，隨證治之。（16上）

【词解】

①仍不解者：指病邪不解，病证仍然不愈。

②坏病：即变证。在此指因误治而致病证发生变化，以病情恶化而得名。

③不中：不可。

④观：在此作诊察解，泛指四诊，不只是望诊。

⑤知犯何逆：知，知道、明确。犯，触犯，侵犯。逆，违背，不顺，在此指误治造成了变证。知犯何逆，指辨明发生了什么样的变证。

【讲解】

本条指出了太阳病误治发生变证的处理原则。

太阳病，当汗，但汗不得法，病不除，医者不查其原因，误用涌吐、攻下、温针等方法治疗，不仅原来的病证没有好，反致病情发生了新的变化，仲景名之为"坏病"。坏病，即变证，其发生是在患太阳病已有数日，已用过发汗之法，或曾用涌吐、攻下、温针等方法治疗，其起因多是由于误治，故又多称为误治变证，也有不由误治而起的。变证具有以下特点：一是原始证候已发生了变化，不复存在；二是不属于传经之变，难以用六经证候称其名；三是其证候较复杂，变化多端。由于其原始证候（太阳表证）发生了变化，故桂枝汤一类的辛温解表剂不能再使用了。这时应该全面诊察病人的临床表现，辨明因何种原因引起了什么样的严重病证，然后按证立法选方，即进行辨证论治。

"观其脉证，知犯何逆，随证治之"，不仅是变证的治则，而且对所有病证的治疗都具有普遍的指导意义，实为"辨证论治"之渊薮。

二、热证

麻黄杏仁甘草石膏汤证（63、162）

【原文】

發汗後，不可更行桂枝湯，汗出而喘，無大熱者，可與麻黄杏仁甘草石膏湯。（63）

麻黄杏仁甘草石膏湯方

麻黄四兩（去節） 杏仁五十個（去皮尖） 甘草二兩（炙） 石膏半斤（碎，綿裹）

上四味，以水七升，煮麻黄，減二升，去上沫，内諸藥，煮取二升，去滓，温服一升。本云，黄耳杯。

下後，不可更行桂枝湯，汗出而喘，無大熱者，可與麻黄杏子甘草石膏湯。（162）

【讲解】

这两条原文是论汗、下后，邪热壅肺作喘的证治。

这两条文义相近，故合并作解。文中"不可更行桂枝汤"应接在"无大热者"之后，属于倒装文法。

本证的主要表现是"喘"，是麻黄汤证（包括小青龙汤证）的喘吗？从"汗出而喘"和麻黄汤证的"无汗而喘"作出了鉴别。在"喘"的同时有"汗出"，是桂枝加厚朴杏子汤证的汗出而喘吗？从"不可更行桂枝汤"，排除了桂枝汤证的可能性。"汗出而喘"是否为阳明腑实，浊热上攻，肺气不降致喘呢？从"无大热"可以区别于阳明病"胃家实"的大热而喘（当然本证的发热也可能很高，在这里是提示了和阳明病进行鉴别的重要性）。

这是临床常用的排除诊断法。

邪热壅肺，肺失清肃故喘；里热炽盛，迫津外泄故汗出；热邪壅聚，不得外透，肌表热不盛故"无大热"（但临床所见也有大热者）。本证因邪热壅肺，除上述症状外，还可见咳嗽、口渴、舌红、苔黄、脉数等症。治疗重在清热宣肺，降气平喘。方用麻黄杏仁甘草石膏汤，方中麻黄宣肺平喘，开肺气之郁闭；石膏清肺热，且去除麻黄温热之性，存其宣肺之功；杏仁降气平喘，配麻黄以宣肺降气，加强平喘之功；甘草调和诸药，防止石膏寒凉伤胃。

原方麻黄与石膏的用量比例为 1∶2，实际运用以 1∶5 为好，有人使用比例更大，如张锡纯用本方治白喉及烂喉痧时，麻黄用 3g，石膏用 60g，为 1∶20，可参考。

对于"无大热"的理解，一是前面提到的为了和阳明病鉴别，因为从理论上说，阳明病的热应该比本证的热高，但这里重点是强调鉴别诊断的意义；二是有些病人肺热炽盛，壅聚于里，不得向外透达，肌表反而热不甚高，这往往是里热深伏，要形成热厥的前奏，不能误认为"无大热"是热不甚而掉以轻心。肺部感染导致感染性休克，就会出现这种情况。

本方是"汗出而喘"用麻黄，"无大热"用石膏，与"有汗不得用麻黄，无大热不得用石膏"的原则不符。回答这个问题要先弄清楚具体的情况。"有汗不得用麻黄"的原则，是指太阳中风时病人表现为发热恶风汗出者，治疗应用桂枝汤解肌祛风，调和营卫，而不能用麻黄汤辛温发汗；"无大热不得用石膏"的原则，指的是如果没有气分热盛，则不用辛寒清气的石膏。而本方用麻黄的目的不在辛温发汗，而在宣肺平喘，所以不配桂枝以助其发汗，而是配大量的石膏监制麻黄的温热之性，使其发挥宣肺平喘的作用；本证的"无大热"为里热炽盛，壅聚于内，不得外透，而表现为"表无大热"，故本方用石膏的目的是针对里热炽盛，而非表无大热。

附：从麻黄汤证到麻杏甘石汤证的变化过程

体质壮实的人感受寒邪后，表现为典型的太阳伤寒，即麻黄汤证，此时用麻黄汤，可一汗而解；若不用麻黄汤，则可因表寒郁闭，寒郁化热，即变成大青龙汤证的"不汗出而烦躁"，此时用大青龙汤也还能汗出热清，若不用大青龙汤，则热郁加重，变成麻杏甘石汤证的"汗出而喘，无大热（热邪壅聚于里，表无大热）"了。麻杏甘石汤证是典型的肺炎表现，临床上大叶性肺炎和小儿肺炎，大多是这一发展过程，如果在太阳伤寒阶段用麻黄汤，多可一汗而解，即使发展到表寒里热阶段，也还可用大青龙汤解表清里而愈，如果失去了前面的两个治疗时机，病人就演变成典型的肺炎了。肺炎用麻杏甘石汤也是可以治愈的，但是治疗周期、治疗成本、对病人健康和生命的威胁都明显增加。这就是《内经》所说的"善治者治皮毛"的意义和"治五脏者半死半生"的后果。希望大家一定要注意，对于典型的太阳伤寒，一定要及时用麻黄汤发汗解表，不用麻黄汤会导致病情向里传变。

三、虚证

（一）心阳虚证

1. 桂枝甘草汤证（64、75）
【原文】
發汗過多，其人叉手自冒心，心下悸，欲得按者，桂枝甘草湯主之。（64）
桂枝甘草湯方
桂枝四兩（去皮）　甘草二兩（炙）
上二味，以水三升，煮取一升，去滓，頓服。

【词解】

叉手自冒心：两手交叉覆盖、按捺心胸部位。冒有按捺、覆盖之意。

【讲解】

本条论发汗过多致心阳虚的证治。

太阳病用发汗之法，若发汗过多，损伤了心阳，心失阳气温养则悸动不安，按之则舒，故其人常以双手按其心胸，以安心悸。此证临床还可见到胸闷、气短、乏力、舌质淡、脉弱无力等症。心阳不足是本证的主要病机，故治宜温通心阳，方用桂枝甘草汤，其中桂枝辛温通阳，甘草甘温益气，二者配合，辛甘化阳，温通心阳，方简力专，并取浓煎顿服，快捷取效。

桂枝甘草汤是治疗心阳虚弱的基础方。阳虚应温，心阳虚则宜温而兼通，因为心主血脉，血脉宜通。心阳虚除了有阳虚不温的寒象，更重要的是还会因为阳虚而影响温运血脉的功能，治疗要在温的基础上兼通利。桂枝辛甘温，既温补心阳，又通利血脉。其实甘草也是既温补又通利的，《名医别录》载甘草"无毒，主温中下气，烦满短气，伤脏咳嗽，止渴，通经脉，利血气，解百药毒，为九土之精，和七十二种石，一千二百种草"。甘草可以"通经脉，利血气"。炙甘草汤治疗心动悸、脉结代，用炙甘草为君，意义与此相同。因此，要注意五脏阳虚治法上的区别。

【原文】

未持脉时，病人叉手自冒心，师因教试令咳，而不咳者，此必两耳聋无闻也。所以然者，以重发汗，虚故如此。发汗后，饮水多必喘，以水灌之亦喘。（75）

【词解】

①持脉：有拿脉、把脉之意，亦即切脉。

②以水灌之：即用冷水洗浴。

【讲解】

本条论述由重发汗损伤心阳及汗后水饮伤肺的证候。

重发汗致心阳虚，心阳不足，故引起"叉手自冒心"的症状，与原文第64条机理相似。心寄窍于耳，肾开窍于耳，汗后气津大伤，心阳虚损，甚至伤及肾气，故两耳聋无闻也，这种情况比单纯心下悸欲得按者为严重，可以加大桂枝甘草汤的剂量，虚甚者可考虑加参、附。

不当汗而汗，或发汗太过，必然耗伤人体的阴精和阳气。汗后津液不足，出现口渴之证，当少少与饮之，令胃气和则愈，切忌暴饮多饮。因汗后伤阳损阴，气虚不足以运化，造成水饮停聚，水寒射肺，肺失肃降则作喘。汗后正虚，不可以冷水浴身，否则水寒之气入侵于肺，肺失宣降，亦作喘。此即"形寒饮冷则伤肺"之意，"以水灌之"为形寒，"饮水多"为饮冷，伤于肺使肺气不利则生喘疾，治法可参考小青龙汤方义。

2. 桂枝甘草龙骨牡蛎汤证（118）

【原文】

火逆下之，因燒針煩躁者，桂枝甘草龍骨牡蠣湯主之。（118）

桂枝甘草龍骨牡蠣湯方

桂枝一兩（去皮）　甘草二兩（炙）　牡蠣二兩（熬）　龍骨二兩

上四味，以水五升，煮取兩升半，去滓，溫服八合，日三服。

【词解】

①火逆：因火而致逆，即误用火疗而发生的变证。

②烧针：又称温针。指在针刺过程中，烧灼针柄以加温的一种治疗方法。本法有温通经脉、行气活血的作用，适用于寒湿痹痛等证。

【讲解】

本条论心阳虚烦躁的证治。

本条因火疗而致逆，又行攻下，一逆再逆。用烧针劫汗，可迫汗外泄而损伤心阳，致使心神失于温养，心神不能潜敛于心，故致心神浮越于外而生烦躁之证。治以桂枝甘草龙骨牡蛎汤以温通心阳，潜镇安神。方中桂枝、甘草温通心阳，龙骨、牡蛎潜镇安神。

《素问·生气通天论》云："阳气者，精则养神，柔则养筋。"所以，心神也靠阳气温养，阳虚除了出现寒象，还可见神志症状。心阴虚损，虚火扰心的时候也可出现烦躁，但此时病人有阴虚火旺的表现，如舌质红、苔少或无苔少津、脉细数等；而本证的病人则可见舌质淡、苔白等。

3. 桂枝去芍药加蜀漆牡蛎龙骨救逆汤证（112）

【原文】

傷寒脉浮，醫以火迫劫之，亡陽，必驚狂，卧起不安者，桂枝去

芍藥加蜀漆牡蠣龍骨救逆湯主之。（112）

桂枝去芍藥加蜀漆牡蠣龍骨救逆湯方

桂枝三兩^{（去皮）}　甘草二兩^{（炙）}　生薑三兩^{（切）}　大棗十二枚^{（擘）}

牡蠣五兩^{（熬）}　蜀漆三兩^{（洗，去腥）}　龍骨四兩

上七味，以水一斗二升，先煮蜀漆，減二升，内諸藥，煮取三升，去滓，溫服一升。本云：桂枝湯，今去芍藥加蜀漆、牡蠣、龍骨。

【词解】

①火迫劫之：指用火疗（如烧针、火熏、灸法之类）强迫发汗。

②亡阳：这里指亡失心阳。

【讲解】

本条论以火劫汗，亡失心阳而生惊狂的证治。

伤寒脉浮，主病在表，应以汗解，医用火法强行发汗，汗出过多，必伤亡心阳，使心神不得敛养，又因心阳不足，痰浊乘虚上扰，故见惊狂、卧起不安等症。根据原文第64条、第118条，本证应该有心下悸、烦躁等症。治法当温通心阳，潜镇安神，兼以涤痰。用桂枝去芍药加蜀漆牡蛎龙骨救逆汤，桂枝温通心阳，生姜、大枣、甘草甘缓和中，化生气血；同时桂枝、生姜与甘草、大枣的配伍，亦是辛甘化阳的经典配伍；龙骨、牡蛎潜镇安神；蜀漆涤痰开结（蜀漆即常山之幼苗，作用与常山相似，主要为化痰截疟，破癥坚痞结，现多用常山代之。因其易致呕吐，也可用其他化痰药代之，如配伍温胆汤等）。减去芍药是因其酸苦阴柔，去之有利于辛甘温通，可急温心阳。

心为阳中之太阳，有镇摄寒水的作用，心阳不振，易致下焦寒气、水饮、痰浊上乘。除本证外，还有苓桂甘枣汤证、桂枝加桂汤证，以及《金匮要略》中的胸痹心痛之"阳微阴弦"等。

4. 桂枝加桂汤证（117）

【原文】

燒針令其汗，針處被寒，核起而赤者，必發奔豚。氣從少腹上衝心者，灸其核上各一壯，與桂枝加桂湯更加桂二兩也。（117）

桂枝加桂湯方

桂枝五兩^{（去皮）}　芍藥三兩　生薑三兩^{（切）}　甘草二兩^{（炙）}　大棗十二枚^{（擘）}

上五味，以水七升，煮取三升，去滓，温服一升。本云：桂枝汤今加桂满五两。所以加桂者，以能泄奔豚气也。

【词解】

①令：责令，强迫之意。

②一壮：指把艾绒做成的一个艾炷，灸完为一壮。

③奔豚：豚，专指小猪，大猪叫"彘"。奔豚为证候名，以小猪的奔突状态来形容患者自觉有气从少腹急冲胸咽，发作憋闷欲死，痛苦异常，时发时止的一种证候。

【讲解】

本条论心阳虚致发奔豚的证治。

用烧针责令病人发汗，汗出腠理大开，寒邪从针处侵入，邪闭于内致阳气郁而不宣，故局部见"核起而赤"。劫汗损伤心阳，阳虚阴乘，水寒之气乘虚上犯心胸，故发奔豚。治法：先灸其核上各一壮，温阳散寒，再用桂枝加桂汤平冲降逆，以扶心阳之虚。桂枝加桂汤乃桂枝汤加重桂枝用量而成。重用桂枝通心阳而平冲逆，更佐甘草、生姜、大枣，使辛甘合化，温通心阳，壮君火，以镇下焦水寒之气而降冲逆，即方后注所言"能泄奔豚气"。芍药破阴结、利小便、祛水气，且合甘草以酸甘化阴。诸药合用，共为温通心阳，平冲降逆之方。

（二）脾虚证

1. 厚朴生姜半夏甘草人参汤证（66）

【原文】

发汗后，腹胀满者，厚朴生姜半夏甘草人参汤主之。（66）

厚朴生姜半夏甘草人参汤方

厚朴半斤（炙，去皮） 生姜半斤（切） 半夏半升（洗） 甘草二两（炙）人参一两

上五味，以水一斗，煮取三升，去滓，温服一升，日三服。

【讲解】

本条论脾虚气滞腹胀的证治。

发汗太过，损伤脾阳，或平素脾虚，一经发汗，则脾阳更虚。脾司运化

转输而主大腹，汗后脾虚，运输无权，或生痰湿，使气机壅滞，则腹胀满。

由于本证是脾虚气滞引起的腹满，故多按之不痛，并具有"腹满时减，复如故"的特征，一般上午轻、下午重，重时不喜温按，食入则重，食消则轻，无便秘（非阳明腑实），亦无腹泻（非太阴虚寒），其舌淡，苔白厚腻。治疗不可单用行气散结，否则更伤脾气，不利转输，会使腹满加重，亦不宜单用补益，因其有助满生湿之弊；应健脾补气，复其温运之职，为治本之法；兼以行气除满，去其气机壅滞之标，消补兼施，方用厚朴生姜半夏甘草人参汤。方中厚朴苦温，燥湿行气除满；生姜辛温宣通，散寒化水饮；半夏辛温，燥湿化痰开结；人参、甘草益气健脾，以复运化之职。诸药配合补而不滞，消而无伤，为消补兼施之剂。其行气消满之药大于健脾益气之药，对脾虚气滞而言，寓有治标宜急，治本宜缓之意义。

本证所针对的是脾虚气滞所致的腹胀，若是胃胀，可考虑使用《金匮要略》中的橘枳姜汤。

2. 小建中汤证（102）

【原文】

伤寒二三日，心中悸而烦者，小建中汤主之。（102）

小建中汤方

桂枝三兩^{（去皮）} 甘草三兩^{（炙）} 大棗十二枚^{（擘）} 芍藥六兩 生薑三兩^{（切）} 膠飴一升

上六味，以水七升，煮取三升，去滓，内飴，更上微火消解，温服一升，日三服。嘔家不可用建中湯，以甜故也。

【讲解】

本条论伤寒里虚心悸而烦的证治。

伤寒仅二三日，未经误治即见心中动悸而烦者，故知是里气先虚，心脾不足，气血双亏，复被邪扰而致心悸而烦。外邪袭表，故还可见到恶寒发热等太阳表证。本证病机是素体心脾气血亏虚，复感外邪，属于虚人伤寒，故不可发虚人之汗，治当温中补虚，调和气血，扶正以祛邪。《医宗金鉴》云："虽有表证，亦不可汗之。盖心悸阳已微，心烦阴已弱，故以小建中汤先建其中，兼调营卫也。"尤在泾说："伤寒里虚则悸，邪扰则烦。二三日悸而烦者，正虚不足而邪欲入内也。是不可攻其邪，但与小建中汤温养中气，中气立则邪自解。"

小建中汤外和营卫，内益气血，安内以攘外，有表里兼顾之妙。方中桂枝汤调脾胃、和营卫；倍用芍药，以增强益营作用，并通络止痛；加饴糖以温养脾胃，与芍药和合，又有酸甘化阴之功。全方配伍，既可辛甘化阳，又可酸甘化阴，共奏温养中焦，平补阴阳之功。因其可温补中焦，建立中气，故名"建中"。

本条还需与第100条"伤寒，阳脉涩，阴脉弦，法当腹中急痛，先与小建中汤；不差者，小柴胡汤主之"互参。二者均用小建中汤，但一治心中悸而烦，一治腹中急痛，虽见证不同，但腹中急痛亦为脾虚寒凝所致，故仍以温中补虚为法。临床上对于虚寒性腹痛运用小建中汤最多。

小建中汤为扶正祛邪，安内攘外之法，开后世甘温除热法之先河。在《金匮要略》中以其治疗虚劳。《金匮要略·血痹虚劳病脉证并治》第13条："虚劳里急，悸，衄，腹中痛，梦失精，四肢酸疼，手足烦热，咽干口燥，小建中汤主之。"根据上述小建中汤的证治原文，我意是将虚劳定义为：五脏并损，气血阴阳皆虚的复杂性虚弱病证。《灵枢·终始》载："阴阳俱不足，补阳则阴竭，泻阴则阳脱，如是者可将以甘药，不可饮以至剂。"据此，我意是将建中法定义为：以小建中汤为代表的，以建立中气为方法，以恢复气血阴阳和五脏虚弱为目的的治疗方法。

建中者，有建立中气之意。脾胃居中州，为营卫气血生化之源，中气立则化源足，五脏皆可得养，这也是治病求本思想的体现。对于一些错综复杂，无法对症治疗的疾病，应求于中焦。《内经》强调"化不可代，时不可违"。显然，建中法是不同于常规辨证论治的、更能代表中医特色的治疗方法，应该引起学术界的高度重视。

（三）阴阳两虚证

1. 甘草干姜汤、芍药甘草汤证（29）

【原文】

伤寒脉浮，自汗出，小便数，心烦，微恶寒，脚挛急，反與桂枝欲攻其表，此誤也。得之便厥，咽中乾，煩躁，吐逆者，作甘草乾薑湯與之，以復其陽；若厥愈足溫者，更作芍藥甘草湯與之，其脚

即伸；若胃氣不和，讝語者，少與調胃承氣湯；若重發汗，復加燒針者，四逆湯主之。（29）

甘草乾薑湯方

甘草四兩（炙）　乾薑二兩

上二味，以水三升，煮取一升五合，去滓，分溫再服。

芍藥甘草湯方

白芍藥　甘草（炙）各四兩

上二味，以水三升，煮取一升五合，去滓，分溫再服。

調胃承氣湯方

大黃四兩（去皮，清酒洗）　甘草二兩（炙）　芒硝半升

上三味，以水三升，煮取一升，去滓，內芒硝，更上火微煮令沸。少少溫服之。

四逆湯方

甘草二兩（炙）　乾薑一兩半　附子一枚（生用，去皮，破八片）

上三味，以水三升，煮取一升二合，去滓，分溫再服。強人可大附子一枚，乾薑三兩。

【词解】

①厥：指手足逆冷，又称厥逆。

②脚：指小腿。《说文》："脚，胫也。"

【讲解】

本条以举例的方式详细论述了虚人外感误治后的各种变证及随证救治的示范。

伤寒脉浮、自汗出、微恶寒为太阳中风；小便数为阳虚不摄津；心烦、脚挛急为阴虚不能濡润。证属阴阳两虚，复感外邪，治当扶阳解表，可用桂枝加附子汤。若单用桂枝汤，则可因汗出致阴阳更虚，出现各种变证：厥乃阳气更虚，不能温煦四肢；咽中干乃阴液更伤不能上承；烦躁乃阳虚神失所养，阴虚虚火扰心；吐逆乃阴寒犯胃，胃气上逆。治疗宜先复其阳，与甘草干姜汤（辛甘化阳），温中复阳，阳复则厥愈足温；继复其阴，与芍药甘草汤（酸甘化阴），益阴缓急，阴复则其脚即伸。

若胃气不和，谵语者，乃治疗中过用热药，伤津化燥，致邪转阳明，可

少与调胃承气汤，微和胃气，则谵语可止。若重发汗，复加烧针致阳气更虚，病情转入少阴，而见厥逆吐利等症，可予四逆汤回阳救逆。

本证的治疗为什么要先复其阳，后复其阴呢？根据阳生阴长的原理，一般而言，阴液虽伤，只要阳气不亡，其阴自能再生；如果阳气已亡，阴虽不伤，亦难以有继，有人将其归纳为"回阳救阴"法。可与桂枝加附子汤证、四逆汤证互参。

原文论述的种种变证，并非都在同一人身上出现，而是在示人之法，即"随证治之"（即辨证论治）。

芍药甘草汤是酸甘化阴的典型方剂，具有很好的养血柔筋、缓急解痉的作用，《朱氏集验方》称其为"去杖汤"；《医学心悟》称其"治腹痛如神"。是治疗阴虚筋脉失养，拘急疼痛的基本方。

2. 芍药甘草附子汤证（68）

【原文】

發汗，病不解，反惡寒者，虛故也，芍藥甘草附子湯主之。（68）

芍藥甘草附子湯方

芍藥　甘草（炙）各三兩　附子一枚（炮，去皮，破八片）

上三味，以水五升，煮取一升五合，去滓，分温三服。

【讲解】

本条论述汗后阴阳两虚的证治。

"发汗"，说明病始在太阳，若汗之得当，则表解而恶寒自罢。发汗后，病不解，而反恶寒，乃汗后阳虚所致，此处"恶寒"实际应该为畏寒；联系原文第29条，以方测证，当有阴虚所致之脚挛急；联系原文第60条，以方测证，当有脉微细。汗后阴阳两虚，治宜扶阳益阴，治以芍药甘草附子汤，方中芍药、甘草酸甘化阴；附子辛热以扶阳，合甘草则为辛甘化阳。诸药合用，共奏扶阳益阴之功。

3. 炙甘草汤证（177、178）

【原文】

傷寒，脉結代，心動悸，炙甘草湯主之。（177）

炙甘草湯方

甘草四兩（炙）　生薑三兩（切）　人參二兩　生地黄一斤　桂枝二兩

（去皮）　阿膠二兩　麥門冬半斤（去心）　麻仁半升　大棗三十枚（擘）

上九味，以清酒七升，水八升，先煮八味，取三升，去滓，内膠烊消盡，温服一升，日三服。一名復脉湯。

【词解】

①清酒：即清纯的陈米酒。据《周礼·天官·酒正》，将米酒分成三种：事酒，随酿随吃，给办事的人吃；白酒，冬酿春成，亦名久白酒，招待用；清酒，冬酿夏成，清纯的陈米酒，祭祀用。

②心动悸：形容心跳动得很厉害。悸者，内动也。

【讲解】

本条论述心阴阳两虚的证治。

病起于伤寒，若不及时治疗，则变化多端。因太阳与少阴为表里，少阴虚，则太阳感寒之后极易累及少阴，或是少阴本虚之人外感，均会导致脉结代、心动悸之症；手少阴心主血脉，今心阴阳气血亏虚，失其所养，则鼓动无力，见脉结代、心动悸之症，亦可见体羸气短、舌光色淡、少苔之症。本证病机为气血亏虚，心失所养；治以炙甘草汤通阳复脉，滋阴养血。方用炙甘草，补中益气健脾，生化气血，以复脉之本；大枣益气健脾，助炙甘草，并能滋液；人参益气健脾，助炙甘草，并能生津；生地黄、麦冬、阿胶、麻仁，养心血，滋心阴，充血脉；桂枝、生姜，振奋心阳，温通血脉；清酒，通经络，利血脉。诸药合用以达到复脉宁心的目的，故又名复脉汤。

本方的临床运用十分广泛，但在很多时候辨证和用方都对，就是疗效并不理想。究其原因，绝大多数情况是因为忽略了药物的用量。特别是本方中甘草和大枣的用量易被忽略，这种例子比比皆是。在《伤寒论》112方中，有72方用了甘草，在大多数的方中，甘草被作为使药，被认为是最不重要的药，甚至被认为是可有可无的，即使用量也不会大，这恐怕也是绝大多数医生的习惯，这种习惯是导致炙甘草汤疗效不好的原因。

在72个用甘草的方中，甘草作为主药者的确实不多，共4个，即甘草干姜汤、甘草泻心汤、甘草汤和炙甘草汤。

甘草，载于《神农本草经》上品："甘草，味甘平，主五脏六腑寒热邪气，坚筋骨，长肌肉，倍力，金疮肿，解毒。"《名医别录》载甘草："无毒，主温中下气，烦满短气，伤脏咳嗽，止渴，通经脉，利血气，解百药毒，为九土之精，和七十二种石，一千二百种草。"综合《神农本草经》和《名医别录》的记载，甘草的功能有：清热解毒，通利血脉，温中下气，益气，止咳，止渴，调和诸药。在时方里面用其调和诸药的功效最多，其次是益气健脾和中，再次是清热解毒，没有用其通利血脉的。

炙甘草汤既以炙甘草名方，又以其为主药，用量为四两。因为"心动悸，脉结代"的病机为心之阴阳气血皆虚，故取炙甘草甘温益气健脾，实脾以复气血阴阳生化之源，《灵枢·终始》亦曰："阴阳俱不足，补阳则阴竭，泻阴则阳脱，如是者可将以甘药，不可饮以至剂。"同时，"心动悸，脉结代"的形成，除了有气血阴阳的不足，也有血脉的不通畅，所以通利血脉也是重要治法，用大量的炙甘草，也取其通利血脉的功效。方中桂枝之辛温通利血脉，生姜之辛温宣散，清酒之温通血脉，生地黄之主"中伤，逐血痹"（《神农本草经》）、"通血脉，利气力"（《名医别录》），都是为了协助炙甘草的作用；当然，炙甘草同时还有调和诸药的功效，因为本方是滋阴养血与益气温阳同用，所以调和诸药也是必需的。由此可见，炙甘草是方中的主药，并不是可有可无，若用量不够，效果当然不可能好。

方中的另外一味重要的药物就是大枣，用量为三十枚，这么大的用量是少有的。现在大家对大枣的认识与甘草十分相似，也认为是可有可无的。大枣在《神农本草经》中属上品："大枣，味甘平，主心腹邪气，安中养脾，助十二经。平胃气，通九窍，补少气，少津液，身中不足，大惊，四肢重，和百药。"《名医别录》云其："无毒，补中益气强力，除烦闷，疗心下悬，肠澼。"由此可见，大枣的作用与甘草十分相似。和甘草不同的是，大枣还具有气液双补的作用，另外还可以治"大惊"，即还可以养心安神。从功效而论，炙甘草汤以炙甘草为君药，这是毫无疑问的，方中大枣的功效也足以为君药，我们可以理解为炙甘草、大枣同为君药，至少也是君臣关系，决不会只是使药，虽然其兼有使药的作用。

从总体来看，本方偏重于滋阴，生地黄用量达一斤，麦冬、麻仁各半升，阿胶二两，此外，人参、大枣都有滋液的功效，所以吴鞠通将方中温药去掉以后的加减复脉汤（即以滋阴为主）用于下焦温病之阴虚津伤为主者。配伍桂枝、生姜、清酒，一则具有阳中求阴之意；再则可防阴药滋腻；三则可使气血流通。加减复脉汤的产生是对复脉汤的补充和发展。

从方剂组成来看，本方是桂枝汤去芍药（即桂枝去芍药汤），生脉散去五味子，增液汤去玄参，再加麻仁、阿胶而成。

现代临床将本方用于治疗各种心脏病见心动悸、脉结代，病机属于心阴阳气血皆虚者。

【原文】

脉按之來緩，時一止復來者，名曰結。又脉來動而中止，更來小數，中有還者反動，名曰結，陰也；脉來動而中止，不能自還，因而復動者，名曰代，陰也。得此脉者，必難治。（178）

【词解】

结、代：均为间歇脉。结、代为阴脉。结，缓而中止，间歇短，能自还，复来之脉略数，为气血凝滞；代，缓而中止，间歇长，不能自还，复来之脉不数，为气血不足。

【讲解】

本条论述结代脉的特征及预后。

结、代脉均为间歇脉，止无定数、无规律的为结脉；止有定数、有规律的为代脉。结脉"如绳之结，贯物遇结而不畅"，也就是说，结脉虽有正气不足，但也不可忽视气血被阻滞而不畅通的情况；而代脉则是"己力不支而需他人替代之谓"，它反映出了机体阴阳气血已虚惫不堪。虚证得结代脉多危重，因心之气血阴阳虚衰而致，故曰："得此脉者必难治。"同时大量的医疗实践证明，结代脉亦可见于健康人，不仅见于虚证，亦可见于痰食阻滞、跌扑损伤、惊恐等实证，故对"难治"当区别对待。

另外，间歇脉中还有一种促脉，但与结、代脉不同的是，促为阳脉，数而中止。

四、水气证

1. 五苓散证（71、72、74）

【原文】

太陽病，發汗後，大汗出，胃中乾，煩躁不得眠，欲得飲水者，少少與飲之，令胃氣和則愈。若脉浮，小便不利，微熱消渴者，五苓

散主之。（71）

五苓散方

猪苓十八铢^{（去皮）} 泽泻一两六铢 白术十八铢 茯苓十八铢 桂枝半两^{（去皮）}

上五味，捣为散，以白饮和服方寸匕，日三服。多饮暖水，汗出愈。如法将息。

【词解】

①胃中干：胃中津液亏乏。

②消渴：渴欲饮水，饮不解渴。

③白饮：又作白米饮，即米汤。《周礼》称"稻曰白"，与桂枝汤"啜粥"的意义相同，资谷气以养脾胃。

④方寸匕：古代量药的器具，呈正方形，有柄。因其边长一寸，故名"方寸"，用其量药，以不落为度，约合今之1g。

【讲解】

本条论蓄水证的证治及与汗后胃津亏乏的鉴别。

太阳病当用汗法，但应发小汗，今令大汗出，故导致两种不同的转归。一是大汗损伤津液，使胃中津液亏乏，胃不和则烦躁，卧不安，欲得饮水。此时，表证已解，只需少量频饮，使胃中津液渐复，胃气自能调和而诸症得除。另一种转归是汗不如法，表证未解，仍见脉浮，身有微热，同时邪气入里，影响膀胱的气化功能。膀胱气化不利，则水道失调，津液不行，邪与水结于下焦，成蓄水证。气化不利，水蓄膀胱，故见小便不利，亦当有小腹胀满之症；气化不利，津不上承，故见消渴，这种消渴的特点是口渴欲饮水，但饮不解渴，而且小便不利，与杂病消渴的饮多溲多不同。治疗当通阳化气行水，兼以解表。以五苓散主之。方中茯苓淡渗利水，桂枝通阳化气行水，兼以解表，苓、桂配伍是仲景重建气化功能的经典配伍；猪苓、泽泻相配以淡渗利水，增强利水作用；白术健脾利水。

上方为散剂。散者，散也，取其发散之义，以通气化。以米汤调散服用，即服桂枝汤后啜粥之意。服后要求"多饮暖水，汗出愈"。多饮暖水在于助其气化，汗出为气化功能恢复的征象。《内经》有"三焦膀胱者，腠理毫毛其应"，"三焦者，决渎之官，水道出焉"，"膀胱者，州都之官，津液藏焉，气化则能出矣"。一为水道，一为水腑，并与腠理毫毛相应，对人体津液代谢起着决定性的作用。五苓散具有通阳化气，恢复人体气化功能的作用，服后再饮暖水，使机体气化恢复，气机通畅，津液代谢复常，则可见汗出。服五苓散后的汗出，是人体气化复常的标志，与之相类似的还有小柴胡汤，如第 230 条"阳明病，胁下硬满，不大便而呕，舌上白胎者，可与小柴胡汤。上焦得通，津液得下，胃气因和，身濈然汗出而解"。当然，服五苓散后的"汗出愈"与服桂枝汤后要求"遍身漐漐微似有汗者益佳，不可令如水流漓，病必不除"有区别，单纯解表的汗出必须是"微似汗"。原文为散剂，现在多用汤剂，则剂量应增加 5 ～ 8 倍。因没用白饮和服，所以可以药后喝热米汤或热粥。如法将息，指如桂枝汤法将息，如忌口等。

【原文】

發汗已，脉浮數，煩渴者，五苓散主之。（72）

【讲解】

本条补述五苓散的脉证。

对于这条原文，历版教材都认为和第 71 条是相同的，就是应该有"小便不利"。加上"小便不利"，当然是五苓散证。但是，如果加上"小便不利"，则和第 71 条没有区别，从张仲景惜字如金的行文习惯来看，不可能重复一条完全相同的条文，也就是说第 72 条不应该有"小便不利"。甚至还可能表现为小便频数量多的口渴多饮多尿的消渴。

五苓散证是由于太阳之邪不解，循经入腑，影响膀胱的功能，导致气化失常，津液代谢紊乱。我的导师梅国强教授根据《素问·灵兰秘典论》中"膀胱者，州都之官，津液藏焉，气化则能出矣"的论述，结合自己的临床实践，认为膀胱的气化功能应包括"气化则能出"和"津液藏焉"二义。膀胱气化功能失常也体现在两方面：一是不能气化而出，即该出者不能出，则表现为水饮停蓄，如小便不利，小腹里急，水肿，脐下悸，心下痞，癫，眩，呕吐而利的霍乱等，随水饮侵犯部位的不同而表现各异；二是不能藏津，即该藏者不能藏，表现为小便频多或遗尿等。五苓散证和真武汤证、肾气丸证在小便的变化方面是相似的，既可以表现为小便不利，也可表现为小便频多，因为肾阳对津液的气化也是两方面的，阳虚不能化气行水，则水饮停蓄而为小便不利；阳虚不统摄津液，则表现为小便频多或遗尿。所不同者，一为水腑，一为水脏；一为阳郁，一为阳虚。

如此而论，关于五苓散证则有两个问题应注意：一是五苓散证不等于蓄水证，蓄水证是五苓散的主治证之一，而五苓散所治不仅仅是蓄水证；二是五苓散所治之"消渴"也有二义，原文第71条之"微热消渴"与小便不利并见，乃水饮停蓄，津不上承所致；而原文第72条之"发汗已，脉浮数，烦渴者"则可表现为多饮多尿之消渴，如西医学之尿崩症、神经性多尿就有属于五苓散证者。但要注意与阴虚燥热、肾阳虚弱所致之消渴鉴别，前者阴虚表现突出，如西医学中的糖尿病；后者阳虚表现明显，如《金匮要略》消渴病篇之"男子消渴，小便反多，饮一斗，小便一斗，肾气丸主之"。而五苓散所治之消渴，既无明显阴虚燥热之征，又无明显肾阳虚弱之象。

【原文】

中風發熱，六七日不解而煩，有表裏證，渴欲飲水，水入則吐者，名曰水逆，五苓散主之。（74）

【词解】

①有表里证：表证指太阳证，里证指蓄水证，两者同时存在。

②水逆：蓄水重证，表现为渴欲饮水，水入则吐。病机为水停膀胱，气不化津，津不上承而渴欲饮水，饮入之水被水邪所格拒，故水入则吐。

【讲解】

本条论述蓄水重证的临床表现及治疗。

应将本条与第71条、72条参合来看。患者一方面有发热、恶寒、汗出、头痛等太阳表证，六七日未解；另一方面又有烦渴、小便不利等里证存在。同时还有渴欲饮水，水入则吐的症状，这是因为水停膀胱，气不化津，津不上承而渴欲饮水，饮入之水被水邪所格拒，故随饮随吐，吐后仍然渴饮，此为蓄水重证，又名"水逆"证。治疗仍以五苓散为主。

2. 茯苓甘草汤证（73、127）

【原文】

傷寒，汗出而渴者，五苓散主之；不渴者，茯苓甘草湯主之。（73）

茯苓甘草湯方

茯苓二兩　桂枝二兩（去皮）　甘草一兩（炙）　生薑三兩（切）

上四味，以水四升，煮取二升，去滓，分温三服。

【讲解】

本条以对比鉴别的方法，论述水蓄下焦与水停中焦证治的不同。

本条以对比的方法，论述了水蓄下焦与水停中焦两证的一个鉴别要点，即在于口渴与口不渴。"伤寒，汗出而渴"乃太阳病发汗后，邪气入里，膀胱气化不利，水津不能上承而口渴。若太阳病发汗后，胃阳受伤，水停中焦，此时水津尚能敷布，故口不渴。两者均为水停为患，治疗都以温阳化气利水为法，但前者用五苓散，重在通阳化气行水，恢复膀胱功能；后者用茯苓甘草汤，重在温胃化饮。茯苓甘草汤，方用茯苓以淡渗利水，桂枝通阳化气，苓、桂配伍即是通阳化气行水的基本配伍方法；生姜温胃化饮，一方面可以加强苓、桂的化饮作用，另一方面也具有引经作用，使本方的化饮功效主要作用于胃。诸药合用，具有温胃化饮，通阳利水的功效。

我认为，茯苓甘草汤的方名不确切。其既不是以主药命名，如麻黄汤、炙甘草汤；也不是以功效命名，如四逆汤、通脉四逆汤；也不是以主药加功效命名，如半夏泻心汤、生姜泻心汤；也不是以全部药物命名，如茯苓桂枝白术甘草汤、茯苓桂枝甘草大枣汤等。如果仿苓桂剂以全部药物命名，将其更名为"茯苓桂枝甘草生姜汤"，则更为合理，方义也更为明确。从方名便可知道，这是一个治疗水饮的方子，而且作用部位在胃。

【原文】

太陽病，小便利者，以飲水多，必心下悸；小便少者，必苦裹急也。（127）

【讲解】

本条再论水蓄下焦与水停中焦证治的不同。

太阳病，若患者饮水多，可发生伤水的病证。若膀胱气化功能尚好，小便通利，但脾胃运化功能较差，饮水多则容易导致饮停胃脘，出现心下悸之症，治疗当以茯苓甘草汤为主。若膀胱气化不利，小便少，复被水伤，必致下焦蓄水，症见少腹胀满，即"必苦里急"也，当以五苓散治之。

此条须与第 73 条参合来看，五苓散证的病机为水蓄下焦，症状表现为口渴，小便不利，少腹满；茯苓甘草汤的病机为水停中焦，症状表现为口不渴，小便利，心下悸。

3. 茯苓桂枝甘草大枣汤证（65）

【原文】

發汗後，其人臍下悸者，欲作奔豚，茯苓桂枝甘草大棗湯主之。（65）

茯苓桂枝甘草大棗湯方

茯苓半斤　桂枝四兩（去皮）　甘草二兩（炙）　大棗十五枚（擘）

上四味，以甘瀾水一斗，先煮茯苓，減二升，内諸藥，煮取三升，去滓，温服一升，日三服。

作甘瀾水法：取水二斗，置大盆内，以杓揚之，水上有珠子五六千顆相逐，取用之。

【讲解】

本条论心阳虚欲作奔豚的证治。

太阳病过汗，损伤心阳，则不能下制肾水，肾水动于下，故见脐下悸；肾水有上冲之势而未上冲，故"欲作奔豚"；心阳虚，水停于下，故应当见小便不利之症；阳虚水停，则可见舌质淡胖，苔白水滑，脉弦或沉。病机为心阳虚弱，肾水欲动，治法为温通心阳，化气行水，以茯苓桂枝甘草大枣汤主之。方选茯苓以淡渗利水，宁心定悸；桂枝温通心阳，平冲降逆；甘草、大枣扶中健脾以制水，与桂枝而成辛甘合化。方中茯苓用量独重，达半斤，并要求先煎，意在加强利水之力，且按《神农本草经》载"茯苓，味甘平，主胸胁逆气，忧恚惊恐，心下结痛，寒热数烦满，咳逆口焦舌干，利小便，久服安魂养神"，可见其有很好的安神定悸之功。本方煎服法中用的"甘瀾水"，又名"千扬水""劳水"，具体制法原文中已讲述。水本属阴，扬之使动，去其阴气，减少其阴寒之性。有研究认为，搅动可增加水中的氧气，并可能改变水分子簇结构的大小，使其较易与细胞膜上水通道蛋白结合而进入细胞内参与机体的各种新陈代谢，从而提高了水的生物利用率及其对于生物体的生理功效，变得对人体更加有利。日本有个生命水研究所，专门研究水与寿命的关系。他们发现，饮用短水可能会长寿，如前苏联北高加索地区的长寿村的饮用水均为短水。所谓的短水与甘澜水相似，其水分子簇结构均较小。

我们常说"流水不腐，户枢不蠹"，强调的就是水的流动。所谓"源头活水"，指的也是流动的水，可见动静之水区别很大。

对于奔豚一证，在《金匮要略》中尚有奔豚汤："奔豚气上冲胸，腹痛，往来寒热，奔豚汤主之。"方用甘草、川芎、当归各三两，半夏四两，黄芩二两，生葛五两，芍药二两，生姜四两，甘李根白皮一升。功效为养血平肝，和胃降逆。用于肝郁化火的热证。

奔豚三方的比较运用：寒证，舌质淡胖，苔白水滑，有脐下悸，小便不利者，用苓桂甘枣汤；无小便不利者，用桂枝加桂汤；热证，舌质红，苔黄，脉弦数者，用奔豚汤。

4. 茯苓桂枝白术甘草汤证（67）

【原文】

傷寒，若吐、若下後，心下逆滿，氣上衝胸，起則頭眩，脈沉緊。發汗則動經，身爲振振搖者，茯苓桂枝白朮甘草湯主之。（67）

茯苓桂枝白朮甘草湯方

茯苓四兩　桂枝三兩^{（去皮）}　白朮　甘草^{（炙）}各二兩

上四味，以水六升，煮取三升，去滓，分溫三服。

【词解】

动经：伤动经脉。

【讲解】

本条论水气上冲的证治。

条文中"茯苓桂枝白术甘草汤主之"应接在"脉沉紧"之后。后面为误治以及变证，可参考原文第82条用真武汤治疗。

伤寒误用吐下，损伤脾胃，转输失职，则水饮停蓄中焦，饮停气逆，而致诸证丛生。心脾阳虚，饮停气逆，故见心下逆满，气上冲胸；水饮上犯清窍，加上水饮中阻，清阳不升，故见起则头眩；里有寒饮，故见脉沉紧，如《金匮要略·水气病脉证并治》所说"脉得诸沉，当责有水"。脾虚水停，可见小便不利，舌质淡，舌体胖大，苔白水滑之症。治疗当温阳健脾，利水降冲，以茯苓桂枝白术甘草汤主之。方用茯苓、桂枝以通阳化气行水，平冲降逆；白术、甘草以健脾补虚制水，杜绝水饮之源。

"发汗则动经，身为振振摇者"，说明若不通阳利水，而更发其汗，则阳气愈伤，经脉失养而动惕，可见身体振颤摇动而不能自持的证候。治疗可选真武汤。

本方的突出表现为头眩，所以可以用于治疗高血压辨证属脾虚水停，水气上冲者。

对于奔豚一证，可与原文第65条相比较：水气上冲者，发作之前有脐下悸者，用苓桂甘枣汤；发作之前无脐下悸者，用苓桂术甘汤。

5. 桂枝去桂加茯苓白术汤证（28）

【原文】

服桂枝湯，或下之，仍頭項强痛，翕翕發熱，無汗，心下滿微痛，小便不利者，桂枝去桂加茯苓白朮湯主之。（28）

桂枝去桂加茯苓白朮湯方

芍藥三兩　甘草二兩（炙）　生薑（切）　白朮　茯苓各三兩　大棗十二枚（擘）

上六味，以水八升，煮取三升，去滓，溫服一升。小便利則愈。本云：桂枝湯，今去桂加茯苓、白朮。

【讲解】

本条论汗下后水气内停而太阳经气不利的证治。

本条开始即言"服桂枝汤，或下之"，可见前医认为"头项强痛，翕翕发热，无汗"是表邪不解，故以桂枝汤发汗；又认为"心下满微痛"是可下之症，而施用下法。然汗下之后，前述之症依然存在，这就说明"头项强痛，翕翕发热，无汗，心下满微痛，小便不利"等症，既非桂枝汤证，又非里实可下之证。细审此证，应为脾虚水停，阻遏太阳经腑之气所致。这里"小便不利"是辨证的关键所在。因小便不利为气化不利，水邪内停的反映。水邪内停，势必影响太阳腑气不利，膀胱气化失职，而致小便不利。若水邪郁遏阳气，太阳经气不利，则见头项强痛，翕翕发热之症，故似表而汗之不解；若水邪凝结于太阳之腑，影响里气不和，则可见心下满微痛之症，故似里而下之不愈。因此从"小便不利"一症得知，本证关键在于水邪内停。

水邪为患，法当利之，决非汗下之所宜，故取利水通阳（实际为健脾益阴利水）之法为主，方用桂枝去桂加茯苓白术汤。方中茯苓、白术健脾利水；芍药利小便；甘草、大枣益气健脾，调和诸药；生姜辛温通阳，宣散水气；方中去桂枝，是因为一无表证，二有津伤。

对于本方去桂枝的问题，历代诸家歧义颇多，概括言之，主要有如下几点：尊原文而主张去桂者，以方有执为代表，许宏、柯韵伯、陈修园、唐容川等皆持此说。去桂之理，一是本证无汗非桂枝证，故不用桂枝；二是此证表里同病，而里证以水饮为主，故不可以桂枝汤治表，而专以苓、术、芍治里。亦有提出此证汗下之后，邪不在太阳之经，而在太阳之腑，因而变解肌之法为利水之剂，故于桂枝汤中去桂而加茯苓、白术，俾小便利，则水去满除而热退。主张不是去桂而是去芍药者，以《医宗金鉴》为代表，陆渊雷亦持此说。其理由如下：一是去桂枝何治无汗之表证？二是有"余依桂枝汤法煎服"，若去桂枝则此句将无所指；三是认为此证心下满微痛，与桂枝去芍药汤证的胸满相同，而去芍药之酸收，是避免无汗心下之满。主张桂枝汤不去桂加茯苓、白术者，以成无己为代表，其注曰："与桂枝汤以解外，加茯苓、白术利小便，行留饮"，主张以桂枝汤原方加茯苓、白术以达表里双解之效。此外，钱天来认为"大约是历年久远，后人舛误所致，非仲景本来所系原方"。

五、蓄血证

1. 桃核承气汤证（106）

【原文】

太陽病不解，熱結膀胱，其人如狂，血自下，下者愈。其外不解者，尚未可攻，當先解其外；外解已，但少腹急結者，乃可攻之，宜桃核承氣湯。（106）

桃核承氣湯方

桃仁五十個^{（去皮尖）} 大黄四兩 桂枝二兩^{（去皮）} 甘草二兩^{（炙）} 芒硝二兩

上五味，以水七升，煮取二升半，去滓，内芒硝，更上火微沸，下火。先食溫服五合，日三服，當微利。

【词解】

①热结膀胱：此处膀胱代表下焦，热结膀胱为邪热与瘀血结于下焦。

②如狂：指神志异常而不甚，似狂非狂之状。

③可攻：可用通瘀泻热的祛邪疗法。

④少腹急结：下腹部拘急硬痛。

⑤先食：指饭前空腹之时。

【讲解】

本条论述蓄血轻证的证治。

血热结于下焦，形成少腹急结和如狂等症，称为蓄血证。《素问·调经论》谓："血并于下，气并于上，乱而喜忘。"热入血分，瘀热扰乱心神则其人"如狂"；血热互结于下焦，气血凝滞不通，故见"少腹急结"。其证血结尚轻浅，有可能瘀血自下，下则热去。若不能自下者，则须用药物攻逐。但一定要注意，外有表证不解者尚不可攻，当先发汗解表，待表解后而少腹急结等里证不除者，才可使用桃核承气汤泻热逐瘀。此方系调胃承气汤加桃仁、桂枝而成。大黄苦寒、芒硝咸寒，功能泄热破结。大黄本可祛瘀生新，但力尚不足，故加桃仁活血逐瘀以破蓄血。桂枝辛温通阳行气，用于本方其意不在解表，而在通经活血，以助桃仁。甘草以调和诸药，并防伤正。

本方中桃仁、大黄的用量宜大，桂枝、芒硝的用量以前两者的半量为宜，且芒硝要求冲服。按古人服药经验，病在胸膈以上者，应先进食后服药；病在心腹以下者，当先服药后进食。本证病位在下焦，且桃核承气汤又为下瘀血之剂，故必须空腹服药，方能更好发挥药效，方后叮嘱"先食温服"，即是此意。本证服药后可见微利或腹微痛之症。

对于本条蓄血的成因及治疗意义，历代医家认识大体一致，但对于蓄血的部位，则争议较大：沈芊绿认为血蓄膀胱；钱天来认为血蓄回肠；柯韵伯认为血蓄少腹；唐容川认为血蓄血室。现在一般认为以血蓄下焦较合适：一是临床所见下焦部位的众多疾病，如膀胱、直肠、前列腺、尿道、卵巢等疾病，凡是有蓄血见证者，用本方治疗都有疗效；二是原文中的"热结膀胱"并非指六腑之一的太阳之腑"膀胱"这个具体的脏器，而是泛指膀胱所在的下焦部位，这在《金匮要略》中可以找到证据，《妇人产后病脉证治》第7条谓："产后七八日，无太阳证，少腹坚痛，此恶露不尽；不大便，烦躁发热，切脉微实，再倍发热，日晡时烦躁者，不食，食则谵语，至夜即愈，宜大承气汤主之。热在里，结在膀胱也。"本证是产后恶露不尽，瘀血阻于胞宫，又兼阳明里实之证，仲景称之为"热在里，结在膀胱"，显然这里的"膀胱"是指包括胞宫在内的下焦部位，与本条所指的意义相同。

有医家认为小便利与不利是太阳蓄血与太阳蓄水的鉴别要点，实际上蓄血证也常见小便不利，如前列腺疾病、尿道疾病等，故不能将此作为二者的鉴别点。原文中有"血自下，下者愈"。临床上有本在服药前下血，服本方后血止而愈者；有本不见下血，服本方后下血而病愈者；亦有服本方后并不见下血者。

桃核承气汤在临床的实践运用中并不局限于"热结膀胱"的蓄血证，而有着诸多适应证。总结其运用标准如下：

（1）少腹急结胀满或疼痛。日本学者认为少腹急结的具体表现是：左下腹剧烈压痛，按压时患者因痛剧常以股关节和膝关节屈曲左下肢；有时在按压部位周围深部触知索状柔软抵抗物，该部位皮肤结缔组织有握痛、深部有压痛和抵抗；有的患者左侧腹股沟处也有显著压痛。

（2）如狂、喜忘等神志症状。

（3）身热夜甚，烦躁，口臭，或牙龈肿痛，舌苔黄燥等血热表现。

（4）其他瘀血征象：①出血症状；②面部望诊：睛青，白睛红赤，两目暗而无神，环唇青色，唇萎，面褐赤或黧黑，颜面皮肤如有蛛纹；③舌诊：舌质紫暗，或紫色见于舌尖舌边，呈点状或块状，舌面舌尖隐约有青筋，欲漱水而不欲咽；④二便：小便赤涩，大便硬，色黑易出；⑤神志：头痛，烦躁，失眠，神志恍惚，或善忘谵狂或癫狂；⑥肌肤及身痛：肌肤甲错如鱼鳞，局部或全身肌肉骨节发生连续且固定的钝痛或刺痛，昼轻夜重，类似风湿病；⑦腹满：腹不满而病人自诉腹满。

通过泄实热，化瘀凝，本方不但能够祛除少腹瘀血，并且能够诱导性地消除上半身的充血和郁血。如由于火旺而血郁于上的头痛、脑涨、目赤、齿痛、吐衄，可用本方引血下行而使诸症缓解。有人以足较冷而上半身较有热感为使用本方的指征。

其运用范围如下：

（1）神经精神系统疾病：精神分裂症、神经衰弱、头痛、失眠等。特别是月经周期性狂躁、肠道积血所致的狂躁，因血液分解，血氨升高所致。

（2）泌尿系统疾病：前列腺肥大、前列腺炎、淋病性尿道狭窄伴尿潴留。

（3）外科疾病：各种外伤、各种急腹症、脑疽症、枕骨穹窿下（风府穴）痛肿等。

（4）妇科疾病：痛经、闭经、盆腔炎、宫外孕、妊娠腹痛、产后恶露不尽、胎盘滞留、胎死腹中等。

（5）传染病：细菌性痢疾、出血热、蛲虫病等。

附：桃核承气汤验案——脑疽［边自谦．中医杂志，1981，（7）：71］

某患者在颈后"天柱穴"外有2寸大肿疡，红肿灼热疼痛明显，根束盘局，按之不软，舌质红，舌边尖有瘀点，苔黄燥，脉滑数，大便结，有少腹急结体征，诊为下焦蓄血。用桃核承气汤加蒲公英、紫花地丁，1剂后疼痛大减，2剂后肿退红消，少腹急结疼痛减轻，泻下干硬粪便1次。3剂后红肿热痛全消，少腹急结硬痛已除，泻下稀便3～4次，气味恶臭，诸症基本减轻，又以原方加减2剂而愈。

2. 抵当汤证（124、125）

【原文】

太陽病六七日，表證仍在，脉微而沉，反不結胸，其人發狂者，以熱在下焦，少腹當鞕滿，小便自利者，下血乃愈。所以然者，以太陽隨經，瘀熱在裏故也。抵當湯主之。（124）

抵當湯方

水蛭（熬） 虻蟲各三十個（去翅足，熬） 桃仁二十個（去皮尖） 大黃三兩（酒洗）

上四味，以水五升，煮取三升，去滓，溫服一升，不下更服。

【词解】

①结胸：病证名。为痰水实邪结于胸胁脘腹的病证。

②太阳随经，瘀热在里：本有瘀热在下焦，因太阳病不解而引动在里之瘀热。

【讲解】

本条论述蓄血重证的脉证及治法。

本条"抵当汤主之"应接在"下血乃愈"之后。此属倒装文法。

太阳病六七日表证仍在，脉当浮，今"脉微而沉"，知非单纯表证。但未见胸胁或心下硬满疼痛之结胸证候，可知不是邪热与痰水互结，故云"反不结胸"。此处脉微是指脉有涩滞之象，非正气虚衰之微弱脉。因瘀血多为涩滞脉，结合第125条"脉沉结"可证。表证仍在，可知当有发热恶寒、头痛等症；瘀热在里，上犯神明，故见"发狂"；血蓄下焦，故见"少腹硬满"；病在血分，膀胱气化正常，故"小便自利"。"所以然者，以太阳随经，瘀热在里故也"，为仲景自注句，进一步阐明本证病因为太阳病不解，引动在里之瘀热。其病机为瘀热互结于下焦，治疗当破血逐瘀泻热，方用抵当汤。方中水蛭、虻虫直入血络，行瘀破结；桃仁活血化瘀；大黄荡实除热祛瘀。

【原文】

太陽病，身黃，脉沉結、少腹鞕，小便不利者，爲無血也；小便自利，其人如狂者，血證諦也，抵當湯主之。（125）

【词解】

①无血：无蓄血证。

②谛：真实无谬的意思。

【讲解】

本条再论蓄血重证的脉证及辨证要点。

本条承接第124条对蓄血重证的脉证作了补充。上条述蓄血重证可见脉微而沉，本条进一步指出尚可见脉沉而结，皆因血瘀脉道涩滞不畅所致。瘀血内阻，胆汁不循常道，故可见身黄。但瘀血身黄与湿热身黄不同，其辨证关键在于小便利与不利，神志正常与否。若小便不利，神志正常者，为湿无出路，湿热熏蒸，便成湿热发黄，因与瘀血无关，故曰"为无血也"。若小便自利，加之如狂或发狂者，则为瘀血发黄，故曰"血证谛也"。

蓄血证分轻重两种证型。轻者，其人如狂，少腹急结，并有下血自愈的机转，方选桃核承气汤，若兼有表证，尚应先解表，表解后才可下之。重者，其人发狂，少腹硬满，乃瘀已成形，无自愈之机，非下不可，用抵当汤破血峻下，此时虽有表证，也要急攻其里。

3. 抵当丸证（126）

【原文】

傷寒有熱，少腹滿，應小便不利，今反利者，爲有血也，當下之，不可餘藥，宜抵當丸。（126）

抵當丸方

水蛭二十個^{（熬）} 虻蟲二十個^{（去翅足，熬）} 桃仁二十五個^{（去皮尖）} 大黃三兩

上四味，搗分四丸，以水一升，煮一丸，取七合服之。晬時當下血；若不下者，更服。

【词解】

①不可余药：从治疗用药方面看，解作不可用其他方药；从方药服法方面看，本条采用水煮丸药之法，服时宜连汤带渣一并服下，不可剩余药渣。两种解释均通。

②晬时：晬，音最（zuì）。晬时即周时，指一昼夜。

【讲解】

本条论述蓄血证的缓治法以及蓄水与蓄血的鉴别点。

"伤寒有热"，指病起于伤寒，有热不恶寒，说明病已化热，表证已无。续发少腹胀满，若为蓄水所致，应当小便不利，今小便反利，说明不是蓄水，而是血蓄下焦所致，治当攻下瘀血。但本证仅见"少腹满"，未见少腹硬，也未见神志异常，说明其热轻瘀缓，故应峻药缓图，选用抵当丸治之。抵当丸与抵当汤药味相同，但用量减少，水蛭、虻虫各 20 个，减少 1/3；桃仁用 25 个，增加 1/5 的用量；大黄用量不变。且改汤剂为丸剂，意在峻药缓图。

太阳蓄水证病在气分，可见小便不利、不狂等症状；太阳蓄血证病在血分，多见小便自利，如狂或发狂等症状，但有些下焦蓄血证也可出现小便不利，如血块阻塞尿道、前列腺肥大等，故小便不利不是鉴别蓄血、蓄水的唯一根据。

六、结胸

（一）结胸辨证（128）

【原文】

问曰：病有結胸、有藏結，其狀何如？答曰：按之痛，寸脉浮、關脉沉，名曰結胸也。（128）

【讲解】

本条论述结胸证的脉证特点。

寸主上焦，浮主热，"寸脉浮"即阳热在上；关主中焦，沉主痰水，"关脉沉"即痰水结于中；痰水结于胸胁，阻滞气机，故"按之痛"。本条是以脉象言病机，并非实际脉象，根据第135条所述，结胸证的脉象应为"脉沉紧"。

结胸和脏结相似，应进行鉴别。脏结的脉证特点可参考原文第129条、第130条、第167条。

（二）结胸成因（131 上）

【原文】

病發於陽而反下之，熱入因作結胸；病發於陰而反下之，因作痞也。所以成結胸者，以下之太早故也。（131 上）

【讲解】

本条论述结胸证及痞证的成因。

"病发于阳而反下之"，阳指病在表，在表当汗解，反下之，致使邪热入里与痰水结于胸胁，遂成结胸证。"病发于阴而反下之"，阴指病在里，但里证不实，亦不当攻下，若用攻下，则损伤脾胃，使升降失常，气机壅塞，而成痞证。

关于"病发于阳""病发于阴"中的"阴阳"，有人认为是指体质而言。阳，为胃气旺盛，内有痰水者；阴，指胃气虚弱，内无痰水者。可参考。

（三）热实结胸

1. 大陷胸汤证（134、135、136、137）

【原文】

太陽病，脉浮而動數，浮則爲風，數則爲熱，動則爲痛，數則爲虛，頭痛發熱，微盜汗出，而反惡寒者，表未解也。醫反下之，動數變遲，膈內拒痛，胃中空虛，客氣動膈，短氣躁煩，心中懊憹，陽氣內陷，心下因鞕，則爲結胸，大陷胸湯主之。若不結胸，但頭汗出，餘處無汗，劑頸而還，小便不利，身必發黃。（134）

大陷胸湯方

大黃六兩^{（去皮）} 芒硝一升　甘遂一錢匕

上三味，以水六升，先煮大黃，取二升，去滓；内芒硝，煮一兩沸；内甘遂末，溫服一升。得快利，止後服。

【词解】

①客气：即邪气，因从外来，故称客气。

②阳气：此处指表邪而言。

【讲解】

本条论述表证误下而形成结胸与发黄的证治。

本条当分三段来理解。自"太阳病"至"表未解也"为第一段，论述病在太阳而表邪未解。太阳病，脉浮而动数，浮脉主表，动脉主痛，数脉主热。"数则为虚"是承"数则为热"句而来，指出其热并未与体内有形之实邪相结，故这里的"虚"，并非正虚之"虚"，而是指里无实邪之义。头痛发热是表证，微盗汗出，示病邪有入里之势，但病邪入里当不恶寒，今反恶寒，说明表证未解。

自"医反下之"至"大陷胸汤主之"为第二段，说明表证误下，形成结胸的机理及证治。表证不解本不当下，然反下之，从而导致变证的产生。邪热内陷，故脉由动数转变为迟；水热互结于胸中，阻塞气机不通，因而"膈内拒痛"；因误下导致胃中空虚，邪气乘虚而犯胸膈，故谓"胃中空虚，客气动膈"；邪阻则气机不利，故见短气；邪热内扰，心神不安，故其人烦躁，甚至心中懊恼。热与水结，有形之邪阻滞胸胁，故见结胸主症"心下因硬"。

其病机为表邪化热入里，与水结于胸胁（即水热互结），治疗当泻热逐水破结，以大陷胸汤主之。方中甘遂辛苦而寒，峻逐水饮，长于泻胸腹积水，大黄泻热荡实，芒硝软坚破结，三药相合，以专攻水热凝结为能事，故能峻攻水饮之邪。本方当注意煎服法，一是先煎大黄，去滓后内芒硝；二是甘遂研末服，因其有效成分难溶于水，以末冲服易于胃肠吸收；三是得快利，止后服，中病即止。

自"若不结胸"至"身必发黄"为第三段，论误下后热入中焦，与湿相合而发黄的另一种病变机转。湿热郁蒸于上，则但头汗出；湿热不得外越则身无汗，剂颈而还；湿热不得下行，故小便不利；湿热郁蒸，邪无出路，熏蒸肝胆，故见"发黄"。治疗当清热利湿，可选用茵陈五苓散或茵陈蒿汤等。

【原文】

伤寒六七日，结胸热实，脉沉而紧，心下痛，按之石鞕者，大陷胸汤主之。（135）

【讲解】

本条论述结胸证的主要脉证。

结胸证有因误下形成者，也有不因误下而形成者，后者与病人的体质密切相关。本条所述即为后一种情况。"结胸热实"，明确指出结胸的性质为"热实"；"脉沉而紧，心下痛，按之石硬"为结胸的主症，概称之为"结胸三症"，是临床辨证的重要标志。沉主里、主水，紧主邪实、主痛，"脉沉而紧"即为水饮内结而疼痛；水热互结于胸胁，气机阻滞不通，故见"心下痛"；"按之石硬"说明病变部位触之有坚硬、胀满、紧张、疼痛拒按之感。

【原文】

伤寒十馀日，热结在裏，复往来寒热者，与大柴胡汤；但结胸，无大热者，此爲水结在胸脅也；但头微汗出者，大陷胸汤主之。（136）

太阳病，重发汗而复下之，不大便五六日，舌上燥而渴，日晡所小有潮热，从心下至少腹鞕满而痛不可近者，大陷胸汤主之。（137）

【讲解】

此两条论述大陷胸汤证、大柴胡汤证、大承气汤证的鉴别。

大陷胸汤证、大柴胡汤证、大承气汤证均为里热实证，都属于"热结在里"的证候，但三个方证热结的部位不同，应予区别。

伤寒十余日不愈，热结在里，可见大便不通，"复往来寒热"为热结少阳的特征，故选用大柴胡汤。根据第103条、第165条可知，大柴胡汤证应该还可见呕吐、下利、心中痞硬、郁郁微烦等症。其病机为热结少阳。

大陷胸汤证的病机为水热互结于胸胁，故可见但结胸，即胸胁硬满疼痛，或心下痛，按之石硬，甚者从心下至少腹硬满而痛不可近；水阻热郁，热难透达，故"无大热"；水热互结，向上蒸腾，故见"但头微汗出"；"不大便五六日，舌上燥而渴，日晡所小有潮热"，说明里热可波及阳明，但终因病位不在阳明，所以是小有潮热，并且没有阳明腑实的其他征象。大陷胸汤证既有津伤胃燥，又有水热内结，故以"不大便五六日，舌上燥而渴，日晡所小有潮热，从心下至少腹硬满而痛不可近"为其特征。从临床症状上看，与大承气汤证颇为相似，但认真分析，则又有所不同。大承气汤证的病机为热结阳明，燥屎内结，腑气不通，故表现为大便秘结；腑气不通，表现为腹满痛或绕脐疼痛，与"从心下至少腹硬满而痛不可近"有别；阳明热盛，迫津外泄，故见全身或手足濈然汗出，与"但头微汗出"有别；阳明腑实证日晡潮热明显，与"日晡所小有潮热"不同；阳明浊热上扰心神，可见谵语，而结胸证无谵语表现。

《经方实验录》中有王季寅在《医界春秋》上发表的《同是泻药》的一篇文章，记述他自己服大承气汤和大陷胸汤后的体验。王氏在旅途中冒大风，腹中暴痛，服大承气汤，数日中共服下五剂，下积物虽多，胸腹初稍畅，后仍硬痛如故，而精神衰惫。后改用大陷胸汤，服后觉此方与前方大不相同。前所服硝黄各剂，下咽即觉药力直抵少腹；服大陷胸汤后，硝黄之力竟不下行，盘旋胸腹之间，一若寻病者然，逾时下黑色如棉油者碗许，顿觉胸中豁然，痛苦大减，四五剂后饮食倍进。

2.大陷胸丸证（131下）

【原文】

結胸者，項亦強，如柔痓狀，下之則和，宜大陷胸丸。（131下）

大陷胸丸方

大黄半斤　葶藶子半升^{（熬）}　芒硝半升　杏仁半升^{（去皮尖，熬黑）}

上四味，搗篩二味，内杏仁、芒硝，合研如脂，和散。取如彈丸一枚，別搗甘遂末一錢匕，白蜜二合，水二升，煮取一升，温頓服之，一宿乃下；如不下，更服，取下爲效。禁如藥法。

【词解】

柔痓：痓病的一种。痓病是以项背发强，角弓反张为主症的疾病。有汗者称柔痓，无汗者称刚痓。

【讲解】

本条论述结胸之邪偏结于上的证治。

既言结胸，故应见胸膈或心下硬痛；若水热互结，病位偏上，津液凝聚而失于濡润，以致筋脉不利，颈项强急，故"如柔痓状"；水阻热郁，水热互结，向上蒸腾，还可见"但头微汗出"（参考原文第136条）。本证水热互结，部位偏上；治疗当逐水破结，峻药缓攻；方选大陷胸丸。方中大黄、芒硝、甘遂泻热逐水破结；葶苈子、杏仁利肺气、泻肺水；用白蜜甘以缓之，使药力缓行。丸者，缓也。改汤为丸，意在峻药缓图。本证病位偏上，且病情较缓，故适于用丸。

3. 小陷胸汤证（138）

【原文】

小結胸病，正在心下，按之則痛，脉浮滑者，小陷胸湯主之。（138）

小陷胸湯方

黄連一兩　半夏半升^{（洗）}　栝樓實大者一枚

上三味，以水六升，先煮栝樓，取三升，去滓；内諸藥，煮取二升，去滓，分温三服。

【讲解】

本条论述小结胸病的证治。

"小结胸病"说明本证当有结胸的基本表现；"正在心下"说明部位局限，仅局限于心下；"按之则痛"说明症状较结胸为轻，心下硬满，按之则痛，不按不痛；"脉浮滑"，浮主热而浅，滑为痰热，脉浮滑示痰热互结病势轻浅，故称小结胸；痰热内结，还可见呕恶、舌苔黄腻之症。其病机总属痰热互结，治以清热涤痰开结，以小陷胸汤主之。方用黄连清泻心下之热，半夏涤痰化饮散结，瓜蒌实清热涤痰而兼润下。

大小结胸证在病因病机、病位、症状、治法及所用方剂上都有区别。大结胸证是水热互结，范围广，症状表现为从心下至少腹硬满而痛不可近，脉沉紧，治疗当泻热逐水破结，方选大陷胸汤；小结胸证是痰热互结，范围局限，症状表现正在心下，按之则痛，脉浮滑，治疗当清热涤痰开结，方选小陷胸汤。

痰、水、湿三者都与人体的津液代谢紊乱有关。痰为津液停聚，又因热邪炼灼，或因寒邪凝聚而成，其性黏稠，故为病范围局限；水亦为人体津液停聚而成，但其性稀薄，故为病范围广泛；湿与水相类，但其尚未聚而成形，呈弥散状态，故其为病范围更为广泛。三者的区别可从痰与热结的小陷胸汤证、水与热结的大陷胸汤证和湿热互结的茵陈蒿汤证进行理解。

（四）寒实结胸

三物小白散证（141下）

【原文】

寒實結胸，無熱證者，與三物小陷胸湯，白散亦可服。（141下）

白散方

桔梗三分　巴豆一分（去皮心，熬黑，研如脂）　貝母三分

上三味爲散，内巴豆，更於臼中杵之，以白飲和服。強人半錢匕，羸者減之。病在膈上必吐，在膈下必利。不利，進熱粥一杯；利過不止，進冷粥一杯。

【讲解】

本条论述寒实结胸的证治。

考《金匮玉函经》和《千金翼方》，本条原文中均无"陷胸汤"及"亦可服"六字，可从。

寒实结胸，乃因寒邪与痰饮结聚于胸膈成实。是结胸证，故应见胸膈或心下硬痛；"无热证"即无口渴、舌燥、心烦懊憹、日晡潮热等症。又因水寒内结，阻滞胸阳，而致气机不利，津液不布，故常见畏寒喜暖、

喘咳气逆、短气、大便秘结等症。病机为寒水互结于胸胁，治疗当散寒逐水，涤痰破结，方用三物白散。方中巴豆辛热峻下，攻痰逐水，泻下寒积；桔梗开提肺气，祛痰开结；贝母化痰解郁散结。

方中巴豆、桔梗、贝母以 1∶3∶3 的比例，研末为散。方后注云"病在膈上必吐，在膈下必利"，这是服药后的反应。可见寒实之邪可因其高而吐越之，也可随其势而泻利之。因本方药性峻猛，吐下又易伤胃气，故用"白饮和服"，且强人服半钱匕，羸者减之，现代用量可从 0.5g 开始。服药后如果要加强泻下之力，可进热粥以助药力；如果泻下过猛，可进冷粥，以抑制泻下，故用粥既可调节药物作用，又可资谷气以保胃气、存津液。

本方为《伤寒论》中用温下法的代表，开下法一大法门。

（五）结胸证治禁与预后（132、133）

【原文】

結胸證，其脉浮大者，不可下，下之則死。（132）

【讲解】

本条论述结胸证的治禁。

结胸证邪结于里，脉沉紧是其主脉。出现脉浮大，可能有两种情况：若脉浮大有力，是表证仍在，若下之过早，则脏腑之气受伤，表邪内陷，病情加重，预后不良；若脉浮大无力，是正虚邪实，再以下法，则正气虚脱，故称"下之则死"。

对于此条需具体分析。如果大结胸证脉见浮大有力，可能是表证仍在，为表里同病之例，当根据表证和里证的轻重缓急来决定治法。若表证重，结胸证不急不重，其治法当先表后里；若表证不重，或结胸证已经很急很重，则应循先里后表之法，先用大陷胸汤下之，此时的下法是正确的治法，不会因下而致死。

【原文】

結胸證悉具，煩躁者亦死。（133）

【讲解】

本条论述结胸证预后。

"结胸證悉具"，指结胸证心下痛，按之石硬，脉沉紧等主症完全具备，说明热盛邪实，病情危重。若病人再出现烦躁症状，是邪盛已极，正不胜邪，故称"死"。

七、脏结

（一）脏结辨证（129）

【原文】

何謂藏結？答曰：如結胸狀，飲食如故，時時下利，寸脉浮、關脉小細沉緊，名曰藏結。舌上白胎滑者，難治。（129）

【讲解】

本条论述脏结证的脉证特点。

本条应与第128条结胸证联系来看。脏结与结胸虽有近似之症，但病机有寒热之别。脏结乃因脏气虚衰，阴寒凝结，气血阻滞所致。"如结胸状"，说明在症状上有心下满痛甚至连及少腹疼痛，结合第167条可知病人甚至可有"胁下素有痞，连在脐旁，痛引少腹，入阴筋"的表现。邪结在脏，胃中无实邪阻滞，故"饮食如故"；阳虚有寒，脾肾阳虚，故"时时下利"；虚阳浮越，故寸脉浮；阳虚阴寒内结，故关脉小细沉紧；阳虚寒盛，故"舌上白胎滑"。寒结之实，非攻不去，但脏气极虚，不耐攻伐，故称"难治"。

（二）脏结治禁及危候（130、167）

【原文】

藏結無陽證，不往來寒熱，其人反靜，舌上胎滑者，不可攻也。（130）

【讲解】

本条补述脏结证的证候及治禁。

"脏结无阳证"概括了脏结证的特征。无阳证可看作不见发热、脉浮的太阳表证；"不往来寒热"是无少阳证；又见其人不烦反静，是无阳明之里热证。"舌上胎滑"是脏虚寒凝。脏结本属阴证，是脏气虚衰，阴寒凝结，自无攻下之理，故曰"不可攻也"。

【原文】

病脅下素有痞，连在脐旁，痛引少腹，入陰筋者，此名藏結，死。
（167）

【词解】

阴筋：指男子外生殖器。

【讲解】

本条论述脏结危候。

"胁下素有痞，连在脐旁"，沉疴痼疾，经年累月，病入血脉，从胁下连及脐旁，为病变广泛，并示阴寒之邪业已深伏。"痛引少腹，入阴筋"说明疼痛严重，波及范围广，邪结三阴，因为胁下乃厥阴肝经所属；脐旁大腹为太阴脾经所主；少腹下焦为肝肾之处。本证日久病深，阴寒过盛，正气将绝，故称"死"，以示预后不良。

本条所述证候与西医学晚期肝癌的表现极其相似。

八、痞

（一）痞证的成因及特征（151）

【原文】

脉浮而緊，而復下之，緊反入裏，則作痞。按之自濡，但氣痞耳。
（151）

【词解】

①濡：柔软。

②气痞：气机痞塞。

【讲解】

本条论述痞证的成因及证候特点。

未言何病，以脉测证，见脉浮而紧，是为太阳伤寒表实证，应以麻黄汤发汗解表。若误用下法，则"紧反入里"，紧，在这里指表寒之邪。误下则里虚，脾胃之气先伤，在表之邪乘机内陷，结于心下，影响脾胃升降功能，致气机痞塞，遂成痞证。痞证的特点是心下痞，按之自濡。心下痞即自觉心下堵闷不舒；按之自濡即但满而不痛，按之柔软无物，一般无硬满之他觉。说明痞证内无有形之邪，只是脾胃气机壅滞，故云"但气痞耳"。

本条可与第131条参看。痞证主要是因太阳病误治以后，里虚邪陷所致。也可由于病人胃阳虚弱，内无痰水内停，即"病发于阴"，医者不察，无胃实而反下，虚其里气，故致脾胃气机壅滞，遂成痞证。此外，也不能排除由于饮食所伤，或情志等因素所致中焦脾胃气机壅滞。所以，伤寒与杂病都能发生此证，而不可偏持一面。

本证当与结胸作鉴别比较。结胸为痰水等有形之实邪内结，故其证或为胸胁硬满，或为心下硬满，但按之必痛；痞证为无形之邪，由气机痞塞而成，故按之柔软而不硬不痛。

（二）寒热错杂痞

1. 半夏泻心汤证（149）

【原文】

傷寒五六日，嘔而發熱者，柴胡湯證俱，而以他藥下之，柴胡證仍在者，復與柴胡湯。此雖已下之，不爲逆，必蒸蒸而振，卻發熱汗出而解。若心下滿而鞭痛者，此爲結胸也，大陷胸湯主之。但滿而不痛者，此爲痞，柴胡不中與之，宜半夏瀉心湯。（149）

半夏瀉心湯方

半夏半升（洗）　黃芩　乾薑　人參　甘草（炙）各三兩　黃連一兩大棗十二枚（擘）

上七味，以水一斗，煮取六升，去滓；再煎取三升，溫服一升，日三服。

【词解】

蒸蒸而振：指寒战得很厉害。蒸蒸，兴盛貌。振，振动，指寒战。

【讲解】

本条论述少阳误下后可出现柴胡证仍在、大结胸、痞三种转归以及半夏泻心汤的证治。

伤寒病在表，经五六日，邪传少阳，故见"呕而发热者"，少阳属胆与三焦，凡阳经为病，必见发热。邪在胆，逆在胃，胃气上逆则作呕，故发热而呕是少阳主症已见，即"柴胡汤证俱"。病在少阳，本当和解，而误行攻下，从而产生三种不同转归：

第一，虽经误下，但病情未变，即"柴胡证仍在"。说明其人正气较盛，未因误下而引邪内陷形成坏证，故曰"此虽已下之，不为逆"，可复与柴胡汤和解少阳。服柴胡汤后，正气得药力之助，奋起与邪气抗争，以致产生"蒸蒸而振，却发热汗出而解"的战汗。

第二，若误下后，见心下满痛，按之石硬，是素有水饮留于心下，因误下至少阳邪热内陷入里，与水饮等有形实邪相结于胸膈，形成了"心下满而硬痛"等大结胸证，则应治以大陷胸汤。

第三，若脾胃素虚，升降紊乱，误下则脾胃更虚，气机壅塞不通，故而出现"但满而不痛"的心下痞证。此之痞满在于心下，不在胸胁，是中焦气机痞塞，非为少阳之邪不解，故不能再用柴胡汤，可用半夏泻心汤和中降逆以消痞。

同样是在少阳，同样是误下，为什么会形成不同的结果？结合第131条"病发于阳而反下之，热入因作结胸；病发于阴而反下之，因作痞也"不难理解，此与病人的体质状态相关，但仍然要据证而辨。

"战汗"是在热病过程中，邪气流连不解，正气长期受困，或因误治而正气受挫，经过适当的治疗，正气得助，奋起抗邪，正邪激烈相争，最终正气一鼓驱邪外出的现象。其具体过程是：先有全身寒颤，甚则肢冷脉伏，继之全身透出大汗。

叶天士在《温热论》中也论过"战汗"，他说："若其邪始终在气分流连者，可冀其战汗透邪，法宜益胃，令邪与汗并，热达腠开，邪从汗出。"叶天士提出，在欲作战汗之时，法宜益胃。王孟英认为："益胃者，在疏瀹其枢机，灌溉汤水，俾邪气松达与汗偕行。"具体来说，应该是指扶助正气，补充津液，宣展气机。叶天士所说的"益胃"，可能也与小柴胡汤中用了人参、甘草、大枣有关。周学海认为，伤寒战汗应治以温补元阳，温病战汗应治以甘寒而扶胃生津，可供参考。

战汗透邪，有一战而解者，也有邪盛正虚，需再战而解者。

战汗之后，应密切观察病人的情况。若汗出热退，肤冷蜷卧，但脉象和缓，神情安静，为邪去正安之象，让病人安舒静养一昼夜即可；若汗后肢冷脉微，或脉搏躁动，躁扰不宁，则为虚脱之象，应予救治。

"但满而不痛"是心下痞的辨证眼目，以此可与心下硬满疼痛的结胸证相鉴别。由此引申，可根据病邪性质及其所结的部位对不同病证进行鉴别。小结胸证：病机为痰热互结于心下，部位正在心下，按之则痛，脉浮滑；大结胸证：病机为水热互结于胸胁，病位比小结胸证广泛，可以在心下，但表现为心下痛，按之石硬，甚者则从心下至少腹硬满而痛不可近；寒实结胸证：病机为水寒互结于胸胁，部位也在心下，但无热证表现；脏结证：病机为脏气极虚，阴寒凝结，病位从胁下一直至少腹入阴部，表现为脏结无阳证，病胁下素有痞，连在脐旁，痛引少腹入阴筋；蓄血证：病机为瘀热互结于下焦，病位在少腹，表现为少腹急结或硬满，其人如狂或发狂。

《金匮要略·呕吐哕下利病脉证治》谓："呕而肠鸣，心下痞者，半夏泻心汤主之。"是对本条心下痞证的补充，也是将半夏泻心汤列为呕利痞的主要依据。半夏泻心汤证的病机是寒热错杂，升降紊乱，痰气痞结。脾胃虚弱，升降紊乱，气机痞塞，故见"心下痞"；胃气不降，故见"恶心、呕吐"；脾气不升，故见"肠鸣、下利"。治疗当和中降逆消痞。方中半夏辛温而散，化痰开结，降逆止呕；干姜辛热，温中散寒；黄芩、黄连苦寒，泻热消痞；姜、夏、芩、连并用即是辛开苦降、寒温并用的配伍。人参、大枣、甘草以补脾胃之虚，复升降之职，又是攻补兼施配伍，达到畅达气机，消除痞满的目的。

半夏泻心汤要求"去滓重煎"。《方言》谓："有汁而干谓之煎。""去滓重煎"即将药汁浓缩，一是使药性醇和，体现和合之意，《伤寒论》中有七方要求去滓重煎，全是和解剂；二是使药物浓缩，减少服药的量，这对消化系统的疾病尤为重要，因为病人本来脾胃就虚，如果让病人每次服药的量太多，会加重病人胃部的不适感，使病人不愿意服中药。

1993年，我曾治疗一个病人，胃病多年，久治不愈，更为严重的是，病人诉不吃药还好一些，吃了药更难受，吃西药后胃里要难受半天，喝一碗中药下去更难受。所以现在病没治好，又不敢吃药。病人本来不想看病，只是想跟我聊聊。病人的主诉是胃脘胀满，食欲不振，大便溏泄。我说："我给你开 3 剂药，按照我告诉你的方法吃吃试试。"方就是半夏泻心汤，让病人去滓重煎，将药量浓缩至 300mL 左右，用汤匙少量多次频服，一天将 300mL 药服完就行，不管多少次，以服下去胃不难受为度。结果病人一听，就说："我觉得您的药肯定有效，以前从没有医生告诉我这么吃药。"病人服完 3 剂药，病情大为好转，又如法服用 3 剂，胃病痊愈。

由此，我们可以悟出，凡是消化系统的疾病，用药都应去滓重煎，浓缩药量，少量多次频服，特别是有恶心呕吐症状的病人，更应如此服药。

临床运用半夏泻心汤的具体标准如下：呕、利、痞并见者；心下痞而见口苦、口干、口黏、舌苔黄腻等湿热表现者；呕吐而见口苦、口干、口黏、舌苔黄腻等湿热表现者；胃中嘈杂而见口苦、口干、口黏、舌苔黄腻等湿热表现者；胃脘部或胀或满，或痛，或嘈杂不适，同时有其他寒热见证者，如牙龈肿痛而胃部怕凉，背部发热而胃部怕冷，口苦、口臭、口疮而大便溏等；自觉胃中灼热欲食凉，而食凉后腹中不适，或胀或泻，舌红，苔腻质嫩，脉弦者。

半夏泻心汤开辛开苦降以治疗湿热阻滞中焦的先河，凡属湿热阻滞中焦者都可选用本方。我在临床上用得最多的是慢性肾衰竭表现有湿热困阻中焦而见恶心呕吐者，用本方去滓浓煎，少量多次频服，多能应手取效。

本方还可广泛用于急慢性胃肠炎、消化不良、胃扩张、胃酸过多、胃肠功能紊乱等消化系统疾病，以及其他疾病出现半夏泻心汤证者，如肝炎、胆囊炎、慢性肾衰竭尿毒症、冠心病等。

半夏泻心汤和小陷胸汤均为寒温并用、辛开苦降之剂，但半夏泻心汤证是湿热各半，正虚邪实，寒热并见；而小陷胸汤证为纯实无虚，纯热无寒，热多湿少。从典型的病例来看，二者容易区别，半夏泻心汤证是呕、利、痞并见，小陷胸汤证是正在心下，按之则痛。但二者的变异则互相重叠，如半夏泻心汤证有见心下痞满而按之疼痛者，小陷胸汤证也可见心下痞满而按不痛者，此时的鉴别比较困难。我的体会是：可从大便和舌象进行鉴别，半夏泻心汤证大便泻下者多，起码不会是便秘，也有兼见便秘的，但此时已经不是本证，治疗时需要进行加减，如加大黄之类，小陷胸汤证则多为便秘；从舌象而言，半夏泻心汤证多为舌质淡或有齿痕，而小陷胸汤证则多表现为舌质红。

附：关于半夏泻心汤证的病机分析

半夏泻心汤证的病机是"寒热错杂，虚实互见，痰气痞结，升降紊乱"，学术界对此并无疑义。问题的关键是临床上典型的病例只有心下痞满而呕，或见下利，全无寒热虚实见证，不知寒热在何处，痰气在何方，虚实从何来，怎么辨认？正如钱潢所言："阴阳参错，寒热分争，虚实更互，变见不测，病情至此，非唯治疗之难，而审察之尤不易也。"乍看起来，确实如处雾里云中，茫茫然无所见。根据我的体会，可按以下步骤来分析：

第一步，肯定半夏泻心汤治疗"痞证"的疗效。如果疗效肯定，我们就可以根据组方用药进行以方测证，以药测证。只要这个前提存在，我们后面的分析就是有根据的。半夏泻心汤治疗"痞证"的疗效已经得到历代医家的反复验证，不仅是肯定的，而且是神奇的。有关半夏泻心汤的验案，可谓比比皆是，汗牛充栋。

第二步，以方测证。半夏辛、温，有毒，入脾、胃、肺经，具有燥湿化痰，降逆止呕，宽中散结的功能。方以半夏为君，且以之名方，可见半夏泻心汤所治之证有痰阻的病机。回过头来看，痰阻中焦可致胃脘痞闷和恶心呕吐也是理所当然的。刘渡舟教授更有用半夏泻心汤治疗呕吐、心下痞的案例，药后泻下大量白色痰涎而呕吐、心下痞即愈。干姜辛热，主要功能是温中散寒，所以半夏泻心汤证有寒，寒在脾。黄连、黄芩苦寒清热，主要是清心胃之热，所以半夏泻心汤证有热，热在胃。人参、甘草、大枣，甘温益气和中，补脾胃之虚，可见半夏泻心汤有虚的一面，虚在中焦。以上所说的寒、热、痰，就是实的一面。如此看来，半夏泻心汤证寒热虚实痰的存在是毫无疑问的。

第三步，分析寒热虚实痰的来源。《伤寒论》中的半夏泻心汤证由小柴胡汤证误下而成，寒热之致，可因外邪入里化热，苦寒攻里伤阳，热自外入，寒自内生，结于胃脘。但又不可拘于外邪内陷之说，临床所见，此证多因脾胃升降功能失常所致。中焦脾胃是人体水火气机升降出入的枢纽。枢纽运转，脾升胃降，升清降浊，不仅是脾胃自身的功能，他如肺之宣降、肝之升发、心火之下降、肾水之上承，无不藉此以斡旋其中。反之，若脾胃损伤，中焦阻滞，气机必然紊乱。就脾胃的生理特性而言，脾恶湿，易为湿困而伤阳，阳虚则生寒生痰湿，所谓"脾为生痰之源"即指此而言；胃恶燥，阳明为多气多血之经，易于化热。脾虚所生之湿与胃热相合，则可生成湿热或痰热。所以"寒热互见，虚实夹杂"是中焦病的特点。而"寒热互见，虚实夹杂"实则源于脾胃升降紊乱，脾气不升则利；胃气不降则呕；寒热互结，升降紊乱，加之痰阻中焦，所以痞满在所难免。方中半夏、干姜之辛温，虽为化痰散寒而设，实则又可助脾气之升；芩、连之苦寒，虽为清热而设，实则还可助胃气之降，此即著名的"辛开苦降"，既可除中焦之寒热、痰热湿热，又可遂脾胃升降之性；参、枣、草甘调以复脾胃之气，脾胃强健则升降自调。

由是言之，心下痞满而呕，或见下利；特别是呕、利、痞并见，便是寒热错杂，虚实互见之确证，不必他求寒热之表现。当然，半夏泻心汤所治之证，也可表现为可见之寒热者。

附：关于复发性口疮的治法

大多数复发性口疮患者表现为上有口疮，下有便溏，中有胃脘不适等消化功能障碍。如果不进行整体考察，就容易犯头痛医头，脚痛医脚的错误，见口疮而用苦寒清热，则便溏加重；治便溏用温补则口疮加重。《伤寒论》用半夏泻心汤治疗呕、利、痞和《金匮要略》用甘草泻心汤治疗狐惑为我们提供了寒温并用，攻补兼施，调理升降的思路，李东垣对此更有发挥。他认为"脾胃一虚，则阴火下溜"，认识到了脾胃虚与阴火的关系。而其所谓之"阴火"，包括脾胃内伤，升降失常，湿热困阻中焦，上熏于心，致心火不降而旺于上，所以他提出"于脾胃中泻心火之亢盛，是治其本也"。他的这一理论揭示了复发性口疮的发病机理，我于临床师仲景半夏泻心汤法，用东垣补脾胃泻阴火升阳汤方（人参、黄芪、炙甘草、苍术、黄连、黄芩、石膏、羌活、柴胡、升麻），根据病人的具体情况稍事加减，多能获得满意的疗效。

2. 生姜泻心汤证（157）

【原文】

傷寒汗出，解之後，胃中不和，心下痞鞕，乾噫食臭，脅下有水氣，腹中雷鳴，下利者，生薑瀉心湯主之。（157）

生薑瀉心湯方

生薑四兩^{（切）}　甘草三兩^{（炙）}　人參三兩　乾薑一兩　黃芩三兩

半夏半升（洗）　黄连一兩　大棗十二枚（擘）

上八味，以水一斗，煮取六升，去滓，再煎取三升。温服一升，日三服。

【词解】

①噫：同"嗳"，即嗳气。《说文》："噫，饱食之息。""噫"作叹词时读yī，如《蜀道难》的开头有："噫吁嚱（yīxūxī），危乎高哉！蜀道难，难于上青天！"

②食臭：指饮食味。这里指饮食的馊腐味。臭：古代泛指气味。有指芳香的气味，如"其臭如兰"；也指秽浊的气味。现在只指秽浊的气味。

【讲解】

本条论述胃虚，水饮食滞不化致痞的证治。

伤寒病在表，汗出之后，表证虽解，但脾胃受损，或平素脾胃虚弱，以致邪气乘机内陷，寒热错杂，互阻于中焦，使脾胃升降失常，气机痞塞，而致"胃中不和，心下痞硬"，遂成痞证。一般来讲，心下痞当按之柔软，此言"心下痞硬"，是谓按之腹肌有紧张感，属气机痞塞之重症。然虽痞硬，却按之不痛，故仍与结胸证有别。脾胃虚弱，运化不利，升降失职，以致食滞不化，中虚气逆，故见"干噫食臭"；"胁下有水气"，水走肠间，故"腹中雷鸣，下利"；水气内停，故本证尚可见小便不利，下肢浮肿等症。其病机为脾胃不和，寒热错杂，气机痞塞，兼水饮食滞。治以生姜泻心汤和胃降逆，散水消痞。

本方即半夏泻心汤减干姜为一两，加生姜四两而成。其组方原则与半夏泻心汤基本相同，均属辛开苦降甘调之法。但二方同中有异，半夏泻心汤是治疗痞夹痰气，而生姜泻心汤治痞夹水气。由于生姜泻心汤的治疗重点在于胃中不和，胁下有水气，故重用生姜以加强温胃化饮的功能。

3. 甘草泻心汤证（158）

【原文】

傷寒中風，醫反下之，其人下利日數十行，穀不化，腹中雷鳴，心下痞鞕而滿，乾嘔，心煩不得安。醫見心下痞，謂病不盡，復下之，其痞益甚。此非結熱，但以胃中虛，客氣上逆，故使鞕也。甘草瀉心湯主之。（158）

甘草瀉心湯方

甘草四兩^(炙) 黃芩三兩 乾薑三兩 半夏半升^(洗) 大棗十二枚
^(擘) 黃連一兩

上六味，以水一斗，煮取六升，去滓，再煎取三升，溫服一升，
日三服。

【词解】

①谷不化：食物不消化。

②结热：实热阻结。

【讲解】

本条论述误下而脾胃虚，痞利俱甚的证治。

原方中无人参，据林亿等的方后注及《千金翼方》《外台秘要》应有
人参。

伤寒或中风，为病在表，本当以汗解之，医反用下法攻里，必伤脾胃之
气而引表邪内陷。脾胃气虚，腐熟运化失职，饮食水谷不得消化而下注，故
其人泻利日数十行而有完谷不化、肠鸣辘辘、腹中雷鸣等症；脾胃虚弱，寒
热错杂，升降失常，气机壅塞，故心下痞硬而满；胃气不降而上逆，故干
呕；因吐利、心下痞硬胀满而致心烦不得安。心烦者，火热扰于上也；下利
者，水寒注于下也。心烦不得安与下利水谷不化同见，正是脾胃气虚，升降
失常，阴阳不调，寒热错杂的反映。医见心下痞硬而满，认为是里有实邪而
"病不尽"，遂又用泻下，以致脾胃之气更虚，中焦升降斡旋之力更弱，因而
使心下痞硬不仅不除，反而更加严重。"此非结热，但以胃中虚，客气上逆，
故使硬也"是自注句，说明心下痞硬，并不是由于实热内结，而是由于脾胃
气虚，邪气内陷，气机痞塞，胃中虚气上逆所致。故仍应治以辛开苦降甘调
之法，用甘草泻心汤以和胃补中，消痞止利。其方即半夏泻心汤加重甘草用
量至四两而成，意在加强补脾胃的作用。

（三）痰气痞

旋覆代赭汤证（161）

【原文】

傷寒發汗，若吐若下，解後，心下痞鞕，噫氣不除者，旋覆代赭

汤主之。（161）

旋覆代赭汤方

旋覆花三兩　人参二兩　生薑五兩　代赭一兩　甘草三兩^{（炙）}　半夏半升^{（洗）}　大棗十二枚^{（擘）}

上七味，以水一斗，煮取六升，去滓，再煎取三升，温服一升，日三服。

【讲解】

本条论述胃虚痰气痞塞、噫气不除的证治。

伤寒病在表，若汗不得法，或经吐下之误，虽表邪已解，但脾胃气伤，脾胃运化腐熟功能失常，则痰饮内生；胃虚痰阻，升降失和，则心下痞硬；脾胃气伤，土虚木乘，肝胃气逆，则噫气不除。治以旋覆代赭汤和胃化痰，镇肝降逆。方中旋覆花苦辛咸，微温，归肺、脾、胃、大肠经，降气消痰，行水止呕；代赭石苦寒，入肝、心经，平肝潜阳，降逆；半夏苦温，燥湿化痰，降逆止呕，散结；生姜辛温，温胃化饮，降逆止呕；人参、大枣、甘草益气健脾，补虚和胃。本方煎服法中也要求去滓重煎。

"诸花皆升，旋覆独降"，在《神农本草经》中载"旋覆花，味咸温，主结气胁下满，惊悸，除水，祛五脏间寒热，补中下气"。《名医别录》亦载其"甘微温，有小毒，消胸上痰结，唾如胶漆，心胁痰水，膀胱留饮，风气湿痹，皮间死肉，目中眵，利大肠，通血脉，益色泽"。可见旋覆花作用主降，有很强的降气消痰行水的作用。另外，旋覆花又名金沸花，旋覆花的全草又叫金沸草，出自《神农本草经》，又名旋覆梗，性味咸温，入肺、大肠经。功能为散风寒，化痰饮，消肿毒，祛风湿。

《神农本草经》载"代赭石，味苦寒，主鬼泣，贼风，蛊毒，杀精物恶鬼，腹中毒邪气，女子赤沃漏下"。《名医别录》称代赭石能"养血气，除五脏血脉中热"。可见代赭石能镇上逆之热，清下郁之邪，苦寒力强。

本方证是反复误治，致胃虚寒而生痰饮，并肝胃气逆，所以化痰降逆都是以温补为基础的。旋覆花、代赭石都具有较强的降逆化痰功能，但旋覆花性温，代赭石性寒，因此用量不一样，旋覆花用至三两，代赭石仅用一两，这与一般的用药习惯正好相反。一般用花时量小，用石时量大，这也正是用本方时的注意点。许多时候，就是因为这两味药的用量颠倒而致疗效不佳。

也正因为如此，本方中的生姜用量也要大，原方用五两。综观全方，偏温偏补。

本证的噫气不除，与生姜泻心汤证的干噫食臭应加以鉴别。本证之噫气不除，是指噫气频作，持续不断，而心下痞硬不能解除。因属痰气交阻之痞，故与生姜泻心汤证有别。

（四）水痞

五苓散证（156）

【原文】

本以下之，故心下痞，與瀉心湯，痞不解，其人渴而口燥，煩，小便不利者，五苓散主之。一方云，忍之一日乃愈。（156）

【讲解】

本条论述蓄水而致心下痞的证治。

"本以下之，故心下痞"，是说心下痞的成因，来自于太阳病误下。"与泻心汤，痞不解"，心下痞治以泻心汤，本为正治之法，但服汤后，痞不解，说明此心下痞既非热痞，亦非寒热错杂之痞。其人见口燥渴，心烦，小便不利，反映有水饮内停。水蓄膀胱，气化不利，津不上承，故见口舌干燥，渴欲饮水；不能气化以行水，所以小便不利；水津不升不降而使中焦痞塞，故心下痞。此心下痞由水而生，故可称为"水痞"，其病机为水饮内停，气机壅塞，升降失常，治以五苓散化气行水，使小便通，气化行，升降利而痞自解。"一方云，忍之一日乃愈"，水蓄膀胱轻者，不饮则外水不入，所停之水得行，而痞证亦可愈。

《伤寒论》中有心下痞的方证包括桂枝人参汤证、十枣汤证、大柴胡汤证、五苓散证、旋覆代赭汤证以及五泻心汤证，临床需细加鉴别。

（五）痞证误下后下利的辨治

赤石脂禹余粮汤证（159）

【原文】

傷寒，服湯藥，下利不止，心下痞鞕，服瀉心湯已。復以他藥下之，利不止，醫以理中與之，利益甚。理中者，理中焦，此利在下

焦，赤石脂禹餘粮湯主之。復不止者，當利其小便。（159）

赤石脂禹餘粮湯方

赤石脂一斤（碎）　太一禹餘粮一斤（碎）

上二味，以水六升，煮取二升，去滓，分溫三服。

【讲解】

本条论述误下致痞及下利不止的证治。

伤寒为病在表，服汤药致下利不止，心下痞硬，说明是误用泻下药物，伤害了脾胃之气。脾虚清气不升，故下利不止；升降失常，寒热错杂，气机痞塞于中，故心下痞硬，本证治以泻心汤，如甘草泻心汤，原属对证，其所以不效，可能是病重药轻，仍可续服。医见服泻心汤不愈，误认为实邪所致，遂以他药下之，以致里气更虚，关门不固而下利不止。医又认为是中焦虚寒之下利，而治以理中汤温中健脾，然下利不仅不止，反而更加严重。这是因为"理中者，理中焦，此利在下焦"，仲景回答了服药不愈的原因。为此，当以赤石脂禹余粮汤涩肠固脱，以止下利。若服赤石脂禹余粮汤而下利仍不止者，其人又有小便不利者，此乃下焦气化不利，清浊不分，水气渗于大肠之故，治当利小便而实大便，使水湿去而达到止泻的目的。

赤石脂禹余粮汤中赤石脂酸温收涩，禹余粮甘平固涩，二者皆入胃与大肠经，均能涩肠固脱止利。

本条以伤寒误下为始因，引出几种下利的辨证与治法，即邪陷表解，脾胃气虚，寒热错杂，升降失常，气机痞塞，心下痞硬，下利不止者，用泻心汤和胃消痞；若脾胃虚寒，表邪不解，而见心下痞硬，利下不止者，当用桂枝人参汤温中散寒，两解表里；若表解邪陷，纯属中焦虚寒者，则宜用理中汤温中散寒；若属下元不固，滑脱下利者，当以赤石脂禹余粮汤涩肠固脱止利；若见大便泻利不止而小便不利者，是脾运失职，水湿偏渗于大肠，清浊不分，水道不利之证，当治以利小便，分清浊而实大便。了解到以上各种下利的证候，以及它们之间的内在联系，对指导临床辨治下利有重要意义。

九、上热下寒证

黄连汤证（173）

【原文】

伤寒，胸中有热，胃中有邪气，腹中痛，欲呕吐者，黄连汤主之。
（173）

黄连汤方

黄连三两　甘草三两（炙）　乾薑三两　桂枝三两（去皮）　人参二两
半夏半升（洗）　大枣十二枚（擘）

上七味，以水一斗，煮取六升，去滓，温服。昼三夜二。

【讲解】

本条论述上热下寒，腹痛欲呕吐的证治。

本条所说"胸中"与"胃中"乃是指上下部位而言。所谓"胸中有热"
即指邪热偏于上，包括胃脘，上至胸膈。"胃中有邪气"，即指腹中有寒气，
部位偏于下，包括脾、下至于肠。今热邪在上，胃气不降，上逆而作呕吐；
寒邪在腹，脾气受伤，寒凝气滞，故腹中疼痛。病机为上热下寒，升降不
畅，治宜黄连汤，清上温下，和胃降逆。方中黄连清上热；干姜温下寒；桂
枝散寒，交通上下阳气；半夏和胃降逆止呕；人参、大枣、甘草益气安中。

黄连汤证为寒热并见之证，但其寒热分居上下（热在上而寒在下），病
邪在胸在腹，与心下无关，故不见心下痞证，而见腹痛欲呕，治疗当清上
温下，交通阴阳；泻心汤证的寒热并见是寒热错杂于中，病邪在心下，可见
呕、利、痞之证，治疗当辛开苦降，分消寒热。

十、火逆变证

【原文】

太阳病二日，反躁，凡熨其背而大汗出，大热入胃，胃中水竭，
躁烦，必发谵语，十余日，振栗，自下利者，此为欲解也。故其汗从
腰以下不得汗，欲小便不得，反呕，欲失溲，足下恶风，大便鞭，小

便當數而反不數及不多，大便已，頭卓然而痛，其人足心必熱，穀氣下流故也。（110）

【词解】

①熨：是将药物炙热，或以砖瓦烧热，外用绵布包裹温熨身体某一部位以祛寒镇痛的一种疗法，属火热疗法之一。

②卓然而痛：突然间有明显疼痛。

③谷气：水谷之气。

【讲解】

本条论述太阳病误用火疗而引起的变证及正复欲解的证候。

本条可分为两段理解。从"太阳病二日"至"此为欲解也"为第一段，讲太阳病仅二日，病程尚短，不当烦躁而见烦躁，故为"反躁"，表明里热已盛。此时应根据表证之有无而决定治法，若表证仍在，则应解表清里并用；若无表证，则宜直清里热，忌用火攻发汗。若医者误用熨背取汗，以致汗出津伤，里热更盛，则躁烦、谵语等症接踵而至。若病迁延至十余日，火邪渐衰，津液得复，则有振栗自下利而解的机转。这是正胜邪却，疾病向愈的佳兆，与战汗相似。

从"故其汗从腰以下不得汗"至"谷气下流故也"为第二段，讲的是误治后变证的另一机转。阳热亢盛于上，蒸迫津液外渗，故见气逆而呕，腰以上汗出；然盛于上者，必不足于下，阳气与津液不能下达，故从腰以下不得汗又有欲小便而不得，时欲失溲，足下恶风等症。若属阳明胃家燥热逼迫津液偏渗膀胱而见大便硬者，则小便必然数多。今见大便硬，而小便既不数亦不多，说明不是燥热津伤，而是阳虚不能通达所致。一旦大便通行，阳气骤然下达，反使头上的阳气一时乍虚，故头卓然而痛。阳气下达，下肢得温，则其人足心必热。"谷气下流故也"为自注句，说明"足心必热"的原因。

【原文】

太陽病中風，以火劫發汗，邪風被火熱，血氣流溢，失其常度。兩陽相熏灼，其身發黃。陽盛則欲衄，陰虛小便難。陰陽俱虛竭，身體則枯燥。但頭汗出，劑頸而還，腹滿微喘，口乾咽爛，或不大便。久則讝語，甚者至噦，手足躁擾，捻衣摸床。小便利者，其人

可治。（111）

【词解】

①阳：中风为外感病，外感病与内伤杂病相对而言，外感属阳，火亦属阳，中风用火劫，故称两阳相熏灼。

②阳盛：邪热炽盛。

③阴虚：阴津不足。

④哕：呃逆。

⑤捻衣摸床：病人在神识昏迷的情况下，两手不自觉地摸弄衣襟与床边。

【讲解】

本条论述太阳中风误以火劫发汗，伤及阴血的变证及预后。

太阳中风，法当用桂枝汤解肌，若误以火劫迫汗，则不仅表邪不能解，反加火邪为害，必伤其血气，而使变证丛生。气受热则动荡，血被火扰则流溢，气血沸腾，势必失其运行之常度。"邪风被火热"，风火相扇，即"两阳相熏灼"，若熏灼肝胆，胆汁外溢，则身体发黄。火热上熏，灼伤阳络则欲衄。火热下劫，阴液匮乏则小便难。火劫发汗，不仅伤津，而且耗气，气血阴阳俱虚竭，肌肤筋脉失于濡润，则身体枯燥不荣。阳热蒸迫津液外泄，本当周身汗出，今津液虚少，不能遍及全身，故但头汗出，剂颈而还。火热上灼而津伤，则口干咽烂。燥热内结，腑气不通，肺气不降，则腹满微喘，大便干结不下。久而不愈，热盛扰心，则生谵语；甚者胃津大伤，胃气败绝，而致哕逆。《素问·宝命全形论》谓："病深者，其声哕。"说明病势深重。更见手足躁扰不宁，捻衣摸床，神识昏迷，则属热极津枯，阴不敛阳，阴阳离决的危象。其预后，取决于津液之存亡。应审视小便的通利与否。若小便利者，说明津液虽伤，但未尽亡，生机尚在，故云"可治"。若小便已无，则是化源告绝，阴液消亡，预后不良。

本条之发黄，非湿热所致，乃由火毒内攻而成。验之临床，信而有征。至于所记病情，实为临床经验之总结。例如发黄而见衄血、小便难、腹满微喘、谵语、哕、手足躁扰、捻衣摸床等，多属病势危重，预后不良之征。小便利者，其人可治，亦是判断预后的指征，叙述病机十分深刻。

本条对火热之邪伤阴动血的病理变化和证候描述非常全面，说明《伤寒论》不仅重视阳气，而且也重视阴血。

【原文】

形作傷寒，其脉不弦緊而弱。弱者必渴，被火必讝語。弱者發熱，脉浮，解之當汗出愈。（113）

【词解】

形作伤寒：病形类似伤寒证。

【讲解】

本条论述温病不可用火劫汗。

"形作伤寒"，指其证候类似伤寒，也有发热、恶风寒、头身痛等症，然其脉不弦紧而弱。"弱脉"是与伤寒紧脉对比而言，并非脉微弱之弱，"弱者必渴"和"弱者发热"两句话当联系起来理解，即指其人不但脉弱，还同时有发热、口渴的症状。根据"太阳病，发热而渴，不恶寒者为温病"的辨证规律，可以判断本条所述，即属于温病一类。治疗当用清解肺热之法，故谓"弱者发热，脉浮，解之当汗出愈"。若反用火疗之法劫汗外出，则既伤阴津，又助热邪，以致发生神昏谵语等各种变证。

【原文】

太陽病，以火熏之，不得汗，其人必躁，到經不解，必清血，名爲火邪。（114）

【词解】

①到经：病至七日，为太阳一经行尽之期，称为"到经"。

②清血：清同圊，登厕之意，清血即便血。

【讲解】

本条论述火邪下伤阴络的变证。

太阳病，治疗应该发汗解表。若医以火熏发汗，若其人阳郁较甚，因不得汗出，则火热不得从汗外泄而内扰心神，故其人必躁。《素问·热论》有"七日巨阳病衰，头痛少愈"的记载，第8条也说："太阳病，头痛至七日以上自愈者，以行其经尽故也。"所以，六日为太阳一经行尽之期，七日则是太阳到经之日。当此之时，正气来复，驱邪外出，则其病当愈。若"到经不解"，说明阳郁太甚，热不从汗出，迫血下行，而发生便血。本证因火为邪，故名"火邪"。

【原文】

脉浮，熱甚，而反灸之，此爲實。實以虚治，因火而動，必咽燥，吐血。（115）

【讲解】

本条论述误用灸法，火邪上逆而致咽燥吐血的证治。

浮脉主表，但浮脉并非都是表证，如第 6 条温病误治所致的"风温"便是"脉阴阳俱浮"，第 138 条的小陷胸汤证也是"脉浮滑"，第 154 条大黄黄连泻心汤是脉"关上浮"，第 176 条白虎汤证的脉是"浮滑"，第 223 条猪苓汤证也是"脉浮"，显然，上述这些条文中的浮脉不是主表，而是主热。本条在"脉浮"的同时强调"热甚"，可见，其浮脉是主热，不是主表。热甚当清热，灸法是温阳散寒的，热甚误用灸法，就谓之"反"；热甚误用灸法则热更甚，邪气盛则实，故曰"此为实"；热甚当清热，反用艾灸温阳散寒，艾灸的适应证是虚寒证，所以是"实以虚治"；热甚因艾灸而更甚，热盛伤津则咽燥、热盛迫血妄行则吐血。

本条与上一条同为火逆之变，有相似之处，然前条是用火熏，此条是用艾灸。若是阳络受伤，则血上溢为吐血；若阴络受伤，则血下夺则为便血。

【原文】

微數之脉，慎不可灸。因火爲邪，則爲煩逆，追虚逐實，血散脉中，火氣雖微，内攻有力，焦骨傷筋，血難復也。脉浮，宜以汗解，用火灸之，邪無從出，因火而盛，病從腰以下必重而痺，名火逆也。欲自解者，必當先煩，煩乃有汗而解。何以知之？脉浮，故知汗出解。（116）

【词解】

追虚逐实："追"与"逐"在这里有增加病势之意，即使正虚者益虚，邪实者更实。

【讲解】

本条论述虚热或表证不解，误用灸法的各种变证。

本条可分为三段作解。第一段提到"微数之脉"，即脉数而无力，多主阴虚火旺，治宜养阴清热，故谓"慎不可灸"。若误用艾灸，不仅不能疗疾，而反伤阴助热，使其热更甚，火热上冲，"则为烦逆"。"追虚逐实"，是说火之为邪，一面追正气之虚，而另一面又逐邪气之实。即阴本虚，反用灸法则更伤其阴；热本实，反用灸法则助阳增热。这种追虚逐实的结果，导致血液散乱于脉中，而受到严重损伤。可见灸火虽微，却内攻有力，它可导致阴血难复，肌肤筋骨失去濡养，形成肌肤枯燥，焦骨伤筋等严重后果。

第二段是论脉浮为病在表，当治以发汗解表，邪随汗解则愈。若误用火灸，是为实以虚治，势必使表闭阳郁而邪不能出。因本为阳郁，更加火邪，则阳热更盛，壅遏于上不能下达，则下部无阳以温，故从腰以下沉重而麻痹不仁，故名曰"火逆"。

第三段提出，凡火邪而能透表外解者，必有一定的条件和证候反映，其条件是正气来复，而邪气退出于表。其证候则"先烦"，随后汗出而解。烦为正气抗邪欲汗的先兆，浮脉是正气驱邪外出于表的一个标志，故有汗出表解之机转。

火疗，是我国古代一种物理疗法，在汉代时颇为流行。包括温针、烧针、灸、熏蒸、火熨等。火法具有发汗散寒、通痹止痛等作用，适用于沉寒痼冷类疾病。只要用之得当，确有较好的疗效。倘若误施于其禁忌病证，必然导致各种变证，即"火逆"诸证。现在火法用得不太广泛，在针灸科、理疗科还有一些，如灸、火罐、电疗等，所以现在火逆变证比较少见，但并不因此就失去了学习火逆诸条的意义和价值。上述条文为温病学的兴起提供了理论依据。火逆变证多相当于温病的伤津化燥、生风动血等。温病的理论从此得到启发，也对此进行了发展和完善。

此外，火逆变证中仲景所出三方，如桂枝去芍药加蜀漆牡蛎龙骨救逆汤、桂枝加桂汤、桂枝甘草龙骨牡蛎汤，一直被后世医家所习用，并在运用中有所发挥。

第四节　太阳病疑似证

一、十枣汤证（152）

【原文】

太陽中風，下利，嘔逆，表解者，乃可攻之。其人漐漐汗出，發作有時，頭痛，心下痞鞕滿，引脅下痛，乾嘔短氣，汗出不惡寒者，此表解裏未和也。十棗湯主之。（152）

十棗湯方

芫花^(熬) 甘遂　大戟

上三味等分，各別搗爲散。以水一升半，先煮大棗肥者十枚，取八合，去滓，内藥末。強人服一錢匕，羸人服半錢，溫服之，平旦服。若下少，病不除者，明日更服，加半錢；得快下利後，糜粥自養。

【词解】

短气：指呼吸不畅而气短促。

【讲解】

本条论述饮停胸胁及其与太阳中风证的鉴别。

太阳中风证，并见下利、呕逆等水饮内停表现，为外有表邪，里停水饮，表里同病。当先解表，表解之后，方可攻逐饮邪，切不可先后失序，致生变证，故曰"表解者，乃可攻之"。

根据临床表现及主治方药来看，本条属饮停胸胁的悬饮证。心下痞硬满闷、牵引胸胁疼痛，为水饮之邪，结于胸胁，影响气机不利所致，故为本病之主证；饮邪外迫肌肤则微微汗出；正邪相争，则发作有时；水饮迫肺，肺气不利，故短气；水饮犯胃，胃气上逆，则见干呕；饮趋于肠则下利；饮邪上干清阳则头痛；其头痛、汗出、呕逆之表现虽与太阳中风证相同，但从汗出为阵发性，特别是汗出不恶寒看，可明确其不属太阳表证，而是有形水饮走窜上下，充斥内外，泛溢为患之实证，当用十枣汤攻逐水饮。但本方十分峻猛，使用时应慎重，必须是没有表邪，仅有里饮，方可投药，故仲景强调"表解里未和"，才能用十枣汤攻之。

甘遂、大戟及芫花，苦寒有毒，峻逐水饮，三物合用，其性峻烈迅猛，用之适当，效力甚捷。但毒药攻邪，往往损伤脾胃正气，故辅以大枣之甘平以保胃气，并缓和诸药的烈性和毒性，使攻邪而不伤正。方中重用大枣，又名曰"十枣汤"，意在突出保胃气的作用。

本方是峻下逐水的代表方剂，作用峻猛，使用时宜慎之又慎。用药分量要因人而异，"强人服一钱匕，羸人服半钱"，且要求平旦温服，并逐渐加量，中病即止。其后还需"糜粥自养"，以保胃气。

附：逐水法简介

逐水法是用峻下逐水的方药使水饮从大便而去。主要适应证是用常规利水法无效的高度水肿患者，临床上多见于肾衰的水肿以及一些难治的肾病综合征水肿。具体适应证有以下几种情况：全身高度水肿，正气不虚，病程短，血浆蛋白不太低；或虽有正虚，但尚能耐受攻下者；或病程长，正虚突出，但高度水肿，尿少尿闭，呼吸困难，利尿效果不明显时仍可应急用之，以留人治病。常用方有卢氏肾炎膏、己椒苈黄丸、禹功散、舟车丸、三白散、千金大腹水冲散（牛黄、昆布、海藻、二丑、桂心、葶苈子、椒目）。

服用逐水方药后病人会出现大便泄水，同时小便增多，水肿消退。有的病人水肿消退后不再复发，有的会复发。复发者再用逐水药疗效会减弱，最终会无效。我们的临床经验表明，疗效好的大多是病程短，肾功能损害不太严重，血浆蛋白不太低，无明显心脏并发症等，中医所谓正虚尚不太显著者；反之，病程长，肾功能损害严重等，中医所谓极虚败证者，则疗效不好。大便一般应控制在每天10次以内，次数太多病人身体难以承受。在运用逐水法的同时，取效后应及时配合扶正利水，以巩固疗效。

逐水的方剂很多，但大多有恶心呕吐、腹痛等胃肠道反应。现在临床上多用单味甘遂研末装胶囊服用。家父肖立渭名老中医在治疗肝硬化腹水时将甘遂用猪肝包，煨熟，烘干研末后装胶囊服，可消除胃肠道反应，病人无痛苦，乐于接受。每次服 1g，根据病人的反应增减用量，每天大便次数不宜超过 10 次。另外，1958 年贵阳中医学院报道用卢氏肾炎膏逐水，其具体用法如下：黑、白丑各 60g，红糖 120g，老生姜 500g，大枣 60g。先将二丑炒后研成细面，老生姜去皮、捣烂绞汁，大枣蒸熟去核、捣成泥，然后将四药混合，蒸 1 小时，制成膏状，分 8 份，每天 3 次，每次饭前 2 小时服。

逐水法，宋以前用得较多，如《备急千金要方》《外台秘要》《圣济总录》等皆记录了许多逐水的方法。南宋以后，逐渐强调用健脾和温肾法来治疗水肿，这个时期的代表方有实脾饮、济生肾气汤等。朱丹溪说："水肿因脾虚不能制水，宜补中行湿，利小便，切不可下。"明代张景岳亦说："古法治水肿，大都不用补剂，而多用祛水等药，微则分消，甚则推逐……不知随消随胀，不数日而复胀必愈甚。"还说："察其果系实邪，则此等治法诚不可废，但必须审证的确，用当详慎也。"说明后世对逐水法有异议。逐水法作用猛烈，易伤正气，滥用弊多利少，但也不能因此废弃，因为在必要时还有使用价值。如有的病例，邪盛正不太虚时，出现大腹水肿，经多方医治难以取效，不用逐水法难以解决病人的痛苦，形成背水一战之势，在这种情况下，即使正虚也可以用，以留人治病。在临床上确有一些水肿的垂危病人，经用逐水法后转危为安。我的导师时振声先生曾治女性患者杨某，28 岁。因慢性肾炎高度水肿、继发性贫血、肾衰竭住院。入院时全身水肿并腹水，腹围 88cm， 血压 180/110mmHg，Hb 4.4g/dL，NPN 97.5mg%，CO_2CP 22%，心率 114 次 / 分，心尖区可闻及奔马律，当时病人呼吸困难，咯白色泡沫带粉红色痰，尿少，出现心衰现象，纠正酸中毒则心衰必然加重，病情危急。当时服卢氏肾炎膏 1 料后，大量泄水，3 天后，全身水肿消退，腹围减至 76cm，心衰亦得以纠正，血压降至 120/90mmHg，NPN 57.7mg%，CO_2CP 51.5%，病情得以缓解，为进一步治疗打下了基础。

二、瓜蒂散证（166）

【原文】

病如桂枝證，頭不痛，項不强，寸脉微浮，胸中痞鞕，氣上衝咽喉，不得息者，此爲胸有寒也。當吐之，宜瓜蒂散。（166）

瓜蒂散方

瓜蒂一分^{（熬黄）} 赤小豆一分

上二味，分别捣篩，爲散已，合治之，取一錢匕，以香豉一合，用熱湯七合，煮作稀糜，去滓，取汁和散，温頓服之。不吐者，少少加，得快吐乃止。諸亡血虛家，不可與瓜蒂散。

【词解】

①微浮：微见浮脉之义。微，指轻微。

②胸有寒：胸膈有痰饮阻滞。寒，此处指痰饮。

【讲解】

本条论述胸膈痰食阻滞证治及其与太阳中风证的鉴别。

"病如桂枝证"，是指病人有发热、恶风、自汗等症，与太阳中风证相似。但其头不痛、项不强，知病证不属太阳之表。从脉象上看，此证"寸脉微浮"，寸主上焦，浮亦为病邪有向上、向外之势，而表证的浮脉为三部俱浮，且脉浮明显。痰食阻滞上脘，故胸中自觉痞硬；邪阻胸中，肺气不利，但有上越之势，故气上冲喉咽不得息；联系原文第355条尚可见到手足厥冷、脉乍紧之症，亦属痰阻胸中，胸阳不布所致。其病机为胸膈痰食阻滞，治当用吐法，使在上之邪"越之"，方用瓜蒂散以涌吐痰食。方中瓜蒂极苦，性升催吐；赤小豆味酸苦，性泻。两药相伍即酸苦涌泄之意。再加香豆豉以轻清宣透助吐。

本方煎服法是先将瓜蒂、赤小豆二味研末，再以香豆豉煎浓汤送服药末，且用量为一钱匕，约合现代用量的1g，用后如因药力不足而不吐者，可稍稍加量，得畅快呕吐后，立即停药，不可多服。方中瓜蒂苦寒有毒，易伤中气，须用之得当，否则会损伤脾胃，因此本方只能用于体质壮实之人，诸亡血虚家均不可服。

第五节　欲愈候（58、59、93、94）

【原文】

凡病，若發汗，若吐，若下，若亡血、亡津液，陰陽自和者，必自愈。（58）

【讲解】

本条论述凡病阴阳自和者，必能自愈。

"凡病"，泛指一切病证。"若发汗，若吐，若下，若亡血"之"若"字，当"或"字解，是不定之辞。汗、吐、下之法，本为祛邪而设，用之得当，邪去而正不伤，能使人体的阴阳调和而疾病向愈。若用之不当，不仅邪不去，而且损伤正气，或损阴损阳，或耗气亡血，使变证丛生不已。今汗吐下后，"亡血、亡津液"（"亡"在这里作亡失解），而使正气受到了损伤。此时，若邪去，则不一定再用药物治疗，可以通过饮食调补，休息疗养，通过人体阴阳自我调节，达到新的平衡，即可自愈。此即"于不治中治之"的方法。这种"阴阳自和"的原则，为治疗时指明了方向。

中医治病目的以"阴阳自和"为宗旨。关于"阴阳自和"，中医认为，"阴阳调和"是人体健康的基础，"阴阳失调"是一切疾病的根本原因。所以，"阴阳自和"是疾病向愈的必要条件，也是中医治疗的最终目的。如何实现"阴阳自和"？可以通过药物的作用，但最终还需要人体自我调节机制的参与。另外，《伤寒论》中"保胃气，存津液"的治疗思想也以此为目的。

【原文】

大下之後，復發汗，小便不利者，亡津液故也。勿治之，得小便利，必自愈。（59）

【讲解】

本条论述误治津伤的小便不利之证。

邪在表，先下而后汗，治疗失序，是为误治，津液因之受伤。人之尿液是由津液化生，由膀胱气化而出，故汗下以后小便不利的，乃是"亡津液故也"。切不可见小便不利而误用渗利之法，可待其津液恢复，阴阳自和，"得小便利"时，则其病自愈。

本条举例以解释上条阴阳自和的意义。汗下津伤而小便不利者，必须是病邪已去，而津液未复者，才可待其津液恢复而不予治疗；若属病邪不去，而津液已伤者，则绝不可等闲视之，应采取积极措施给予治疗。津液有自复之机，应以人体的自我调节为上策，故渗利药物不应使用。

【原文】

太陽病，先下而不愈，因復發汗，以此表裏俱虛，其人因致冒，冒家汗出自愈。所以然者，汗出表和故也。裏未和，然後復下之。（93）

【词解】

冒家：即头目眩冒的病人。

【讲解】

本条论述太阳病汗下而致眩冒的治法。

太阳病，当发汗解表，而先下之，病不愈使里气反伤，下后再汗，汗下失序，以致"表里俱虚"。此时正气受挫，邪气虽微而未解，正虚邪留，上蒙清阳，故头目眩冒有物蒙之感。冒家，既有邪气，也反映了正虚，故不能再用发汗之法，只有待其正气自行恢复，阴阳自和，正能拒邪而汗出自愈。其所以然者，乃为"汗出表和故也"。如果汗出眩晕愈后，而又大便秘结，属于里气未和的，可再用调胃承气汤以和胃气则愈。

此证是因为正气一时受挫，故有自愈的可能。若由于误治后，表邪未尽，而又有内陷之邪，形成表里同病，其治当分先后缓急。

【原文】

太陽病未解，脉陰陽俱停—作微，必先振慄汗出而解。但陽脉微者，先汗出而解；但陰脉微者，下之而解。若欲下之，宜調胃承氣湯。（94）

【词解】

脉阴阳俱停：尺寸脉俱隐伏不出。

【讲解】

本条论述战汗而解的脉证和治法。

"太阳病未解"，说明邪在表，正气趋于外与邪气抗争，脉当阴阳俱浮。今尺脉、寸脉即三部脉俱隐伏不出，诊之不得，表明气血一时被邪气抑郁而不能外达，这是正邪相争的一种表现。正气抗邪，蓄积力量，先屈而后伸，郁极乃发，并驱邪外出时，则必然先作寒战，振栗有力，不久发热，则继而通身汗出而病解，这种现象通常称之为"战汗"。若只见寸脉微，寸脉主外，说明表阳被外邪郁闭而不伸，当先发汗解表，使邪气去、阳气伸，则其病可解；若只见尺脉微，因为尺脉候里，说明里气被邪实闭郁而不畅，理应泻下以攻里，使邪气去，里气通，则病可愈。若欲泻下，可用调胃承气汤缓下为宜。

第二章

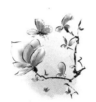

辨阳明病脉证并治

概　说

阳明病是伤寒过程中里热炽盛的阶段。属于里、热、实证，与后世温病学中的气分证相似。

阳明，指手、足阳明二经二腑而言。足阳明胃主受纳，手阳明大肠主传导；人体所摄入之水谷，通过整个肠胃功能的生理活动，能化生躯体所赖以濡养的津液与旺盛的阳气。

阳明病的成因有以下几个方面：一是太阳病失治或误治，伤津耗液，胃中干燥而转属者，谓之"太阳阳明"。二是少阳病误用发汗、利小便等法，伤津化燥而成者，谓之"少阳阳明"。三是素体胃阳旺盛，感受热邪，发病即为阳明病者，谓之"正阳阳明"。此外，太阴病湿去津伤化燥，亦可转入阳明，谓之"太阴阳明"。

阳明病的病机，仲景概括为"胃家实"。胃家是整个肠胃的泛称；实当指邪气实而言。阳明病可概括为两大类型：一为燥热亢盛，肠胃无燥屎阻结，出现身大热、汗出、不恶寒、反恶热、烦渴不解、脉浮滑等，称为阳明热证，亦有人将此称为阳明经证。此外，表证已罢，邪热内留胸膈，出现心烦懊恼不得眠，为栀子豉汤证。邪热内陷，胃热气滞，出现热痞表现，为大黄黄连泻心汤证。若下后水热互结，出现脉浮发热，渴欲饮水，小便不利，为猪苓汤证。若下后外邪化热入里，上蒸于肺，下迫大肠，出现肠热下利或喘利并作，为葛根黄芩黄连汤证。因已涉及阳明，故亦列入本篇。二为燥热之邪与肠中糟粕相搏结而成燥屎，腑气不得通降，出现潮热、谵语、腹满硬痛，或绕脐疼痛，大便硬结，手足漐然汗出，脉沉实有力，舌苔黄燥或焦裂起刺等，称为阳明实证，亦有人将此称为阳明腑（实）证。

又有阳明病热邪不解，与太阴脾湿相合，湿热郁于中焦，热不得外泄，湿不得下行，导致身热发黄、小便不利等症。也有阳明热甚，深入血分，而见口燥但欲漱水不欲咽、鼻衄等症。

阳明病以热证、实证为主，但也有寒证、虚证，如阳明中寒证以及白虎加人参汤证。

阳明病治则，主要是清、下两法。阳明病热证用清法，如白虎汤之类。若邪热内扰，郁于胸膈，宜清宣郁热，如栀子豉汤类。若胃热气滞，当泻热消痞，如大黄黄连泻心汤类。若水热互结，小便不利，则宜育阴润燥，清热利水，如猪苓汤。若里热上蒸于肺，下迫大肠，则宜清热止利平喘，如葛根黄芩黄连汤。阳明实证用下法，如三承气之类。若津伤便秘，则用润下法或导法。若湿热熏蒸发黄，宜清热利湿，如茵陈蒿汤之类。总之，阳明里热实证的治疗原则，以清下实热、保存津液为主，不可妄用发汗利小便等法。若阳明中寒证，则用温中和胃、止呕降逆之法。

第一节　阳明病纲要

一、阳明病提纲（180）

【原文】

陽明之爲病，胃家實是也。（180）

【词解】

①胃家：泛指阳明，包括胃与大肠。即《灵枢·本输》"大肠小肠皆属于胃"之意。这里的"家"是家庭的家，与前面讲过的风家、喘家的家不同。家庭的家是指包括两个以上的成员，与日常生活中称"某家的……"类似。

②实：邪热亢盛，即《素问·通评虚实论》所谓的"邪气盛则实"。

【讲解】

本条为阳明病提纲。

阳明病的病机是胃家实。胃家，包括胃与大肠而言，也就是《灵枢·本输》"大肠小肠皆属于胃"之意。实是里热炽盛，病邪深入阳明，胃肠功能失常，邪从燥化，故病以里热实证为特征。又因燥热之邪与肠中宿滞相结与否而分成两种证型：如燥热未与有形积滞相结而弥漫于全身者，称为阳明热证，也有人称为阳明经证；若阳明燥热与有形积滞相结，形成燥屎而阻结于肠道者，称为阳明实证，也有人称为阳明腑证或阳明腑实证。

本条揭示了阳明病的本质特征，即里热实，故为阳明病的提纲。

然则欲知阳明病的主症、主脉，还须结合以下诸条。

有人认为阳明病还有虚证、寒证，这两种情况并不能用本条概括。

二、阳明病病因病机（179、181、185、187）

【原文】

問曰：病有太陽陽明，有正陽陽明，有少陽陽明，何謂也？答曰：太陽陽明者，脾約是也；正陽陽明者，胃家實是也；少陽陽明者，發汗利小便已，胃中燥、煩、實、大便難是也。（179）

【词解】

脾约：即太阳阳明，也就是太阳与阳明的并病。

【讲解】

本条论述阳明病的成因。

阳明病的成因主要有三个方面：一是太阳阳明，就是从太阳病传入阳明，即先有太阳病的过程，然后出现阳明病的表现者，也就是太阳阳明并病，亦称为"脾约"。二是正阳阳明，就是一发病就表现为阳明病，其机理是患者素体胃阳旺盛，感受热邪而发病。三是少阳阳明，由少阳转变而来，多因少阳病误用汗、吐下、利小便等法，伤津耗液，而传入阳明者。

太阳阳明、正阳阳明、少阳阳明，只是对阳明病形成原因的区别，一旦形成阳明病之后，与形成原因已无关系，只需按照临床表现辨证论治即可，如热证用白虎汤、实证用承气汤之类。

对本条原文中"脾约"的解释，诸家均根据原文第247条"趺阳脉浮而涩，浮则胃气强，涩则小便数，浮涩相搏，大便则硬，其脾为约，麻子仁丸主之"中"其脾为约"一句而展开，所以现在讨论的"脾约"其实讨论的都是麻子仁丸证。也就是说，"脾约"就是麻子仁丸证。但实际上"脾约"是太阳阳明，不是麻子仁丸证。本条很明确地告诉我们，"脾约"就是太阳阳明。阳明病的共同病机是"胃家实"，但由于感受的外邪性质不同，发病过程有区别。如果胃阳旺盛的体质，感受的是寒邪，则病人表现为先有太阳病的过程，然后出现阳明病的表现，这种阳明病就是太阳阳明，就是"脾约"。太阳阳明也就是太阳与阳明的并病。如果胃阳旺盛的体质，感受的是热邪，则病人表现为发病即是阳明病，这种阳明病就是正阳阳明，就是"胃家实"。太阳阳明、正阳阳明、少阳阳明只是对阳明病发病途经的区分，一旦形成阳明病以后，也就没有区别了，所以"脾约"可以表现为各种证型，如白虎汤证、白虎加人参汤证、三承气汤证等，但并不包括麻子仁丸证。关于"脾约"不是麻子仁丸证的详细论述可参看原文第247条关于麻子仁丸证的解释。

太阳阳明与正阳阳明的临床区别在于前者先有太阳病的过程，然后有阳明病的表现，后者则一发病就是阳明病的表现。区别太阳病与阳明病的关键是恶寒的有无，发热与恶寒并见者为太阳病，但发热不恶寒，甚至恶热者为阳明病。恶寒是感受寒邪的标志，因为寒性收引、凝滞，寒邪侵袭肌表，束缚卫气，使卫气不能发挥温分肉的功能，则病人感觉恶寒。热邪无收引、凝滞之性，不能束缚卫气，所以热邪侵袭人体不会出现恶寒。至此，我们可以这样认为，凡是先有恶寒，先有太阳病过程，然后出现胃家实者为太阳阳明；凡是没有恶寒，没有太阳病过程，一发病就是胃家实者为正阳阳明。

【原文】

问曰：何缘得阳明病？答曰：太阳病，若發汗，若下，若利小便，此亡津液，胃中乾燥，因轉屬阳明。不更衣，內實，大便難者，此名阳明也。（181）

【词解】

不更衣：古人登厕必更衣，不更衣即不大便。

【讲解】

本条论述太阳病误治转属阳明。

太阳病如汗不得法，或汗出太过，或误用下法，或利小便，致津液亏损，胃肠干燥，外邪入里化热成实，而形成阳明病。出现阳明内实的病况有三，不更衣自轻于大便难，大便难又轻于内实，此三者虽有轻重之分，但病机均系胃肠因热化燥成实。故云"此名阳明也"。本条与上条合参，其义益明。

【原文】

本太陽初得病時，發其汗，汗先出不徹，因轉屬陽明也。傷寒發熱，無汗，嘔不能食，而反汗出濈濈然者，是轉屬陽明也。（185）

【词解】

汗出濈濈然：热而汗出连绵不断。濈，音极（jí），流水貌。

【讲解】

本条论述太阳病汗出不彻及素体胃阳旺盛感受寒邪均可转属阳明。

本条阐述太阳病转属阳明的原因有二：一是太阳病初起，当用汗法治疗，如发汗得当，则邪去病解；若发汗不彻，寒邪入里化热，因而形成阳明病。一为伤寒发热无汗，是太阳表证，未经误治而出现呕不能食，反汗出濈濈然，是传入阳明。原因是素体胃阳旺盛，寒邪化热入里迅速，胃热显露。呕不能食为胃气逆，汗出濈濈然为热盛迫津外泄。

本条与第179、181条互参，可见太阳转属阳明的具体机理有三：过汗或误下、误利小便，伤津化燥而传入阳明；有发汗不彻，寒邪化热入里而传入阳明；亦有素体胃阳亢盛，不经误治而传入阳明。陈修园说："此复申明太阳转属阳明之义。除过汗亡津液外，又有此汗出不彻而转属，不因发汗而转属，合常变而并言之也。"

"太阳病患者素体胃阳偏旺，邪从燥化"与"正阳阳明"都与素体胃阳旺盛有关，但感受的邪气有区别。前者感受的是寒邪，有一个明显的表证阶段，逐渐化热入里；后者感受的是热邪，没有表证，直接表现为阳明病的里热炽盛。但是前者也可能表证非常短暂、轻微，很快化热入里，可能许多患者就诊时已无表证，故被误认为是直接表现为阳明病的。但从理论上说，应该是有表证的，只不过这个表证常常被忽略，也可以被忽略，可与第183、184条互参。

【原文】

傷寒脉浮而緩，手足自溫者，是爲係在太陰。太陰者，身當發黃；若小便自利者，不能發黃；至七八日，大便鞕者，爲陽明病也。（187）

【讲解】

本条论述太阴阳明的成因。

"伤寒脉浮而缓"，与太阳中风相似，但太阳中风当有发热恶寒、头痛等症，现无发热恶寒，亦无头痛项强，而表现为"手足自温"，可知不是太阳中风证，而是太阴脾阳虚弱感受寒邪，即"系在太阴"。脉浮为外邪侵袭，脉缓为太阴脾虚湿盛。阳虚抗邪无力，故无全身发热；阳虚不甚，脾主四肢，故手足尚温。太阴居中焦而主湿，外邪内入，则从寒湿而化，寒湿郁阻中焦，影响肝胆疏泄功能，致疏泄失常，胆汁外溢，则可见太阴寒湿发黄证，即"太阴身当发黄"，若小便自利，则湿邪能从下而泄，湿邪有出路，寒湿不能郁阻于内，故不能发黄。关于本条中上述内容的解释在第278条中再作进一步论述，可参看。

太阴与阳明同属中土，但一属阳土主燥，一属阴土主湿，二者在生理上相互联系，在病理上相互影响。太阴虚寒证，若使用温燥药太过，太阴寒湿之邪可从燥热而化，转为阳明病，太阴病转变为阳明病的主要标志是"大便硬"，所以说"大便硬者，为阳明病也"。所谓"大便硬"，乃是举出显而易见的一端为例，用作审证要点，其他证候，自可以此类推。

三、阳明病脉证（182、183、184、186、188）

【原文】

問曰：陽明病外證云何？答曰：身熱，汗自出，不惡寒，反惡熱也。（182）

【词解】

外证：指反应于外的证候表现，即外在表现，不是表证。

【讲解】

本条论述阳明病的外在表现。

阳明病是里热实证。其反应于外表的证候，称为外证。阳明里热亢盛，蒸腾于外，故身热；里热太盛，迫津外泄，则汗自出；不恶寒，是无太阳表证；反恶热，是里热太盛，患者有恶热之感。

不恶寒、反恶热说明外无表证，里热已盛。"恶寒"与"恶热"是太阳与阳明的鉴别要点。本条胃家实是病根，身热、汗自出是外证，充分反映出阳明病的本质。

六经病"发热"的简单鉴别如下：太阳病是发热恶寒，阳明病是发热恶热，少阳病是往来寒热，太阴病是手足自温，少阴病是手足寒，厥阴病是手足厥冷。

【原文】

問曰：病有得之一日，不發熱而惡寒者，何也？答曰：雖得之一日，惡寒將自罷，即自汗出而惡熱也。（183）

【讲解】

本条论述太阳阳明的过程。

恶寒的原因是寒邪侵袭肌表，其机理是寒邪束表，卫气被遏，不能发挥其温分肉的功能所致。所以"恶寒"的性质为太阳表证。可以与前面的太阳阳明、正阳阳明联系起来理解。与原文第185条后半段的太阳阳明相似，应该都属于表里同病之例，表寒与里热同在，但表寒轻、里热重。我们应该清楚，恶寒与阳明病没关系，恶寒不是阳明病本身的表现。本条文所述"病有得之一日，不发热而恶寒者"可以理解为具有阳明病体质的人，即胃热亢盛体质者感受了寒邪，但寒邪很快化热入里，显露出里热炽盛的本质，则"恶寒将自罢"，而自汗、恶热等阳明外证即显现出来，这其实是太阳阳明的发病过程，并无奇特之处。

这种情况下的恶寒，也就是表证，我们应该怎么处理呢？我们可以根据《伤寒论》中表里同病时表里先后缓急的原则进行处理，即表里同病，表证轻微、里证急重者则应先里后表。故此时的表证可以不治疗，也不论恶寒是否自罢，都应直接治疗阳明病，即根据病人的具体表现，如热证、实证进行辨证治疗。与此类似的情况还有伏气温病中的春温新感引发的类型、出血热等，特别是在温病中、温疫中是经常要用到的。

【原文】

問曰：惡寒何故自罷？答曰：陽明居中，主土也。萬物所歸，無所復傳。始雖惡寒，二日自止，此爲陽明病也。（184）

【词解】

阳明居中，主土也：根据五行学说，土是五行之一，土的方位在中央，脾胃同属于土，故有阳明居中主土之说，但由于脏腑生理功能及病理机制不同，所以又有脾属己土（阴）、胃属戊土（阳）的区别。

【讲解】

本条承接上条，解释恶寒自罢的原因。

"阳明居中，主土"，为"万物所归，无所复传"。其理论根据是《素问·阴阳应象大论》中的"六经为川，肠胃为海"，以此说明恶寒自罢是从太阳传入阳明的。中焦胃主受纳，为水谷之海，并通过脾的转输作用，游溢精气而灌溉四旁，使四肢百骸、经络脏腑皆受其滋养，犹如万物生于土。病则表里寒热之邪，在一定条件下，都能归聚阳明，犹如万物归于土。又因胃为阳土，燥化迅速，故初病之恶寒，必随其燥化，而迅速自罢，并出现自汗出而恶热的阳明病证。

这种解释并无必要，也并不准确。用太阳阳明来解释就已经很准确了，不必要用五行来说明。同时也并不是六经病都会传到阳明，更不是所有的病都会传到阳明。

"六经为川，肠胃为海"倒是有一个重要的意义，就是阳明是祛除疾病的主要通道，很多疾病都可以通过下法而祛除。比如大陷胸汤证是水热互结于胸胁、十枣汤证是水饮停留于胸胁、大柴胡汤证是热结于胆腑、桃核承气汤是血热互结于下焦等，以上这些都不是阳明病，但都是通过下法，借道阳明而逐邪外出。除了阳明病本身以外，其他的疾病怎么使其"万物所归，无所复传"？怎么使其六经归海？通过什么途径使其他疾病归到阳明，然后一下了之？值得研究。如下法治疗肿瘤、怪病的研究等，都是很有意义的选题。

【原文】

傷寒三日，陽明脉大。（186）

【讲解】

本条论述阳明病的主脉。

"伤寒三日"中的"伤寒"指广义的伤寒，非单指太阳伤寒证；"三日"为约略之数，不可拘泥于字面。大为阳明的主脉，一则阳明为多气多血之经，又为水谷之海；二则病入阳明，燥热炽盛，蒸迫气血，可谓正盛邪实，故脉应之而大。

大脉虽为阳明主脉，结合阳明的具体表现，如热证可为浮滑、洪大，实证可见沉实或沉迟之象，但都为充实有力之象。所以，本条之"大"可理解为"实"。

【原文】

傷寒轉係陽明者，其人濈然微汗出也。（188）

【讲解】

本条再论阳明的主要证候。

"伤寒转系阳明者"中的"伤寒"为广义的伤寒，非单指太阳伤寒证。外感病转系阳明，必然燥热蒸迫津液，出于肌腠，故见"濈然微汗出"，可知汗出为阳明病的特征之一。本条文字简略，言阳明主证，只提及"濈然微汗出"，但阳明之汗，必然伴见发热、不恶寒反恶热、脉大等症，否则即使见到汗出，也未必就是阳明病。此外，若属阳明无形燥热，多伴口渴、脉洪大等；若属燥热与有形之积滞相结，多伴腹满硬痛、不大便、潮热谵语等，故辨证须于条文之间，前后互参。

四、阳明病欲解时（193）

【原文】

陽明病欲解時，從申至戌上。（193）

【讲解】

本条论述阳明病欲解的时辰。

"从申至戌上"即申、酉、戌三个时辰，相当于现在的 15 时至 21 时，共 6 个小时。

阳明病的性质属于燥热亢盛，火热对应的时段是一天之中的巳、午、未，一年之中的夏季（农历四、五、六月），方位是南方。申、酉、戌三个时辰对应的是一年之中的秋季（农历七、八、九月）和方位中的西方，夏季的火热遇到秋季的肃杀之气自然要减退。如果将一天分为四季，申、酉、戌正好是秋季的时段，所以申、酉、戌时是自然界阳气衰、阴气盛的时间，有利于阳明病燥热的祛除。将清阳明燥热的主方命名为白虎汤，也是取西方金和秋季的肃杀之义。

第二节　阳明病本证

一、阳明热证

（一）栀子豉汤类证

1. 栀子豉汤证（76、77、78、221、228）

【原文】

發汗後，水藥不得入口，爲逆。若更發汗，必吐下不止。發汗吐下後，虛煩不得眠，若劇者，必反復顛倒，心中懊憹，栀子豉湯主之；若少氣者，栀子甘草豉湯主之；若嘔者，栀子生薑豉湯主之。（76）

栀子豉湯方

栀子十四個 ^(擘)　香豉四合 ^(綿裹)

上二味，以水四升，先煮栀子，得二升半，内豉，煮取一升半，去滓，分爲二服，温進一服，得吐者，止後服。

栀子甘草豉湯方

栀子十四個^(擘) 甘草二兩^(炙) 香豉四合^(綿裹)

上三味，以水四升，先煮栀子、甘草，取二升半，内豉，煮取一升半，去滓，分二服，温進一服，得吐者，止後服。

栀子生薑豉湯方

栀子十四個^(擘) 生薑五兩 香豉四合^(綿裹)

上三味，以水四升，先煮栀子、生薑，取二升半，内豉，煮取一升半，去滓，分二服，温進一服，得吐者，止後服。

【词解】

①虚烦：这里是指无形之邪热扰于胸膈，而无痰、水等实邪所致的心烦懊憹等证。不是虚证。

②心中懊憹：懊，音奥（ào）。憹，音挠（náo）。心中懊憹，指心里烦郁特甚，扰乱不宁，莫可言喻之状。

③少气：指气少不足以息。

【讲解】

本条论述发汗后胃虚吐逆的证候以及热扰胸膈所致虚烦、心中懊憹的证治。

发汗后致使水药不得入口，可知发汗不当而使胃气受伤，胃虚气逆，水药不得入口，故曰"为逆"。若误认为是伤寒体痛呕逆而更发汗，则更伤中阳，必致脾胃更虚，升降紊乱，故呕吐不止。治疗可从温中和胃降逆立法，方选小半夏汤或丁蔻理中汤之类。

伤寒误治之后，表证已罢，邪热内留胸膈，但并未与有形之物相结，只是无形之邪热扰乱胸膈而蕴郁不去，所以称为"虚烦"。虚烦虽无实邪，但却有火热之郁，故又可称为"郁烦"。它与一般的火热证，如心火、肺火、肝火等不同，虚烦在于火郁而不伸，火热之邪蕴郁胸膈，其轻者，心烦不得眠；其重者，必反复颠倒、心中懊憹。其病机为热扰胸膈，热郁气滞，治疗当清宣郁热，方用栀子豉汤。

栀子豉汤是治疗虚烦不眠、心中懊憹的主方。《神农本草经》载"栀子，味苦寒，主五内邪气，胃中热气，面赤，酒泡，白癞、赤癞、疮疡"，《别录》亦载"栀子，大寒，无毒，疗目热赤痛，胸心大小肠热，心中烦闷，胃中热气"。可见栀子性苦寒，可清透郁热，解郁除烦；豆豉气味轻薄，既能清宣透热，又能和降胃气。二药相伍，降中有宣，宣中有降，为清宣胸膈郁热、治疗虚烦懊恼之良方。若兼少气者，乃邪热伤气，加甘草以益气和中而成栀子甘草豉汤；若兼呕者，乃热扰胃气，加生姜以降逆和胃止呕而成栀子生姜豉汤。

方后注有"得吐者，止后服"之说，本证乃病在胸膈，部位偏上，服药后气郁得伸，故有的人可能发生呕吐，但并非必然发生呕吐。

对于栀子豉汤证医家大多将其列入太阳病变证中，但实际上此方证应为阳明热证，不属于太阳病变证。因为所谓的太阳病变证是指由于误治或不因误治而起的，太阳病原始证候已不复存在，不属于传经之变，难以用六经证候称其名的证候。那么栀子豉汤证是否也是如此呢？显然不是。栀子豉汤证的主要脉证表现为虚烦、心中懊恼，结合原文第77条、第78条还有身热、胸中窒、心中结痛等症。根据我之前对表证的定义以及太阳病与阳明病的区别点可知：表证就是太阳病，而太阳病必然要见恶寒，不见恶寒者就不能称其为太阳病；身热不恶寒是阳明病的表现。柯韵伯在注解第223条时云："栀子豉汤所不及者，白虎汤继之；白虎汤所不及者，猪苓汤继之；此阳明起手之三法。"北京中医药大学伤寒教研室姜元安教授对栀子豉汤证进行了系统地剖析，认为栀子豉汤证所治主证为热郁胃中所致的"心中懊恼"，而"心中懊恼"实为"胃中嘈杂"，热郁胃中为阳明病的初始阶段，可发展为阳明腑实证。由上可知，栀子豉汤证是阳明病热证，而非太阳变证，故应放在阳明病篇。

【原文】
發汗，若下之，而煩熱，胸中窒者，栀子豉湯主之。（77）
【词解】
胸中窒：指胸中有窒塞之感。窒，塞也。
【讲解】
本条论述热扰胸膈，气机不畅的证治。

本条进一步阐述了栀子豉汤证兼有烦热、胸中窒的证候。其病机是在热扰胸膈的同时，又有热郁气滞。"烦热"，或谓心烦、身热；或谓热而特甚，二说皆通。"胸中窒"，指胸中有窒塞不快之感，但无疼痛之感。治法仍用栀子豉汤清宣郁热，则气机自然通畅，其证自会迎刃而解。

【原文】

傷寒五六日，大下之後，身熱不去，心中結痛者，未欲解也，栀子豉湯主之。(78)

【词解】

心中结痛：指心中因于热邪郁结而作疼痛，即在上条窒的同时有痛的感觉。

【讲解】

本条论述热扰胸膈，热郁气滞而心中结痛的证治。

"伤寒五六日，大下之后，身热不去"，然不见恶寒的表证，说明邪已化热入里。若热扰胸膈，必见心中懊侬等症；若热郁气滞程度加重，则可见"心中结痛"之症。"心中结痛"就是在"胸中窒"的同时有痛的感觉，显然气机郁滞的程度比"胸中窒"重。然都因热扰胸膈，气机郁滞所致，故仍用栀子豉汤。

【原文】

陽明病，脉浮而緊，咽燥口苦，腹滿而喘，發熱汗出，不惡寒反惡熱，身重。若發汗則躁，心憒憒反譫語。若加溫針，必怵惕煩躁不得眠。若下之，則胃中空虛，客氣動膈，心中懊憹，舌上胎者，栀子豉湯主之。(221)

【词解】

①憒憒：憒，音溃(kuì)。《集韵》："心乱也。"成无己云："憒憒者，心乱也。"即形容心中烦乱不安的意思。

②怵惕：怵，音黜(chù)。惕，音剔(tì)。方中行云："怵惕，恐惧貌。"即心惊而有恐惧貌。

【讲解】

本条论述阳明热证误治的各种变证及热扰胸膈的证治。

"阳明病，脉浮而紧"，与太阳伤寒之脉相似，但从"发热汗出，不恶寒反恶热"之证可知，此并非太阳表不解，而是阳明里热盛的反映。脉浮为阳盛，脉紧为邪实；热蒸于上而津伤，故"咽燥口苦"；热壅于里而气机不利，则"腹满而喘"；热盛伤气或热壅气滞，则"身重"。上述表现属于阳明热证，应以白虎汤类清热之法治之，而非汗、下之所宜。

脉浮紧，在阳明为变，在太阳为常，但应综合辨证。本证与一派里热炽盛表现同见，辨为阳明。若单凭脉象，则可误认为太阳伤寒，而致误用汗法，则必损伤津液，胃燥成实，而见烦躁不安、心乱谵语；若误用温针，以火济热，伤津扰神，故见怵惕烦躁不得眠。

腹满而喘，似为阳明腑实已成，但无潮热、谵语等，腑实证据不足。仅凭腹满而喘，则可能误作腑实而误下之，下之则伤其胃气，使胃中空虚，邪热乘虚而入，无形邪热扰于胸膈，即"客气动膈"，则见心中懊憹，舌上生苔，或黄或白，或黄白相间。治以栀子豉汤清宣郁热。

咽燥口苦，与少阳之"口苦咽干"相类，然少阳满在胸胁，本证则为腹满而喘，少阳之脉为弦细，可见"咽燥口苦"并非都是少阳。

【原文】

陽明病，下之，其外有熱，手足溫，不結胸，心中懊憹，飢不能食，但頭汗出者，梔子豉湯主之。（228）

【词解】

饥不能食：言心烦懊憹之甚，胃脘噪杂，似饥非饥，而又不能进食。

【讲解】

本条论述阳明病下后余热未除、留扰胸膈的证治。

阳明病下之形成栀子豉汤证的机理有二：一为无形燥热盛于阳明，误下后使胃中空虚，客气动膈所致；一为阳明燥实，腑气不通者，下之本属正治，但下后燥结虽通，而余热未尽，热扰胸膈所致者。本条所论即属后一种情况。

阳明病下之后，"其外有热，手足温"，可见下之前热势更盛，下后热势不重；"不结胸"说明本证非水热互结之证；热扰胸膈，故"心中懊侬"；热郁胸膈，熏蒸于上，故"但头汗出"；热郁胸膈，波及胃脘，胃热则饥，气郁则不能食，故"饥不能食"。其证由于余热留扰胸膈所致，法当清宣，以栀子豉汤主之。

2. 栀子厚朴汤证（79）

【原文】

伤寒下後，心煩腹滿，臥起不安者，栀子厚朴湯主之。（79）

栀子厚朴湯方

栀子十四個（擘） 厚朴四兩（炙，去皮） 枳實四枚（水浸，炙令黄）

上三味，以水三升半，煮取一升半，去滓，分二服，温進一服。得吐者，止後服。

【讲解】

本条论述热扰胸膈兼腹满的证治。

伤寒邪在表，不当下而用下法，使表邪有内陷化热之机。热扰于胸则烦，气滞于腹则满，心烦腹满故卧起不安。腹虽满，然无疼痛拒按、大便不通等腑实之征，犹是无形邪热之郁结，非为阳明可下之证。治以栀子厚朴汤，清热除烦，行气除满。方中栀子苦寒，清热除烦；厚朴苦温，行气除满；枳实苦寒，破结消痞。诸药合用，热清则烦除，气行则满消。

本证较栀子豉汤证邪陷为深，故不用香豉之宣透；但又未形成阳明腑实，故也不必大黄之攻下。

3. 栀子干姜汤证（80）

【原文】

伤寒，醫以丸藥大下之，身熱不去，微煩者，栀子乾薑湯主之。（80）

栀子乾薑湯方

栀子十四個（擘） 乾薑二兩

上二味，以水三升半，煮取一升半，去滓，分二服，温進一服，得吐者，止後服。

【词解】

丸药：是汉代习用的一种泻下成药。常见制剂为两种，一是以巴豆为主的热性泻下剂；一是以甘遂为主的寒性泻下剂，均具有较强的泻下作用。

【讲解】

本条论述热扰胸膈兼中寒下利的证治。

太阳伤寒，医以丸药攻下，是为误治。误下而损伤脾胃，邪热乘虚内陷，以致寒邪留中而热扰胸膈之证。余热未尽，热扰胸膈故见身热不去，微烦。至于中寒下利，可从两方面认识：其一，以药测证，方中使用干姜温中散寒，故知本证当有腹满痛或食少便溏等症状；其二，本证医以丸药下之，损伤脾胃中阳，因而导致中焦虚寒之象。故此，本证病机为热扰胸膈，中焦虚寒，治当清上温中，方用栀子干姜汤。方中栀子清热除烦，干姜温中散寒。另外，本证不一定因误治而成，凡素体中阳不足，感受外邪，热扰于上，寒在于中，即可用本方。

本方与黄连汤同具上热下寒之机，两相比较，黄连汤以腹痛欲呕吐为特征，而栀子干姜汤以烦热下利为主。

4. 栀子豉汤禁例（81）

【原文】

凡用梔子湯，病人舊微溏者，不可與服之。（81）

【词解】

旧微溏：指病人平素有大便稀溏之症。

【讲解】

本条论述栀子豉汤的禁例。

"旧微溏"指患者素体脾阳虚弱。因栀子汤为清热除烦之剂，药性苦寒，易伤阳气，故病人旧有大便稀溏者，虽见有烦热懊憹等症，亦当慎用。否则，必进一步导致中阳虚寒加重，而使溏泄更甚。然上焦郁热而非用栀子汤不可者，亦可仿栀子干姜汤寒热并用之法，酌加温补脾肾之品。

（二）大黄黄连泻心汤类证

1. 大黄黄连泻心汤证（154、164）

【原文】

心下痞，按之濡，其脉關上浮者，大黄黄連瀉心湯主之。（154）

大黄黄連瀉心湯方

大黄二兩　黄連一兩

上二味，以麻沸湯二升漬之，須臾，絞去滓，分溫再服。

【词解】

麻沸汤：即滚开的沸水。

【讲解】

本条论述胃热气滞导致心下痞的证治。

本方原方中无黄芩，据林亿等的方后注及《千金翼方》当有黄芩。

"心下痞，按之濡"，谓心下的胃脘部位有闷痞堵塞之感，但按之却柔软，而不坚硬疼痛的，是属于气痞，为无形邪热壅聚，气机升降失常所致。关脉以候脾胃，浮脉主热，关脉浮，说明中焦热聚。本证虽无实邪，但仍有热结，故除见心下满，按之濡，其脉关上浮等主要脉证外，还应兼见心烦、口渴、舌红苔黄，甚至吐衄等热象。治以大黄黄连泻心汤泻热消痞。方中大黄泻热和胃开结，黄连泻心胃之火，黄芩增强泻热作用。

本方的煎服方法为用麻沸汤泡服。用麻沸汤泡服，薄其味，取其气，以利清中上部无形邪热，兼以散结消痞，避免泻下。在具体运用时若用治热痞，用麻沸汤泡服，取其轻清之气，以利于消痞散结；若用治吐血、衄血，则需煎煮，厚取其味，苦寒直折，泻火以宁血。此即《素问·阴阳应象大论》："味厚则泄，薄则通。气薄则发散，厚则发热。"方中大黄在100℃时煎煮10～15分钟，泻下作用最强。

大黄黄连泻心汤类证，诸医家均将其归入太阳病变证痞证中的热痞，但实际上此类证虽然出现心下痞的主证，但临床表现尚有心烦、口渴、舌红苔黄，甚至吐衄等热象，其病机为胃热气滞，病位在胃，已涉阳明，不属于太阳病变证的范畴，与痞证中其他类型不同，故此应归入阳明病篇讨论。

关于大黄黄连泻心汤的病机，喻嘉言认为，本方的作用在于"泻脾胃之湿热"，所以方名中的"泻心"是针对原文中的"心下痞"而言的，"泻心"的部位是"心下"，即胃。本证的病位在胃，病机为胃热气聚，此指热痞而言。本方也有泻心火的作用，如吐血、衄血之类当然与心火亢盛有关。

其临床表现包括心下痞满不舒，按之膨满而微有抵抗，自觉烦热，热气上冲，头痛面赤，或目赤而涩，或气急发黄，或口舌生疮，或吐血衄血，便秘或大便不畅，尿赤，口干舌燥，舌红，苔薄黄，脉浮滑，或滑数，或躁动有力。

本方所治之吐血、衄血，为气盛火旺，迫血妄行所致。其特征为起病暴急，突然发作，来势凶猛，血出如喷，量多而色鲜红，并伴有上述火热上炎的表现。临床常见的疾病有胃溃疡大出血、门静脉高压食管下静脉曲张破裂大出血、肺结核大咯血等。在临床上，有的病人出血以后面色苍白，少气无力，一派虚象，这是由于大出血导致的气随血脱，气血暴虚所致，但体内火热之邪仍在，火不泻则血不止，只要病人没有休克，则仍应急用本方，这需要有临床经验。当然，也可酌加人参、沙参、麦冬、生地黄、阿胶等益气养血药，加生地黄、丹皮、赤芍、童便等凉血药，加地榆、生侧柏、白茅根、藕节等止血药，加茜草、三七、花蕊石等化瘀药；有凝血机制障碍者，加花生内衣研末冲服。

现代临床可用于治疗口腔溃疡、急性咽炎、急性胃炎、胆囊炎、三叉神经痛等疾病偏于阳明胃经有热者，以及血热引起的出血、眼科疾病、皮肤病、亢奋性精神病等。在具体运用时可以随病而加减。如口腔溃疡、鹅口疮：本方加生地黄、竹叶、炙甘草、莲子心。急性痢疾：本方合白头翁汤，加木香、杭白芍。胃痛（急慢性胃炎）：证属热郁者，本方合小陷胸，加延胡索。黄疸：证属湿热者，可合茵陈蒿汤，加柴胡、土茯苓。另外，吴鞠通在《温病条辨》中焦篇用本方去大黄，加黄柏、玄参、麦冬、生地黄、甘草、苇根汁，名冬地三黄汤，用于治疗阳明温病，无汗，实证未剧，不可下，小便不利者。

大黄黄连泻心汤又称三黄泻心汤，刘渡舟教授在《伤寒论临证指要》（学苑出版社）中火证论一章有过详细论述，今摘录如下：

三黄泻心汤，是《汤液经》火剂门的一张名方。《汤液经》为殷商时代的伊尹所著，后世医家又将泻心汤称为"伊尹三黄泻心汤"。《史记》载西汉太仓公淳于意，曾用此方治愈了"涌疝"病，当时称此方为"火齐汤"。刘老认为，《汤液经》设有各种治疗门类，如"火齐"、"水齐"（齐通剂）。"三黄泻心汤"很可能是"火齐门"的代表方。太仓公从其治疗门类出发，而直呼其为"火齐汤"，也未尝不可。太仓公用"火齐汤"的治案在《史记》中刊载颇详，"齐，郎中令'循'病，众医皆以为厥，入中而刺之，臣诊之曰：

涌疝也，令人不得前后溲。循曰：不得前后溲三日矣。臣意饮以'火齐汤'。一饮得前溲，再饮得大溲，三饮而疾愈矣，病得之内。所以知循病者，切其脉时，左口气急，脉无脏气，右口脉大而数，数者中下热涌……故曰涌疝。中下热，故溺赤也。"据上脉证，太仓公用"火齐汤"以泻火热之凝结，故尔取效。

三黄泻心汤方传到东汉末年，为张仲景所著的《伤寒杂病论》所收录。仲景用其治疗心下气分的火热痞，即第154条证。但仲景用的是大黄、黄连，而少黄芩一味，所以叫"大黄黄连泻心汤"。宋代林亿等在校注《伤寒论》时认为本方当有芩，系脱落之误。然从"大黄黄连泻心汤"方名来看，林亿等之说亦不足信。应该看到，"心下痞"只是气分之病，未见"不得溲"的"涌疝"之实证。这样，仲景别出心裁，在煎服上避免了煎煮的常例，改用麻沸汤，就是用翻滚的开水，渍泡大黄、黄连两药服之。仲景的用意在于，取两药的苦寒之气，以清心下火痞，而薄用两者的苦寒之味，使其作用在中焦而又不泻下肠胃。可见，仲景在伊尹的基础上对三黄泻心汤进行了加减，改变了煎服方法，扩大了治疗范围。

在唐代孙思邈的《备急千金要方》中记载了巴郡太守的"三黄圆"，由汤剂变为丸剂，可以认为是三黄泻心汤的第三次变革。巴郡太守三黄圆的药量并不是固定不变的，而是根据四时增减药物用量。例如，"春三月，黄芩四两，大黄三两，黄连四两；夏三月，黄芩六两，大黄一两，黄连七两……"此丸用治男子五劳七伤，消渴不生肌肉；妇人带下，手足寒热等。这种以四时五脏用药之法，是中医理论上迈进的一大步。

到了宋代，在王怀隐主编的《太平惠民和剂局方》中，提到了"三黄圆，治丈夫妇人，三焦积热之上焦有热，攻冲眼目赤肿，头项肿痛，口舌生疮；中焦有热，心膈烦躁，不美饮食；下焦有热，小便赤涩，大便秘结。五脏俱热，即生暗疔疮痍；及治五般痔，粪门肿痛，或下鲜血，小儿积热"。

由此可见，王怀隐在巴郡太守的基础上又发展了"三黄圆"清泻三焦的作用。宋代以后的治火诸方，皆可视为三黄泻心汤的发展，从而也归纳出了中医治疗火证以三黄泻心汤为其代表。所以，我们研究火证，必须对三黄泻心有足够的认识和重视。

刘渡舟教授用本方治疗火邪脱发、吐血、衄血、火中、火痞、火狂等疾病。

　　日本人龙野一雄在《中医临证处方入门》中详细论述了本方的适应病症：①胃溃疡、十二指肠溃疡吐血：用于脉紧或大，颜面潮红或有上火感，胃部重痞感、不安感，便秘等各种症状组合时的吐血。②高血压：用于颜面红而有上火感，或有头重，肩酸痛，眩晕等上火症状，在精神上容易激动，性情急变，不安，焦躁等倾向强，易便秘，脉紧等。③卒中：用于颜面充血强而全身的热候不甚强，脉浮紧或大，其烦躁的程度在大青龙汤证的全身性烦躁与白虎汤证的脑症性烦躁的中间，而不偏于某一方面；亦有兴奋而暴躁的状态，或发谵语者。但这种情况不是持续的，而是间歇性的发生，即暂时安静后，突然又出现身心兴奋的症状。④三叉神经痛：用于颜面充血性而有上火感者，脉浮，但有时甚浮，或有时反而沉，有时相当大。

【原文】

　　傷寒大下後，復發汗，心下痞，惡寒者，表未解也。不可攻痞，當先解表，表解乃可攻痞，解表宜桂枝湯，攻痞宜大黃黃連瀉心湯。（164）

【讲解】

　　本条论述热痞兼表证的证治。

　　伤寒病在表，先下后汗，为误治，必使胃气受损，邪热内陷，滞塞中焦，而形成心下痞，若同时伴有恶寒等症，是热痞已成而表邪未解，治疗当先表后里，解表宜桂枝汤，攻痞宜大黄黄连泻心汤。

　　2. 附子泻心汤证（155）

【原文】

　　心下痞，而復惡寒汗出者，附子瀉心湯主之。（155）

　　附子瀉心湯方

　　大黃二兩　黃連一兩　黃芩一兩　附子一枚（炮，去皮，破，別煮取汁）

　　上四味，切三味，以麻沸湯二升漬之，須臾，絞去滓，內附子汁，分溫再服。

【讲解】

　　本条论述热痞兼阳虚的证治。

心下痞，以附子泻心汤主之，故知此心下痞当为热痞。"而复恶寒汗出"的"恶寒"实为"畏寒"，与太阳表证的恶寒不同，为阳虚卫外不固所致。此证病机为热痞兼阳虚，治疗当泻热消痞，扶阳固表，方用附子泻心汤。方中大黄黄连泻心汤泻热消痞，附子扶阳固表。

本方的煎服法与众方有别，是将大黄黄连泻心汤用麻沸汤浸渍，取其轻扬之气，清泻心下之热而消痞；附子另煎取汁，取其辛热雄烈之性，以扶阳固表。四味相合，寒温并用，共具泻热消痞，扶阳固表之功。本方是张仲景煎服方法的又一典范，不仅匠心独具，而且细致入微。

本条与第 164 条非常相似，皆见心下痞、恶寒汗出等症状，但其机理及治法却不同。第 164 条所示为热痞兼有表邪未解，除恶寒外，当有发热等症，故治应先解表，后攻痞；本条为热痞兼有阳虚，畏寒，无发热，也无其他表证的表现，故治以附子扶阳固表。

（三）白虎汤类证

1. 白虎汤证（176、219）

【原文】

伤寒脉浮滑，此以表有热，裹有寒，白虎湯主之。（176）

白虎湯方

知母六兩　石膏一斤（碎）　甘草二兩（炙）　粳米六合

上四味，以水一斗，煮米熟湯成，去滓，温服一升，日三服。

【词解】

"表有热，里有寒"：当为"表里俱热"。林亿等在原文下有："臣亿等谨按：前篇云：热结在里，表里俱热者，白虎汤主之。又云：其表不解者，不可与白虎汤。此云脉浮滑，表有热，里有寒者，必表里字差矣。又阳明一证云：脉浮而迟，表热里寒，四逆汤主之。又少阴一证云：里寒外热，通脉四逆汤主之。以此表里自差，明矣。"故本条"里有寒"当作里热解为是。

【讲解】

本条论述阳明病表里俱热的脉证与治法。

"伤寒脉浮滑"，浮为热盛于外，即表有热。其证当有身热、汗自出、不恶寒反恶热。滑为热炽于里，为里有热，当有舌上干燥而烦，大烦渴引饮不解之症。此条凭脉象以概括病机，当指里热炽盛，充斥内外之证，故用白虎汤辛寒以清阳明独盛之热。方中石膏辛甘大寒，清而兼透，生津；知母苦寒，质润，清热滋阴。二者相伍清热而不伤津。甘草、粳米益胃气，养胃津，配石膏甘寒生津，并防寒凉伤胃。

注意本方煎服法为"煮米熟汤成"即可。现在有研究认为，粳米在汤中煮熟时，若混悬石膏的粉末，可以增强清热的作用。关于石膏的煎法，现在多认为其属矿物质，宜先煎。但近年的研究认为，石膏的主要有效成分为含水硫酸钙（$CaSO_4 \cdot 2H_2O$），而含水硫酸钙不溶于水，在高温下更是如此。所以对于石膏的煎法，尚待进一步研究。

白虎汤证又称阳明经证或阳明热证。其基本病机是燥热亢盛，充斥内外，有伤津之势，表现为高热、大汗、口渴、脉滑、舌红苔黄。白虎汤证俗称"四大"，而《伤寒论》原文中白虎汤证的脉象是"脉浮滑"（第 176 条）、"脉滑"（第 350 条），"洪大"的脉象见于白虎加人参汤证，如原文第 26 条。"洪脉"的形象是势如洪水，来盛去衰，在燥热亢盛的同时有津气损伤的征兆，津气损伤加重的脉象就是"芤"。所以白虎汤证的病机是热盛有伤津之势，而津液欲伤而未伤，治疗以清热为主，一则热清则津存，所谓"扬汤止沸不如釜底抽薪"，再则在清热的同时防止伤津，药用甘寒之石膏和质润之知母，不用苦寒伤津之品；白虎加人参汤证则热盛与津气损伤并存，治疗以清热与益气生津并重。再联系竹叶石膏汤，则是津伤而余热未清，于此可以看出燥热与津伤的主次关系和动态变化。

阳明热证的主要病机是里热炽盛，有伤津之势，治疗以清阳明燥热为根本，但是要考虑在清热的同时要不伤津，并且要兼以生津，所以生石膏是最合适的药物。石膏辛甘大寒，清热的力量最强，因其味辛，在清热的同时还有透热的作用，可以使热邪一方面清解，一方面向外透发，加强其清热的效果，热邪清除了就去除了伤津的根源，就可以使人体的津液得以保存；此外，甘寒还有一定的生津作用，这对阳明热证的热盛有伤津之势的病机也是十分恰当的，石膏是方中当然的主药。石膏清热的力量很强，但是滋阴生津的作用不够，知母苦寒质润，入肺、胃、肾经，既能清热，又能生津，增强了石膏清热和生津的作用。因为寒凉容易伤胃，要保护胃气，所以用了甘草和粳米。甘草甘平偏温，益气和胃，防止石膏寒凉伤胃，甘草和石膏配伍还可加强甘寒生津的作用。粳米可以养胃津，保胃气。如果没有粳米可以用生怀山药代替。焦树德教授在用大量石膏的时候，常佐以葛根升发阳明清气，可以避免石膏损伤中阳，石膏的用量大于30g时，用葛根10～15g。

方名白虎，在于其清热功效卓越。白虎为西方之金神，主寒凉肃杀，俗谓"虎啸生风，金飙退热"。再者，白虎代表西方，在季节上则为秋季，秋季的气候特点是清凉肃降，白虎汤证的燥热亢盛则具有南方夏季火热的特征，到了清凉肃降的秋季，夏季的炎热自然就没有了。

白虎汤证的临床表现为表证已解，不恶寒但恶热，汗多，胸中烦热，渴引冷饮，面红而垢，气粗声重，尿短赤，舌质红，苔黄燥或白糙，或干黑有芒刺，脉滑数；病重时鼻鼾，语言难出，神志昏沉，或项强抽搐，或谵语，遗尿等。此外，当胃热上冲，肺胃失降时，尚可见呃逆一症。若热邪深伏，郁遏阳气，可致四肢厥冷，但胸腹必灼热。白虎加人参汤证为汗出特多，渴饮特甚，肢体倦怠，脉搏洪大或芤，偶有时时恶风及背微恶寒。

本方的运用贵在把握病机，不必拘于典型证候悉具。如有的病人可高热无汗，有的消渴患者并无大热大汗，依然可药到病除。所以，我的导师梅国强教授认为，本方具有"有汗者热清汗止，无汗者汗出热清"的妙用，这就是我们现在津津乐道的双向调节。

本方适用于具有阳明热盛伤津病机的各种病证。如传染病：乙脑（暑温）、伤寒（湿温）、流感（风温）、出血热、钩端螺旋体病、痢疾（赤痢）、麻疹、顽固难退之肺痨热等；感染性疾病：大叶性肺炎、小儿肺炎、小儿麻疹合并肺炎、败血症等；糖尿病；脑卒中；中暑、夏季热；产后温病（包括产褥热）；火烫伤；五官科疾病：天行赤眼、陷翳、银星玉粒、涌波翳等眼病。

另外，白虎汤类方尚可治疗面部疾病。原文第219条的"口不仁面垢"，是热邪循经熏灼于上所致。面部为阳明经脉所主，结合《素问·上古天真论》中"女子七岁，肾气盛……五七阳明脉衰，面始焦，发始堕"，可知阳明与面部的关系。临床上，面部的疾病（如女子的黄褐斑等）可根据病人的全身表现选用清阳明的白虎汤、泻阳明的承气汤、补阳明的竹叶石膏汤进行治疗。

对于白虎汤的禁忌，吴鞠通提出四禁，"白虎本为达热出表，若其人脉浮弦而细者，不可与也；脉沉者，不可与也；口不渴者，不可与也；汗不出者，不可与也。常须识此，勿令误也。"（《温病条辨》上焦篇第 9 条）

附：白虎汤验案——乙脑（湿热）

1957 年，河北石家庄乙脑流行，名医郭可明先生用白虎汤和白虎加人参汤随证加减治疗，取得良好的疗效；1958 年，北京也是乙脑流行，开始也用白虎汤治疗，效果不好，后来在蒲辅周先生的指导下，用白虎加苍术汤治疗而获效。

1958 年是戊戌年，其运气形势是火运太过，寒水司天，湿土在泉，所以其气候特点是热而加湿，应在清热的同时燥湿，是白虎加苍术汤的适应证。

【原文】

三陽合病，腹滿身重，難以轉側，口不仁，面垢，讝語遺尿。發汗則讝語。下之則額上生汗，手足逆冷。若自汗出者，白虎湯主之。（219）

【词解】

①口不仁：语言不利，食不知味。

②面垢：阳明浊热之气上熏，面部如蒙油垢。

【讲解】

本条论述阳明热盛的证治及禁例。

本条中"若自汗出者，白虎汤主之"，应接在"谵语遗尿"后，则方证相符。否则，误汗后谵语；误下后额上生汗，手足逆冷，为虚证，不可再用白虎汤。按《金匮玉函经》之"发汗则谵语"后有"甚"字，可从。

本条言"三阳合病"，但实际上为阳明邪热炽盛，充斥内外之白虎汤证。有人认为身重为太阳，腹满为阳明，难以转侧为少阳，似嫌牵强。热盛伤气，或热壅气滞，则腹满身重难以转侧；胃热循经熏灼于上，则口不仁面垢；热扰心神，膀胱失约，则谵语遗尿；热盛迫津液外泄，则自汗出。为阳明热盛，故以白虎汤主之。

若误认为身重为表证，妄发其汗，则里热愈炽，而津液愈伤，故谵语转甚。由此也可说明本条无太阳表证，身重也不是太阳之证。若不识热壅气滞之腹满，而误作阳明腑实，妄用下法，则阴液竭于下，阳气无所依附而上越，故额上生汗，手足逆冷。可见，阳明无形燥热，犹须禁汗、禁下。

《伤寒论》中有诸多条文出现"身重"证候，如：原文第 39 条"身不疼，但重，乍有轻时"，为寒邪束表，经脉郁滞；第 219 条"腹满身重，难以转侧"，为热盛伤气，经气壅滞；第 6 条"自汗出，身重，多眠睡"，为风温热盛，津气两伤。此外还有第 107 条的柴胡加龙骨牡蛎汤证、第 208 条的大承气汤证、第 316 条的真武汤证、第 392 条的烧裈散证均可见身重，临床注意鉴别。

2. 白虎加人参汤证（168、169、170、26、222）

【原文】

傷寒若吐若下後，七八日不解，熱結在裏，表裏俱熱，時時惡風，大渴，舌上乾燥而煩，欲飲水數升者，白虎加人參湯主之。（168）

白虎加人參湯方

知母六兩　石膏一斤（碎，綿裹）　甘草二兩（炙）　人參三兩　粳米六合

上五味，以水一斗，煮米熟湯成，去滓，溫服一升，日三服。

【讲解】

本条论述伤寒吐下后热结在里，热盛津伤的证治。

伤寒误用吐、下法后，津液受损，经数日不解，因津伤化燥，而形成阳明热结在里之证。所谓"表里俱热"，即内外皆热。外热当指身热、汗自出、反恶热等阳明外证。里热是指舌上干燥、大烦渴不解等而言。"时时恶风"，并非太阳证，而是热盛伤气所致，这种恶风加衣被可以缓解。此病的重点主要是因阳明里热太盛，充斥内外，津气受伤，汗多肌疏所致，故用白虎汤清阳明里热，加人参以益气生津。

【原文】

傷寒無大熱，口燥渴，心煩，背微惡寒者，白虎加人參湯主之。（169）

【讲解】

本条论述阳明里热太盛，津气两伤的证治。

伤寒无大热，是指邪入阳明，里热太盛，热极汗多，散热太快，肌表之热反不太甚，故呈现表无大热之象。阳明里热炽盛，津液大伤，故口燥而渴；热盛于里，上扰神明则心烦；本条"背微恶寒"，与第168条"时时恶风"意义相同，亦是里热太盛，汗出肌疏所致，并非太阳表证不解，也与少阴虚寒之背恶寒不同。因病属阳明热盛，津气两伤，故用白虎加人参汤清解里热，益气生津。

【原文】

傷寒脉浮，發熱無汗，其表不解，不可與白虎湯。渴欲飲水，無表证者，白虎加人參湯主之。（170）

【讲解】

本条论述阳明热盛津伤的证治及禁例。

"伤寒脉浮，发热无汗"，证属太阳伤寒，治法当发汗解表。若兼有内热，亦当宗发表清里两解之法，不可误用白虎汤。用之则寒凉冰伏，徒损中阳，促使表邪内陷，造成变证。故"其表不解"，实为白虎汤及其类方之禁例。若太阳表证已解，阳明里热太盛，并见渴欲饮水等伤津耗气之证，当主之以白虎加人参汤。

【原文】

服桂枝湯，大汗出後，大煩渴不解，脉洪大者，白虎加人參湯主之。（26）

【讲解】

本条再论阳明热盛，气津两伤的证治。

太阳中风服桂枝汤，应以"遍身漐漐微似有汗者益佳"。今服桂枝汤而令汗出如水流漓，为汗不得法。汗生于阴而出于阳，乃阳气蒸化津液而成，今大汗出后，伤津助热，以致邪热转入阳明。阳明热盛，气液两伤，则其人大烦渴不解。所谓"大烦渴不解"，是形容烦渴之甚。由于这里的"烦"有热甚和渴甚两层意思，故大烦渴不解又分别表示为心烦、大渴、大热，大渴或大渴为甚，以至于饮水数升而不能解。脉见洪大，是阳明里热蒸腾，气血涌盛的征象。然里热盛而气液不足，故脉呈洪大而按之软亦自在言外。

原文第25条有"服桂枝汤，大汗出，脉洪大者，与桂枝汤，如前法"，与本条所述脉证相似，但治法却不相同。第25条是服桂枝汤，药虽对证，但由于汗不得法，以致大汗出而表未解，脉由前之浮缓而变为洪大。脉虽变而证未变，提示太阳中风证仍在，说明此洪大脉乃是阳气浮盛于外，里无烦渴等症，所以还应治以桂枝汤，如前法。切不可过早使用白虎汤。本条是服桂枝汤大汗出后，症见大烦渴、脉洪大，为表邪内陷，转属阳明而气液两伤之证，则非桂枝汤所能治，故以白虎加人参汤治疗。以上两条的辨证关键在于渴与不渴，以及表证的有无。

诸医家将本条归入太阳病变证中，从上可知，其为阳明热盛，气津两伤的证治，故应归入阳明病篇讨论。

【原文】

若渴欲飲水，口乾舌燥者，白虎加人參湯主之。（222）

【讲解】

本条再论阳明热盛伤津的证治。

本条承接第221条而来，阳明无形燥热亢盛，误下后，有热扰胸膈而成栀子豉汤证的可能，也有热盛津伤而成白虎加人参汤的可能。本条所述即属后者。阳明无形邪热炽盛，不当下而下，不仅里热炽盛未能缓解，而且津气受到严重损伤，出现口干舌燥欲饮水等症。故用白虎汤以清阳明里热，加人参以益气生津。

白虎汤证和白虎加人参汤证是同中有异的，同的是热邪都很盛，不同的是白虎加人参汤证已经有了津气两伤的征兆，就是背微恶寒，或时时恶风，脉象变为洪大，有不足之感，这个时候用白虎汤也会有清热的作用，但是热清之后容易出现寒中的现象，即容易出现呕吐、腹痛、下利等。

附：白虎加人参汤验案——大叶性肺炎（风温热盛）

患者男性，45岁。1960年3月15日初诊。3天前恶寒发热，咳嗽，胸痛。曾服麻杏甘石汤，药后无汗恶寒罢。体温39℃，叩诊见左肺下部浊音，听诊有多数湿性啰音；白细胞计数 18.5×10⁹/L，中性粒细胞 0.85；胸透见左下肺大片浸润阴影。诊断为大叶性肺炎。刻诊：表证已罢，高热持续 4 天不退，烦渴引饮，喜冷饮，咳嗽频频，痰浓稠，呈铁锈色，胸痛，牵引上腹痛，面潮红带浊垢色，便秘，尿短赤涩痛，舌质红，苔黄，脉洪大数。属阳明热盛，拟白虎加人参汤加味。

生石膏 60g，知母 15g，粳米 1 匙，甘草 6g，沙参 10g，杏仁 9g，牛蒡子 10g，鱼腥草 10g。服 1 剂。

3 月 16 日二诊：药后漐漐汗出，热退至 38℃，痰量增多，咳畅，渴减，大便通，小便转多，舌转润，苔黄退去，脉数。续前方 1 剂。

3 月 17 日三诊：热退，痰减少，舌润，脉数去。服竹叶石膏汤 2 剂，调理而愈。

（四）猪苓汤证（223、224）

【原文】

若脉浮發熱，渴欲飲水，小便不利者，豬苓湯主之。（223）

豬苓湯方

豬苓（去皮）　茯苓　澤瀉　阿膠　滑石（碎）各一兩

上五味，以水四升，先煮四味，取二升，去滓，内阿膠烊消，温服七合，日三服。

【讲解】

本条论述阳明津伤、水热互结的证治。

本条承接第 221 条、第 222 条，三条文合参，可见阳明热证误下后有热扰胸膈证（第 221 条）；有热盛伤津证（第 222 条）；也有本条所述的津伤水热互结证。

阳明病误下后，热不能除，而津液受伤，又热与水结，蓄于下焦，因而出现津伤水热互结之证。阳明余热犹存，故脉浮发热为阳明热盛之外在反映；津液损伤，加之水热互结，气不化津，故渴欲饮水；水蓄下焦而不行，则小便不利。其病机为里热伤阴，水热互结，故用猪苓汤以育阴润燥，清热利水。方中茯苓、猪苓、泽泻淡渗利水，阿胶甘平育阴润燥，滑石清热利水、甘寒生津。

本证与五苓散证都有水饮内停，均有水肿，小便不利，小腹胀满或疼痛，口渴，发热，脉浮等症。但二者病机、治法大有不同：五苓散证是阳郁，气化不利，证偏寒，所以舌质是淡的、苔是白的，虽然口渴，但一般饮水不多，或水入则吐，脉浮是兼有表证；猪苓汤证是阴虚水热互结，证偏热，所以舌质是红的、舌苔少而干，口渴饮水较多，还可见到咽干口燥，心烦失眠等症，甚至可以见到血淋，小便涩痛难出等症，其脉浮为热。

猪苓汤在临床上有两种适应证。一种是阴虚与水湿并见，即在水肿、小便不利的同时有口渴，心烦失眠，舌红少苔，脉细数等症，多见于慢性肾炎或肾病综合征的水肿，经用温阳或激素治疗后，水湿未尽而又化热伤阴者，此时也可用六味地黄汤加怀牛膝、车前子等。另一种是阴虚与湿热并见，即在尿路刺激征、尿路结石、血尿、小便不利的同时，有口渴，发热，心烦失眠，舌质红苔根黄腻，脉细数等症，多见于尿路感染或尿路结石，此时也可用知柏地黄汤加通草、滑石等利尿通淋之品。

【原文】

陽明病，汗出多而渴者，不可與豬苓湯，以汗多胃中燥，豬苓湯復利其小便故也。（224）

【讲解】

本条论述猪苓汤的禁例。

阳明病热证，因里热炽盛，迫津外泄，则汗出必多；热盛津伤胃燥，故见口渴。此时化源不足，津液缺乏，可有小便不利的表现，治法宜用清热生津之剂，切不可用猪苓汤复利其小便。因为猪苓汤的功效，虽兼育阴润燥，实以通利小便为主，若用于阳明热证，必致津液更伤，邪热愈炽，故特提出以为禁例。

本条提出猪苓汤的禁忌，即热盛津伤者，如白虎加人参汤证，此证也可以出现小便不利，但这种小便不利不是水停，而是津伤化源不足，故禁利小便。当遵原文第58条"凡病，若发汗，若吐，若下，若亡血、亡津液，阴阳自和者，必自愈"，第59条"大下之后，复发汗，小便不利者，亡津液故也。勿治之，得小便利，必自愈"之旨，切不可因见口渴、小便不利而误投猪苓汤，以竭欲亡之津液，故应引以为禁。

（五）葛根黄芩黄连汤证（34）

【原文】

太陽病，桂枝證，醫反下之，利遂不止，脉促者，表未解也；喘而汗出者，葛根黄芩黄連湯主之。（34）

葛根黄芩黄連湯方

葛根半斤　甘草二兩（炙）　黄芩三兩　黄連三兩

上四味，以水八升，先煮葛根，減二升，内諸藥，煮取二升，去滓，分溫再服。

【讲解】

本条论述里热夹表邪下利的证治。

"太阳病，桂枝证"指太阳中风邪在表，在表当汗不当下，如误下，故曰"反"，以致邪气内陷而下利不止。若脉象由原来的浮缓而变为急促，说明其人之正气尚有抗邪外达之势，则表邪未能全部内陷，故曰"表未解也"。表邪化热入里，内迫大肠，故利遂不止，既然表邪未解，又有里热下利，故也称此证为"协热利"。里热上蒸于肺，肺气不降故作喘，热邪逼迫津液外越，故汗出；里热盛，故此可见发热一症；既为热利，其大便臭秽，暴注下迫等症在所难免。其病机为外邪化热入里，上蒸于肺，下迫大肠，治以葛根黄芩黄连汤清热止利平喘。方中葛根解肌清热，升津止利；黄芩、黄连苦寒，清肠热而止利，肠热清则喘自平，黄芩尚可清肺热；甘草调和诸药，和中安胃。

葛根黄芩黄连汤证虽可为太阳误下所致，但误下后之见证为里热上蒸于肺，下迫大肠所致，病已涉阳明，出现阳明热证的表现，故此不是太阳变证，而是阳明热证。此证正好与承气汤证形成对峙，阳明肠热若有燥屎与之互结，则是大便秘结的腑实证；若无燥屎与之互结，则是肠热下利证。

葛根黄芩黄连汤证性质属热，特征是喘利并作。下利的特征是：初为暴注下迫，利下烫热之黄色臭秽稀水，肛门灼热。

临床还可见：发热汗出，恶寒或不恶寒，头痛肢楚，胸中烦热，午后高热，干呕口苦而渴，腹痛或满，小便短赤，舌苔由白腻转黄厚，舌边尖红绛，脉滑数有力。本方虽为表里双解之剂，但临床运用只以肠热下利为准，有无表证皆可运用。

后世对此方证有诸多发挥，陆九芝认为"疹之原出于胃，治疗者，当治胃，以清凉为主，而少佐以升达；痧之原出于肺，治痧者，当治肺，以升达为主，而稍佐以清凉。痧于当主表散时，不可早用寒泻；疹于当主苦泻时，不可更以辛散。大旨外达主升，柴、葛之属；清凉主降，芩、栀、桑、丹之属。惟宗仲景葛根芩连一法出入增减，此治痧疹之要道焉。"陆氏还认为，本方为阳明病主方，治温病之辛凉轻剂，不专为下利而设。张锡纯亦认为，本方证不必须有下利。吴鞠通认为："阳明温病，干呕口苦而渴，尚未可下者，黄连黄芩汤主之（连、芩、郁金、香豆豉）。不渴而舌滑者属湿温。"受其启发，后人用本方治疗湿温（肠伤寒）及暑温（乙脑）获效。《经方实验录》用治口疮唇裂、赤眼、麻疹疹发不畅、协热下利等。恽铁樵认为："用此方主治病甚多，治疗肠炎下利作首选方剂；加白头翁、秦皮治急性热利；加象贝、橘红、枇杷叶之类治急性肺炎，并广泛地用于治疗四时温病，效验极佳。"

本方为治下利的常用方，但还有治喘的作用，其病机是肺热下迫大肠，或肠热上蒸于肺，而见喘利并作，这是其经典的适应证。现代临床中，肺炎而见下利的病人是其最佳的适应证。

临床多用于诸如慢性非特异性溃疡性结肠炎、出血性肠炎、急慢性痢疾、急慢性胃炎、婴幼儿轮状病毒性肠炎、小儿中毒性肠炎、婴幼儿夏季腹泻、食物中毒、消化不良、伤寒及副伤寒以及其他胃肠道感染性疾病，辨证属于肠热下利者。另外，支气管肺炎、大叶性肺炎、病毒性肺炎、肺脓肿、乙型脑炎、小儿麻痹症、麻疹、脱肛、带下等，属于肠热上蒸或肺热下迫者，亦可用本方。

具体运用时可加减化裁：

急性肠炎：症见发热口渴，泻下臭秽，肛门灼热，尿短而赤，苔黄腻，脉滑数等，加金银花、马齿苋、白芍、蒲公英等。

痢疾：下痢，便脓血，发热腹痛，里急后重，舌红苔黄腻，脉弦数等，加白头翁、秦皮、黄柏、白芍等。

小儿腹泻：便稀日行数次，口干，尿赤，舌红苔黄腻，指纹紫等，加茯苓、白术、薏苡仁等健脾利湿之品；若夹食积，可加鸡内金、焦三仙等消食导滞之品。

　　慢性结肠炎：属于湿热下注者，加金银花、茯苓、白芍、薏苡仁、秦皮、车前子等清热利湿之品。腹痛，里急后重甚者，加白芍、槟榔、木香；呕吐者，加半夏、竹茹、陈皮等；热甚神昏者，加安宫牛黄丸。

　　肺炎：发热汗出，咳嗽气喘，下利黄色稀水臭秽，肛门灼热，现在的大叶性肺炎、支气管肺炎以及 2003 年流行的 SARS 都可运用，喘甚者可合用麻杏甘石汤。

表6　葛根黄芩黄连汤证与葛根汤证鉴别表

汤证名称	证候	病机	治法	性质
葛根芩连汤证	下利，发热，汗出而喘 下利特征：利下黄色臭秽的稀水，暴注下迫，肛门灼热，口渴，尿赤，舌红，苔黄，脉数	外邪化热入里，肠热气逆	清热止利，兼解肌散热（重在清里）	表里俱热
葛根汤证	下利，发热，恶寒无汗 下利的特征：水粪杂下，臭秽不甚，无肛门灼热，舌淡，口和，尿清，苔白，脉浮紧	太阳表邪，内迫大肠	解表散寒，升津止利（重在解表）	表里俱寒

二、阳明实证

（一）承气汤证

1. 调胃承气汤证（248、249、207、70）

【原文】

太陽病三日，發汗不解，蒸蒸發熱者，屬胃也，調胃承氣湯主之。（248）

調胃承氣湯方

甘草二兩（炙）　芒硝半升　大黃四兩（清酒洗）

上三味，切，以水三升，煮二物至一升，去滓，内芒硝，更上微火一二沸，温顿服之，以調胃氣。

【词解】

①蒸蒸发热：形容发热如热气蒸腾，从内达外之象。

②属胃也：即转属阳明的意思。

【讲解】

本条论述太阳病汗后转属阳明胃实的证治。

太阳病三日，发汗不解，病邪由表入里，转属阳明。"蒸蒸发热"，是里热亢盛，如热气蒸腾，从内达外，当伴有濈濈然汗出，可见此为燥热内实之征，故云"属胃也"。这里仅举蒸蒸发热作为阳明典型证候而代表其他诸证，并以区别太阳之发热恶寒和少阳之往来寒热。由于里热伤津，发汗又伤津，故本证以阳明燥实为主；加之病属燥热初结，尚未达到发潮热、腹满疼痛拒按的严重程度。其病机为燥热内盛，腑实初结，气滞不甚。故以调胃承气汤泻热和胃、软坚润燥，而不必以大承气汤攻坚破结。方中大黄苦寒，泻热祛实，荡涤肠胃，推陈致新；芒硝咸寒，软坚润燥，通利大便；炙甘草甘缓和中，保护胃气，防止大黄、芒硝寒凉伤胃，同时其甘缓守中，又可使大黄、芒硝的泻热功效作用于胃，以泻胃中无形之热。三物相合，为泻下阳明燥热结实而不损胃气之剂。

本方煎服法是先煮甘草、大黄，后纳芒硝，温顿服之。在原文第29条"若胃气不和，谵语者，少与调胃承气汤"，其服法则是"少少温服之"。其区别在于原文第29条所述为温药复阳后，致胃热谵语，胃腑虽燥，而结实未甚，故"少少温服之"，以和胃气而泄燥热；本条及第249、207条所述为阳明燥实内结，腑气不通，故"温顿服之"，使药力集中，以泻热和胃、软坚润燥。本方中大黄要求用清酒洗，张元素认为，用之须酒浸，煨热者，寒因热用。李杲认为，邪气在上，非酒不主，若用生者，则遗至高之邪热，病愈后或目赤喉痹，头痛，膈上生痰也。

本方应结合第249条、207条、70条参看，其临床适用范围有三：阳明腑实燥热初结的轻证；大便燥结，痞满不甚者；腑实重证下后，邪热宿垢未尽者。

关于本方"调胃承气汤"中"调胃"的意义，一种观点认为，本证是腑实的轻证，不必用峻下，所以用甘草以缓大黄、芒硝泻下之力，同时有保护胃气的作用。另一种观点认为，本证以胃热为主，可以没有大便秘结不通的表现，因为原文中没有便秘，以心烦为主，第 29 条有谵语，都是胃热炽盛的表现，所以用甘草是为了使大黄、芒硝的作用停留于胃，更好地发挥泻胃热的作用，当然，同时也有保护胃气的作用。于本证而言，有无便秘并不重要。

我认为，还可以有另一种理解，就是阳明腑实证的病人，如果是素体脾胃虚弱者，虽然现在表现为阳明腑实，但是泻下的时候要照顾病人的胃气，这时可以用调胃承气汤。对于阳明腑实证，我们也要区别病人的体质。

可以将栀子豉汤证、白虎汤证、大黄黄连泻心汤证、调胃承气汤证、小承气汤证及大承气汤证联系起来理解。栀子豉汤证是外邪化热入里，扰于胸膈，以烦为主，可以认为其入里的部位不深；白虎汤证是外邪化热入里，阳明的里热炽盛，热势弥张，充斥全身，部位比栀子豉汤证要深，应该在胃；大黄黄连泻心汤证是外邪化热入里，病位也在胃，主要是热邪阻滞了胃气的和降，主要表现是心下痞；调胃承气汤证则可能是白虎汤证热邪弥漫全身开始向胃聚敛的阶段，胃热炽盛，所以心烦，甚则谵语，而栀子豉汤证是只烦不谵语，如果谵语就是调胃承气汤证了，大黄黄连泻心汤证以心下痞为主；如果热邪聚敛于胃，胃中又有宿食停滞，热与宿食互结，阻滞于大肠，就是大、小承气汤证了，这时的主要表现是便秘，病位涉及大肠，比调胃承气汤证更深；在此基础上，根据病情的轻重区别大、小承气汤证。也可以联系时方凉膈散来理解，凉膈散证是膈热和胃热并重，表现为胸膈灼热如焚，面赤唇焦，口舌生疮，或见尿赤便秘，舌红苔黄，脉数。其组方为大黄、芒硝、甘草、栀子、黄芩、连翘、薄荷、竹叶，可以看成是调胃承气汤、栀子豉汤、大黄黄连泻心汤的加减方。

【原文】

傷寒吐後，腹脹滿者，與調胃承氣湯。（249）

【讲解】

本条论述阳明燥实腹满的证治。

外感病而妄用吐法，则原在胃中及上焦之实邪，虽能因吐而得到排除，但在肠腑之病邪则为吐法所不及，邪积一久，必然化燥成实，且吐后伤津，容易使热邪内聚于腑，成为实证，故腹胀满。此种腹满，当伴有腹部拒按、大便不通，脉沉实，苔黄燥等症。治法可用调胃承气汤以泻热祛实，调和胃气。

吐法亦能伤中气，以致脾胃虚弱，气机壅滞而为腹胀满。其胀必时急时缓，喜温喜按，不痛或痛势绵绵，时痛时止，脉缓弱，苔白润等，当属里虚寒证，切忌攻下，而宜温中健脾，行气消满。

【原文】

陽明病，不吐不下，心煩者，可與調胃承氣湯。（207）

【讲解】

本条论述阳明内实，热郁心烦的证治。

阳明病，未经使用吐下之法，而见心烦，是由阳明内实，燥热之邪阻滞胃肠，上扰神明所致。可与调胃承气汤以泻热和胃，导热下行，则心烦可除。本条云阳明病，则除心烦外，还应伴有发热、汗出、恶热、腹痛拒按、不大便等胃实之症。否则，仅心烦一症，未必便可使用苦寒泻下之法。

心烦有虚烦、实烦之分。无形邪热内扰胸膈之烦，谓之"虚烦"；有形实邪内阻肠胃之烦，谓之"实烦"。前者为吐下后，实邪已去，余热留扰胸膈，致心烦懊恼的栀子豉汤证，这种"虚烦"，必无腹满不大便等症。本条强调"不吐不下"，且用调胃承气汤以泻热和胃，表明非余热留扰胸膈之"虚烦"证，而属阳明腑实热结，浊热上扰之烦，是谓"实烦"。由此可见，二者虽同属阳明热证，但"虚烦"为无形邪热扰于胸膈，"实烦"为有形实邪结于肠道，故治法有清宣与通下之别。

【原文】

發汗後，惡寒者，虛故也；不惡寒，但熱者，實也。當和胃氣，與調胃承氣湯。（70）

【讲解】

本条论述汗后伤津化燥，病入阳明的证治，并提出汗后虚实不同的辨证。

发汗后的转归，依据病人的体质状态不同而异。"发汗后，恶寒者，虚故也"是承接第 68 条芍药甘草附子汤而来，"恶寒"是"畏寒"之意，体虚之人，发汗太过，损伤阳气，则温煦不及，故见畏寒喜暖等症；若病人素体阳盛，发汗过多，外邪由表入里，每可伤津化燥，转属阳明胃家实证，故见不恶寒但热的表现，为阳明腑实燥热初结者，治当泄实以和胃，可与调胃承气汤。

诸家均将本条归入太阳病变证中辨虚证实证的范围，但其所述汗后伤津化燥，病入阳明的证治已属于阳明病篇内容，故归入阳明病篇讨论为宜。

2. 小承气汤证（213、214、250）

【原文】

陽明病，其人多汗，以津液外出，胃中燥，大便必鞕，鞕則讝語，小承氣湯主之。若一服讝語止者，更莫復服。（213）

小承氣湯方

大黃四兩^{（酒洗）}　厚朴二兩^{（炙，去皮）}　枳實三枚^{（大者，炙）}

上三味，以水四升，煮取一升二合，去滓，分溫二服。初服湯當更衣，不爾者，盡飲之。若更衣者，勿服之。

【讲解】

本条论述阳明病多汗伤津致便硬谵语的证治。

阳明病，里热炽盛，迫津外泄，故多汗；汗多津伤，以致肠胃干燥结实，大便必硬；又因大便硬结，腑气不通，浊热上扰，心神不安，则发谵语。故用小承气汤以泻热通便，消滞除满。若服药后大便通利，谵语得止者，更勿复服，以免过服伤正。

方中大黄苦寒，泻热祛实，推陈致新；厚朴苦辛温，行气除满；枳实苦微寒，理气消痞。三者合为泻热祛实、消积滞、除痞满之剂。本方即大承气汤去芒硝，减枳、朴药量，其通下之力，自然较大承气汤为缓和。方后云"初服汤当更衣，不尔者，尽饮之。若更衣者，勿服之"，也是强调中病即止之义。

本方的临床适用范围为：阳明热实，燥坚不甚，痞满而实者。

【原文】

陽明病，讝語，發潮熱，脉滑而疾者，小承氣湯主之。因與承氣湯一升，腹中轉氣者，更服一升；若不轉氣者，勿更與之。明日又不大便，脉反微濇者，裏虚也，爲難治，不可更與承氣湯也。（214）

【词解】

①潮热：形容发热有定时增高或定时而发的现象，如潮水之定时而至。又因潮热多见于傍晚之时，故又称为"日晡潮热"。

②脉滑而疾：脉象圆滑流利，如盘走珠，谓之滑。脉跳快速，一息七八至，曰疾。

③转气：即转矢气，俗称"放屁"。

④脉反微涩：脉象微而无力，指下蹇涩，与滑脉相对。

【讲解】

本条论述阳明腑实轻证的治法及禁忌。

"阳明病，谵语，发潮热"是腑实燥结，"脉滑而疾"说明本证腑实但未至坚硬不移，故用小承气汤以泻热通腑，理气消滞。若是与手足濈然汗出、脉沉实有力甚或沉迟不畅并见，则为大承气汤证。本条从脉象辨析燥结的程度，从而指导临床治疗。

"因与承气汤"以后，是自注文字，说明小承气汤可作为试探法使用。即服小承气汤一升后，腹中转矢气，是肠中燥屎得药物的荡涤作用而使浊气下趋之证。可更服一升，以泻下燥屎。若不转矢气者，则非燥屎阻结，多为大便初硬后溏，故勿更与之。

倘若第二天仍不大便，脉反见微涩，微为气虚，涩主血少，这是里虚之象。不大便当下，而里虚又不可下，攻补颇难措手，故称难治。此即现在所谓的"虚秘"，气虚推动无力，血虚肠道失濡而然。然邪实正虚，仍当采取攻补兼施，诸如益气通便、养血通便或是温通之法以治之。

【原文】

太陽病，若吐，若下，若發汗後，微煩，小便數，大便因鞕者，與小承氣湯和之愈。（250）

【讲解】

本条论述太阳病误治伤津致热结成实的证治。

太阳病，或发汗太过，或误用催吐攻下之法，使津液受伤，表邪入里，邪从燥化而转属阳明，邪热内扰，神明不安，则心烦。燥实内结，气机阻滞，故大便硬。热迫津泄，偏走膀胱，故小便频数。小便频数，则津液从下渗泄，大便因硬，故与小承气汤下其邪热燥结，使肠胃气机调畅，病自可愈。

阳明病的基本病机是"胃家实"，即里热炽盛。因为热性急迫，所以可以迫津外泄，最常见的表现是多汗，甚至濈然汗出。此外，还可表现为小便数、大便下利。小便数是热邪逼迫津液从膀胱而出，下利则是热迫津液从大肠而出。至于为什么同样是热迫津液外泄，有的表现为多汗，有的表现为小便数，有的表现为下利，与病人的体质状态有关。腠理比较疏松者，则容易出汗；膀胱比较虚弱者，则容易小便数；大肠虚弱者，则容易大便下利。

3. 大承气汤证（220、212、252、253、254、238、239、215、241、242、255、217、256）

【原文】

二陽並病，太陽證罷，但發潮熱，手足漐漐汗出，大便難而讝語者，下之則愈，宜大承氣湯。（220）

大承氣湯方

大黃四兩（酒洗）　厚朴半斤（炙、去皮）　枳實五枚（炙）　芒硝三合

上四味，以水一斗，先煮二物，取五升，去滓，內大黃，更煮取二升，去滓，內芒硝，更上微火一二沸，分溫再服，得下餘勿服。

【讲解】

本条论述二阳并病转属阳明腑实的证治。

大承气汤方见于第 208 条，因第 208 条主要讨论下法辨证，而本条为大承气汤的典型证，故此将大承气汤方药移到本条中论述。

今二阳并病，太阳表证已罢，邪热全入阳明。但发潮热，多为日晡潮热，是阳明热盛的特征。"手足漐漐汗出"，是里热迫津外泄。手足汗出明显也是阳明热盛的特征，与太阳病桂枝证翕翕发热、恶风寒、汗出自有不同。胃热上扰神明则谵语，燥热结成腑实故大便难。其病机为阳明热盛，燥屎内

结，腑气不通，宜用大承气汤峻下热结，荡涤燥实，则病可愈。

本方用大黄苦寒泻热祛实，推陈致新；芒硝咸寒软坚润燥，通利大便；硝、黄相配以泻下通便，荡涤燥热实邪。枳实苦辛微寒，理气消痞；厚朴苦辛温，破气行滞；枳、朴相伍以破气行滞，有推墙倒壁之功，以除痞满。四味相合，泻下通便与破气行滞相得益彰，作用增强，为攻下实热、荡涤燥结之峻剂。

其临床适用范围为：阳明腑实重证或阳明腑实痞满燥实坚数证俱备者。

本方煎服法要求先煮枳、朴，去滓；后纳大黄，去滓；再纳芒硝。分温再服，得下，余勿服。

【原文】

傷寒，若吐若下後，不解，不大便五六日，上至十餘日，日晡所發潮熱，不惡寒，獨語如見鬼狀。若劇者，發則不識人，循衣摸床，惕而不安，微喘直視，脉弦者生，濇者死；微者，但發熱讝語者，大承氣湯主之。若一服利，則止後服。（212）

【词解】

循衣摸床：为患者昏迷时，两手不自觉地循衣被床帐，反复摸弄，多见于热病后期的危重证候。

【讲解】

本条论述阳明腑实重证的辨证治疗和预后。

伤寒，误用催吐或攻下法后，病仍不解，因津液劫夺，邪从燥化，归于阳明热结成实，以致多日不大便。"日晡所发潮热"，是热结于腑的热型，也是阳明腑实证的重要征验之一，不恶寒是阳明外证，自包括身热自汗出等症。"独语如见鬼状"，是肠中燥屎结聚，浊热上扰心神所致。此时表证已罢，里热结实已甚，当用大承气汤以攻下实热。若因循失治，病势增剧，出现神识昏糊，目不识人，循衣摸床，惊惕不安，微喘直视等，为热极津竭之危重证候，此时如脉见弦长，为阴液未至全竭，正气犹存，尚有生机，当急下存阴。若脉见短涩，则是正虚邪实，热极津竭，预后不良。如症状较轻，只发潮热谵语者，可用大承气汤以攻下实热。但用时应审慎从事，中病即止。若一服通利，则止后服，以免过剂伤正。

本条文"微""剧"并举，示人当见微知著，与其剧而后下，不如微而先攻，防微杜渐。

【原文】

傷寒六七日，目中不了了，睛不和，無表裏證，大便難，身微熱者，此爲實也，急下之，宜大承氣湯。（252）

【词解】

①目中不了了：即视物不清。

②睛不和：指眼球转动不灵活。

③无表里证：指无发热恶寒之表证及腹满潮热之里证。

【讲解】

本条论述阳明燥热，下劫肝肾之阴，法当急下存阴。

伤寒六七日，既无头痛、恶寒等表证，又无腹满等里证，只见身微热，大便难，病情似不急迫，但值得提出的是"目中不了了，睛不和"，由于肝开窍于目，目得血而能视，肝阴被劫，不能上注于目，故视物不清；瞳子为肾所主，肾水不足，不能上注于睛，故致睛不和。"目中不了了，睛不和"说明肝、肾真阴被劫。"大便难，身微热"，说明邪热深伏而腑气不通。因此本证"目中不了了，睛不和"是由于热邪深伏、腑实燥结所造成的真阴将竭之象。之所以本证"无表里证"，是因为热盛阴竭，机体反应能力低下，故无正邪剧争的阳明病表现。对此必须加以重视，治当采取急下存阴之法，急与大承气汤。

本条所述之证，是将要形成热厥的前兆，这在外感病的过程中是屡见不鲜的，要和厥阴病篇的热厥结合起来理解。

【原文】

陽明病，發熱汗多者，急下之，宜大承氣湯。（253）

【讲解】

本条论述阳明燥热外逼，热汗不已，治当急下存阴。

阳明病，发热汗出，是阳明里证反映于外的证候，必当伴有腑中燥热结实，不大便，腹满疼痛拒按等症。泻下实热，当用大承气汤。为何此证提出

"急下"，其关键在"汗多"，里热蒸腾，迫津外泄，阳热呈亢极之势，阴液有枯竭之虞，是以目前虽无凶险证候，而凶险之象已隐伏其中，故应采取急下存阴之法，以大承气汤治之。

【原文】

發汗不解，腹滿痛者，急下之，宜大承氣湯。（254）

【讲解】

本条论述发汗不解，化燥成实的急下存阴之法。

太阳表证，发汗后当脉静身凉而病解。本条发汗不解，非指表不解，而是言其病未解，病邪入里，化燥成实，腑气壅塞不通，故腹满而痛，不大便，是阳明里热成实、燥屎内结之特征。阳明病腹满而痛，不大便，是其常，为何提出"急下之"？因为本证发展极为迅速，一汗之后即出现腹满痛之证，乃里热方炽，腑气就闭，为时虽短，病情已趋严重，若不急下存阴，则伤津耗液，一旦出现循衣摸床、惕而不安、微喘直视等凶险之证，恐治之晚矣。

以上三条，即"阳明急下三证"的表现及机理。急下三证的特殊表现已如上述，但要注意须有阳明腑实的征象，方可言下，所以第252条之"大便难"是辨证要点。如第253条"阳明病，发热多汗者"，若无腑实之征，则为白虎汤证，当清而不当下，更不可急下。同时，辨舌的意义也十分重要，当为阳明腑实之舌红苔黄燥。

急下的意义主要在于强调抓住治疗时机，及时祛除燥热，挽救将竭之阴液，即所谓"急下存阴"之法。及时治疗的意义十分重大，心肌梗死的治疗有一个时间窗：血管闭塞20分钟，心肌几乎没有坏死；半小时开始发生坏死；1小时后20%的心肌坏死；6小时后85%～90%的心肌坏死。于患者而言，时间就是生命，时间就是金钱。

【原文】

陽明病，下之，心中懊憹而煩，胃中有燥屎者，可攻。腹微滿，初頭鞕，後必溏，不可攻之。若有燥屎者，宜大承氣湯。（238）

【词解】

胃中：此处当指肠中。

【讲解】

本条论述阳明病下后可攻与不可攻的证治。

本条"若有燥屎者，宜大承气汤"应在"可攻"句下，自是倒装文法。

阳明病腑实，下之当愈，今下之，心中懊侬而烦，是邪热尚未尽除，热邪上扰神明不安所致。"从胃中有燥屎者，可攻"之句来分析，其症除心中懊侬而烦之外，当有腹大满、疼痛拒按，便秘等症。既已形成燥屎，故宜用大承气汤以泻热祛实。若腹微满，大便初硬后溏，自非燥屎阻结，病机似下后热扰于胸，脾阳虚损，可用栀子干姜汤治疗。第228条"阳明病，下之，其外有热，手足温，不结胸，心烦懊侬，饥不能食，但头汗出者，栀子豉汤主之"，显然为下后有形实邪已去，无形邪热未尽，留扰胸膈，肠无燥屎，胸无痰水之证，故以栀子豉汤清宣郁热。

【原文】

病人不大便五六日，繞臍痛，煩躁，發作有時者，此有燥屎，故使不大便也。（239）

【讲解】

本条论述阳明腑实，燥屎内结之证。

"病人不大便五六日"，是邪热入里，归于阳明。然而燥屎的形成与否，不可仅凭不大便与日数，还应结合全部证情来进行辨析。今绕脐痛，是肠胃干燥，宿垢与燥热相合，结为燥屎，阻塞肠道，气滞不通所致；燥屎内结，燥热上扰，故令烦躁；也正因燥屎不得下泄而解，而矢气攻冲时，则腹痛烦躁即相应而发作，所以发作有时，且多在日晡时发作。本条是承接第238条"若有燥屎者，宜大承气汤"而来，治法自宜使用大承气汤以泻热祛实，攻下燥屎。

【原文】

陽明病，讝語，有潮熱，反不能食者，胃中必有燥屎五六枚也。若能食者，但鞕耳，宜大承氣湯下之。（215）

【讲解】

本条论述阳明腑实大便硬结微甚的证治。

本条"宜大承气汤下之",应接"胃中必有燥屎五六枚"句下读,当是倒装文法。

"阳明病,谵语",是里热炽盛上扰神明所致。"潮热",为邪热归于阳明已成腑实的特征。就一般证候而言,胃热当消谷引食,今反不能食,是阳明胃热,津液干燥,浊气壅滞不行,燥屎内结于肠中之故,宜用大承气汤以攻下实热。若谵语、潮热,症见饮食尚可,则知大便硬尚未至燥坚程度,只用小承气汤轻下即可。

【原文】

大下後,六七日不大便,煩不解,腹滿痛者,此有燥屎也。所以然者,本有宿食故也,宜大承氣湯。(241)

【讲解】

本条论述下后燥屎复结的证治。

阳明腑实重证,经过大下之后,大便通利,秽浊得下,则脉静身凉,知饥能食,病自可愈。今大下后六七日又不大便,症见"烦不解,腹满痛",是下后邪热未尽,津液未复,则六七日所进食物停滞不化,变为宿食,又与燥热相合为燥屎,仍宜用大承气汤泻热通腑,下其燥屎。

阳明下后燥屎复结的辨析:若六七日不大便,烦不解,腹满痛,宜大承气汤;若六七日不大便,心烦腹满,结实未甚,宜小承气汤;若不大便,心烦谵语,蒸蒸发热,宜调胃承气汤。

【原文】

病人小便不利,大便乍難乍易,時有微熱,喘冒不能臥者,有燥屎也,宜大承氣湯。(242)

【词解】

喘冒:即气喘而头昏目眩。

【讲解】

本条论述阳明腑实内结,大便乍难乍易的证治。

阳明腑实一般为小便数，大便硬，本证何以相反？因为阳明燥热与糟粕结为燥屎，燥屎内结，故大便乍难。又因小便不利，是津液未至枯竭程度，一部分津液尚能还流于肠中，所以燥屎虽结，有时又呈现出大便乍易。"时有微热"，应表现为时有轻微潮热，乃热邪深伏，不能透发所致。"喘冒不能卧者"，是燥屎阻结于中，浊气攻冲于上所致。故宜用大承气汤，以泻热祛实。

一般而言，阳明腑实多因小便数多，津液偏渗膀胱，胃肠干燥而成，如第251条"若不大便六七日，小便少者，虽不受食，但初头硬，后必溏，未定成硬，攻之必溏，须小便利，屎定硬，乃可攻之"，所以一般不会出现小便不利。

阳明病出现小便不利可有两种情况：一是燥热太甚，津液枯竭；二是腑气郁闭太甚，全身气机不转，而致二便俱闭，皆属危重之证。

【原文】

腹滿不減，減不足言，當下之，宜大承氣湯。（255）

【讲解】

本条论述腹满当下的证治。

腹满一症，原因甚多。今腹满不减，减不足言，是言腹满减的程度很少，不足以言其减，是阳明里实腹满的特征。此外，当伴有腹痛拒按，大便不通，舌苔干燥黄厚等见症，法当与攻下，宜用大承气汤。《金匮要略·腹满寒疝宿食病脉证并治》曰，"病者腹满，按之不痛者为虚，痛者为实，可下之，舌黄未下者，下之黄自去。"可证其例。

若是腹满时减，复如故，伴有喜温喜按，舌淡苔白，脉缓弱，为太阴脾虚不运，当与温药，可与理中丸治之。此即"实则阳明，虚则太阴"。

腹满一症尚有栀子厚朴汤证的热扰胸膈，气滞于腹所致的心烦腹满证，以及厚朴生姜半夏甘草人参汤证的脾虚痰湿内阻的腹胀满证，临床需注意鉴别。

【原文】

汗出讝語者，以有燥屎在胃中，此爲風也。須下者，過經乃可下之。下之若早，語言必亂，以表虛裏實故也。下之愈，宜大承氣湯。
（217）

【词解】

过经：太阳表证与阳明里实二者同见，若表证已罢，纯见里证者，称为
过经。即成无己注"须过太阳经，无表证"。

【讲解】

本条论述表里同病时应遵循表里先后的治疗原则。

本条"下之愈，宜大承气汤"，当在"过经乃可下之"句下，自是倒装
文法。

本条是太阳表虚和阳明里实二者同见之证，故治法当表解后乃可攻里。
汗出是太阳表证未解，故云"此为风也"，同时伴有发热、恶寒、头痛等症，
是表虚证。谵语，是燥屎内结于肠道，浊热上扰神明所致，既云"以有燥屎
在胃中"，其症应有腹满痛、拒按、不大便等，是里实证。本条未具者，自
是省文。当用大承气汤以泻热祛实，若表证未罢，下之过早，则表邪内陷，
胃热更甚，必致神识昏迷而语言错乱，此是表虚里实之证，治法示人切不可
早下，当遵表里先后的治疗原则。

【原文】

陽明少陽合病，必下利，其脉不負者，爲順也。負者，失也，互
相克賊，名爲負也。脉滑而數者，有宿食也，當下之，宜大承氣湯。
（256）

【词解】

其脉不负者，为顺也，负者，失也：这是根据五行生克学说，综合脉证
来辨析疾病的顺逆。以阳明少阳合病而言，阳明之脉为滑数，少阳之脉为
弦，阳明属土，少阳属木，为相克关系。今少阳阳明合病下利，纯见少阳弦
脉，则木旺土虚，木来克土，病情为逆，即所谓"负"；若纯见阳明滑数之
脉，则土旺，木不克土，病情为顺，即所谓"其脉不负者，为顺也"。

【讲解】

本条论述阳明少阳合病宜下的脉证治法。

阳明少阳合病，因少阳主火，阳明主燥，火燥相合，邪热较盛，当见腹

满便秘，今见下利，当属热结旁流之下利，所以提出"有宿食"。这不单是提出了病因，更重要的是为决定治法提供了依据，故主用大承气汤以攻下实热。但也须诊得腹满疼痛拒按、舌苔黄燥，方可下之。

合病下利在《伤寒论》中见于第32条、第172条以及第256条。三者下利虽同，而脉因证治各异。第32条"太阳与阳明合病者，必自下利，葛根汤主之"，是太阳阳明合病，表邪内迫大肠，病变偏甚于太阳，表证明显，无内热，亦无宿食，故当发汗解表以止利，方用葛根汤；第172条"太阳与少阳合病，自下利者，与黄芩汤"，是太阳传少阳之热，内迫肠胃而致下利，其实际也为阳明少阳合病，因无宿食，故当清解少阳，治以黄芩汤；本条为阳明少阳合病，肠有宿滞，热结旁流，故当攻下里实，治以大承气汤。

（二）麻子仁丸证（247、245、246）

【原文】

趺陽脈浮而濇，浮則胃氣強，濇則小便數，浮濇相搏，大便則鞕，其脾爲約，麻子仁丸主之。（247）

麻子仁丸方

麻子仁二升　芍藥半斤　枳實半斤（炙）　大黃一斤（去皮）　厚朴一尺（炙，去皮）　杏仁一升（去皮尖、熬，别作脂）

上六味，蜜和丸如梧桐子大，飲服十丸，日三服，漸加，以知爲度。

【词解】

①趺阳脉：即足背动脉，在冲阳穴处，属足阳明胃经，可候胃气。

②知：愈也。西汉扬雄的《方言》卷三："差、间、知，愈也。南楚病愈者谓之差，或谓之间，或谓之知。"

【讲解】

本条论述麻子仁丸证的脉证治法。

趺阳脉属足阳明胃经，诊之可候胃气的盛衰。其脉浮为胃气强，主胃中有热。涩主阴津不足。胃热迫津，偏走膀胱，致津伤则趺阳脉涩。胃热气盛，迫津偏渗膀胱，致肠燥便秘，故见"小便数，大便硬"，宜用麻子仁丸泻热通便，滋阴润肠。

本方是小承气汤加麻仁、杏仁、芍药而成。取麻仁甘平润肠通便，用量为二升，为主药。配以杏仁润肺肃降，使气下行，并具有润肠道、通大便的作用。芍药益阴泻热和营。大黄、枳实、厚朴泻热通便，行气导滞。以蜜为丸，渐加，以知为度，取其缓缓润下之义。

麻子仁丸证的主症虽然是大便秘结，但是病人没有明显的痛苦，即如第244条所述"不更衣十日，无所苦也"，相当于现在所说的习惯性便秘，当属杂病范畴。除了药物治疗外，重在养成良好的生活习惯和定时排便的规律。

在《伤寒论》中，"脾约"是太阳阳明，不是麻子仁丸证。从麻子仁丸证的组方可以看出，在病机上与脾没有关系。方中的药物可以分为两组，一是泻热通腑的，即小承气汤；二是滋阴润肠通便的，即麻子仁、杏仁、芍药、白蜜。这里没有与脾相关的药物。

"脾约"一词首见于《伤寒论》第179条，其云："太阳阳明者，脾约是也。"《伤寒论》第247条又云："趺阳脉浮而涩，浮则胃气强，涩则小便数，浮涩相搏，大便则硬，其脾为约，麻子仁丸主之。"因为第247条有"其脾为约"一句，所以现在讨论的"脾约"其实都是麻子仁丸证。也就是说，"脾约"就是麻子仁丸证。在《伤寒论》中，"脾约"不是麻子仁丸证，麻子仁丸证与脾没有关系。这种理解混淆了"脾约"和麻子仁丸证的概念，也将麻子仁丸证的病机复杂化了，不符合《伤寒论》的原义，有必要加以辨析。

首先要明确"脾约"是太阳阳明，不是麻子仁丸证。

《伤寒论》第179条："问曰：病有太阳阳明，有正阳阳明，有少阳阳明，何谓也？答曰：太阳阳明者，脾约是也；正阳阳明者，胃家实是也；少阳阳明者，发汗利小便已，胃中燥烦实，大便难是也。"这条原文很明确的告诉我们，"脾约"就是太阳阳明。

阳明病的共同病机是"胃家实"，但由于感受的外邪性质不同，发病过程有区别。如果"胃家实"，即胃阳旺盛的体质，感受的是寒邪，则病人表现为先有太阳病的过程，然后出现阳明病的表现，这种阳明病就是太阳阳明，就是"脾约"。太阳阳明也就是太阳与阳明的并病。如果"胃家实"的体质，感受的是热邪，则病人表现为发病即是阳明病，这种阳明病就是正阳阳明，就是"胃家实"。太阳阳明、正阳阳明、少阳阳明只是对阳明病发病途经的区分，一旦形成阳明病以后，也就没有区别了，所以"脾约"可以表现为各种证型，如白虎汤证、白虎加人参汤证、调胃承气汤证、小承气汤证、大承气汤证，但特别要强调的是，"脾约"不包括麻子仁丸证，更不是麻子仁丸证。

其次，麻子仁丸证与脾无涉。

仲景之后，对"脾约"的解释有多种，如胃强脾弱，脾气虚，脾阴虚等等，但这些解释针对的都是麻子仁丸证。

最先对"脾约"进行注释而且对后世影响最大的是成无己，他在《伤寒明理论》中说道："趺阳者，脾胃之脉，浮脉为阳，知胃气强；涩脉为阴，知脾为约。约者，俭约之约，又约束之约，《内经》曰：饮入于胃，游溢精气，上输于脾，脾气散精，上归于肺，通调水道，下输膀胱，水精四布，五经并行，是脾主为胃行其津液者也。今胃强脾弱，约束津液，不得四布。但输膀胱，致小便数，大便难。"至今大多数人仍把脾约理解为"脾弱不能为胃行津液""胃强脾弱"，即把"脾约"狭义地理解为"脾困"，进而演变为"脾弱"。

成无己的解释得到了大多数人的认可，至今也是主流的观点。不过也有人对此提出质疑。喻昌曾就此问题回答门人之问："门人问脾约一证，胃强脾弱，脾不为胃行其津液，如懦夫受其悍妻之约束，宁不为家之索乎？余曰：何以见之？曰：仲景云，趺阳脉浮而涩，浮则胃气强，涩则小便数，浮涩相搏，大便为难，其脾为约，麻子仁丸主之。以是知胃强脾弱也。余曰：脾弱即当补矣，何为麻子仁丸中反用大黄、枳实、厚朴乎？仲景说胃强，原未说脾弱，设脾气弱即当便泄矣，岂有反难之理乎？相传谓脾弱不能约束胃中之水，何以反约束胃中之谷耶？"喻氏之言实属中肯。

我们首先应该明确的问题是，"脾约"不是麻子仁丸证，已如上述。其次应该明确的问题是，麻子仁丸证与脾无涉。

麻子仁丸证的辨证关键为"大便硬，小便数"，如果要对其机理进行探讨，当然要放在《伤寒论》的全文中，看仲景对大便和小便的关系是怎么理解的。《伤寒论》阳明篇中大便和小便同时出现的条文甚多。如《伤寒论》第105条曰："若小便利者，大便当硬。"第244条曰："小便数者，大便必硬。"第250条云："太阳病，若吐，若下，若发汗后，微烦，小便数，大便因硬者，与小承气汤和之愈。"第174条方后注云："以大便硬，小便自利，去桂也；以大便不硬，小便不利，当加桂。"对当下之证，小便多利，并且更以小便的利与不利，推测阳明病可下与不可下的机转。如第251条："若不大便六七日，小便少者，虽不受食，但初头硬，后必溏，未定成硬，攻之必溏；须小便利，屎定硬，乃可攻之。"《伤寒论》第250条："太阳病，若吐，若下，若发汗后，微烦，小便数，大便因硬者，与小承气汤和之则愈。"第251条曰："……须小便利，屎定硬，乃可攻之。宜大承气汤。"

从上可以看出两点，一是大便的溏与硬与小便的利与不利关系密切，"大便硬，小便自利；大便不硬，小便不利；小便利者，大便当硬；小便数者，大便必硬"。小便数，大便硬，胃家实，乃可攻之，此病在胃；小便少，大便溏，应为第191条所提到的"胃中冷，水谷不别故"，才是脾弱或脾虚。可见，成无己的"胃强脾弱"难以自圆其说。

第二，从上可看出，"小便数"不独为麻子仁丸证所特有，承气汤证一样有小便数。所以不能把"小便数"理解为"脾弱"。"小便数"完全可以跟"脾"无关，胃热亢盛迫津外泄，同样可以导致小便数。阳明病的基本病机为"胃家实"，即里热炽盛，里热炽盛，则可迫津外泄，津液从玄府外泄则为多汗；从净府外泄则为多尿，即小便数；甚至有从大肠外泄的，即为热结旁流。

第三，麻子仁丸证与承气证的区别是杂病和热病的区别。

麻子仁丸证和承气汤证的区别，简单的理解，是热病和杂病的区别。从临床运用的角度来看，承气汤属于急性热病的范畴，热盛是矛盾的主要方面，有伤津的趋势，病情急，临床症状严重，有典型的阳明腑实证的表现，如潮热谵语、便秘口渴、腹部胀满疼痛等，有竭阴之势，须急下以存阴。麻子仁丸证则属于杂病范畴，胃热津伤并存，但病势缓，大便虽干结但病人无明显痛苦，即"不更衣十日，无所苦也"，短期内不会因为热结导致津枯，相当于现在所说的习惯性便秘，所以方中用小承气泻热通便，再加上麻仁、杏仁、白芍、蜂蜜滋阴润肠。

【原文】

脉阳微而汗出少者，爲自和也；汗出多者，爲太过。陽脉實，因

發其汗，出多者，亦爲太過。太過者，爲陽絶於裏，亡津液，大便因鞕也。（245）

【词解】

阳绝于里：应为汗出导致的伤津化燥而大便硬，所以这里的"绝"不是阳气亡绝之意。

【讲解】

本条论述汗多津伤所致的便硬证。

"脉阳微"，是脉浮取有微弱和缓之象，提示正弱邪微，症见汗出而少，说明是在邪正相争、正胜邪却的情况下，正气虚而不甚，病邪衰而将退，故云"为自和也"。如汗出过多，则伤津化燥，大便因硬，故曰"太过"，治疗可用麻子仁丸泻热通便，滋阴润肠。"阳脉实"，指脉浮而充实有力，提示邪气盛而表证重，故用汗法治疗，但汗出太多，亦为太过。因为汗出过多，每易导致津液亡失，津伤化燥而导致大便结硬，亦可用麻子仁治之。

【原文】

脉浮而芤，浮爲陽，芤爲陰，浮芤相搏，胃氣生熱，其陽則絶。（246）

【词解】

脉浮而芤：脉轻按浮大，重按中空，形似葱管，为阴血不足、阳气浮盛之象。

【讲解】

本条论述阳明胃热津亏的脉证。

本条承上条而来，亦当有大便硬之主症，浮为阳气盛，芤为阴血虚。阳气盛则气有余而生热，阴血虚则阴不足以和阳，浮芤相搏，阳盛阴虚。所谓"胃气生热，其阳则绝"即是说阳热独盛，阴液虚竭，致使阴阳不相调和，则阳愈亢而阻绝于里。这里的"绝"，非竭绝之意也。胃热阳绝，阴不济阳而化燥，因而可形成肠中干燥、大便硬之症，治疗也可以麻子仁丸泻热通便，滋阴润肠。

（三）导下法（233）

【原文】

陽明病，自汗出，若發汗，小便自利者，此爲津液内竭，雖鞕不可攻之，當須自欲大便，宜蜜煎導而通之。若土瓜根及大猪膽汁，皆可爲導。（233）

蜜煎導方

食蜜七合

上一味，於銅器内，微火煎，當須凝如飴狀，攪之勿令焦著，欲可丸，並手捻作挺，令頭鋭，大如指，長二寸許。當熱時急作，冷則鞕。以内穀道中，以手急抱，欲大便時乃去之。

土瓜根方

已佚。

猪膽汁方

又大猪膽一枚，瀉汁，和少許法醋，以灌穀道内，如一食頃，當大便出宿食惡物，甚效。

【词解】

①食蜜：即蜂蜜。

②谷道：即肛门。

③法醋：即食用醋。

④一食顷：约吃一顿饭的时间。

【讲解】

本条论述阳明病津伤便硬，便意频频而不解者，宜用导下之法。

阳明病本自汗出，若又发汗，必致津液损伤，况病人小便自利，因而津液内竭，胃肠干燥，无以滋润。可见本证便硬主要是由于津伤，虽云阳明病，而燥热不甚，故不能攻下。"当须自欲大便"，是说病人便意频频，欲解不能。以干结之大便迫近肛门，时欲下趋，而终为无水舟停，不能排出，故当因势利导，治宜润导法，即以润滑之品，纳入肛门，就近滋润，因其势而利导之，起到清热润燥、导下通便的作用。

所述三方均属导法，对于津液亏损、大便硬结，或年迈体虚，阴血素亏，大便干涩难下，而又不堪使用攻下之剂，甚为适宜。蜜煎甘平润滑，宜于肠中津液干枯而大便硬者。猪胆苦寒清热，用作导药，宜于津亏有热而大便硬者。土瓜一名王瓜，气味苦寒，无毒，有通经利尿、祛痰滑肠的作用，其根作长块状，富于汁液。本方虽佚，但用作导药，自是事实。

（四）下法辨证（208、209、251、203）

【原文】

陽明病，脉遲，雖汗出不惡寒者，其身必重，短氣，腹滿而喘，有潮熱者，此外欲解，可攻裏也。手足濈然汗出者，此大便已鞕也，大承氣湯主之；若汗多，微發熱惡寒者，外未解也，其熱不潮，未可與承氣湯。若腹大滿不通者，可與小承氣湯，微和胃氣，勿令致大泄下。（208）

【讲解】

本条论述阳明病可攻与不可攻及大、小承气汤证的区别。

本条当分三段来理解。

从"阳明病"至"大承气汤主之"为第一段。阳明病，脉迟，是由于实热壅结于里，腑气不通，脉道郁滞不利之故，其脉虽迟必按之有力。其证虽汗出却不恶寒，可知是里热已盛，表证已解。里热炽盛，腑气壅滞，外则影响经脉，气血受阻，则身重；内则气机不得通降，故短气，腹满而喘。更见潮热，是病邪归于阳明，腑有燥热结实之证；又因四肢禀气于脾胃，肠胃燥实，则四肢应有外候，津液为里热所迫而外泄，故手足濈然汗出。应予大承气汤，以攻下里实。

从"若汗多"至"未可与承气汤"为第二段，"汗多，微发热恶寒"，说明虽汗出较多，但仍有轻微的发热恶寒，是知表证未解，又无潮热，则为燥结未甚，不仅禁用大承气汤，即一般下法，亦不可用。

自"若腹大满不通者"至"勿令致大泄下"为第三段。如果表证已解，腹部胀满显著，大便不通，但无潮热，是里虽实满而燥结不甚。故只用小承气汤轻下，不可用大承气汤峻下。

【原文】

陽明病，潮熱，大便微鞭者，可與大承氣湯；不鞭者，不可與之。若不大便六七日，恐有燥屎，欲知之法，少與小承氣湯，湯入腹中，轉失氣者，此有燥屎也，乃可攻之；若不轉失氣者，此但初頭鞭，後必溏，不可攻之，攻之必脹滿不能食也。欲飲水者，與水則噦。其後發熱者，必大便復鞭而少也，以小承氣湯和之。不轉失氣者，慎不可攻也。（209）

【词解】

失气：通"矢气"，俗称放屁。

【讲解】

本条论述燥屎已成未成、可下不可下的辨证，以及大小承气汤的使用方法。

本条当分四段解释。

自"阳明病"至"不硬者，不可与之"为第一段。阳明病，潮热，大便微硬，可用大承气汤，若大便未硬，则不可用之。

从"若不大便"至"乃可攻之"为第二段。若不大便六七日，而潮热、腹满痛等证尚未显著，欲知肠中是否形成燥屎，可用小承气汤以试探之，如汤入腹中转矢气者，是肠中有燥屎，得药力而浊气下趋之征，乃可用大承气汤攻下。

从"若不转失气者"至"与水则哕"为第三段。若服小承气汤后，不转矢气，是肠中燥屎尚未形成，大便初硬后溏，切不可攻下。妄用攻下之剂，必会使脾胃阳气受伤，发生腹部胀满，不能食，胃虚气逆，甚至有饮水则哕等变证。

从"其后发热者"至"慎不可攻也"为第四段。说明下后亦可使津液受伤，邪热复结聚成实，则大便复硬而少。此时当以小承气汤和下之。"不转失气者，慎不可攻也"，是反复告诫不可妄用攻下之意。

【原文】

得病二三日，脉弱，無太陽柴胡證，煩躁，心下鞭。至四五日，雖能食，以小承氣湯，少少與，微和之，令小安。至六日，與承氣湯一升。若不大便六七日，小便少者，雖不受食；但初頭鞕，後必溏，未定成鞕，攻之必溏，須小便利，屎定鞕，乃可攻之，宜大承氣湯。（251）

【讲解】

本条论述大、小承气汤的使用法。

本条当分三段解释。

从"得病二三日"至"与承气汤一升"为第一段。得病二三日，既无太阳表证，又无少阳柴胡证，其主症为烦躁、心下硬，是阳明里热内实之证，若反不能食，腹满疼痛拒按，脉沉紧，是燥屎已成，腑气不通；今能食，心下硬而脉弱，说明阳明病势轻浅，不耐峻下攻伐，只能用小承气汤少少与服，和胃通腑，使患者得以小安，再观其后转变可也。至六日，仍烦躁，心下硬而不大便者，可再与小承气汤一升，具轻通微和之意。

从"若不大便六七日"至"攻之必溏"为第二段。若不大便六七日，不能食，似是腑实燥结的大承气汤证，但小便少，是津液不渗于前，而还入肠中，故大便初头硬、后必溏，故不可攻之。此时妄用攻下之剂，必致损伤脾胃阳气而造成大便稀溏的变证。

从"须小便利"至"宜大承气汤"为第三段。是紧承上段而引申可攻之证。即病人六七日不大便，而小便自利，则津液偏渗于前，无以滋润胃燥，肠胃糟粕因之结为燥屎，阻塞不通，方可与大承气汤攻下。

【原文】

陽明病，本自汗出，醫更重發汗，病已差，尚微煩不了了者，此必大便鞕故也。以亡津液，胃中乾燥，故令大便鞕。當問其小便日幾行，若本小便日三四行，今日再行，故知大便不久出。今爲小便數少，以津液當還入胃中，故知不久必大便也。（203）

【讲解】

本条论述以小便多少判断大便是否成硬。

阳明病本有发热、汗自出的症状，医者误以为发热汗出为太阳表病，而"更重发汗"，发汗后可能暂时汗出减少，发热亦随之减轻，医者以为"病已差"，其实不然，发热汗出虽有减轻，但由于医者发汗更伤津液，以致肠胃干燥而大便硬，又出现了微烦不了了之证。如此似乎属可下之证，然烦躁尚微，燥热不甚，但津伤大便硬，则不可贸然处之，当从小便多少，推测津液是否恢复，故问其小便的次数。如小便本为日三四次，今减为日一二次，则知胃中津液不偏渗于膀胱，而还流肠中，使燥者得润，结者可通，故曰："不久必大便也。"

小便数与大便的关系反映津液的分布状态。《内经》中有："衣厚天暑则为汗，衣薄天寒则为溺与气。"此为生理性的调节，与疾病状态下的相互影响是一脉相承的。

阳明病的大便硬有燥热与津伤两种病机，燥热亢盛者当苦寒泻热祛实，如承气汤类；津伤者宜待津复肠润便通，或用导法，或参照后世的增液法。

温病学家认为"存得一分津液，便有一分生机"。阳明既是化生津液的源泉，又是津液得以正常输布的重要环节。阳明病以燥热亢盛为主因，燥热亢盛可导致津液损伤和津液输布异常两种病理变化，且能相互影响。在治疗上或是辛寒清气以复津液，或是苦寒攻下荡涤热结而存津液、调津液。由此还可悟出阳明病实际是津液病。

（五）下法禁例（204、205、206、189、194）

【原文】

傷寒嘔多，雖有陽明證，不可攻之。（204）

【词解】

攻之：此处是指泻下而言。

【讲解】

本条论述阳明病禁下证。

阳明病兼呕不可攻下的原因有二：一是呕多，是热势偏上，胃热气逆的反映，其病机向上，不可逆其病势而妄用攻下；二是阳明兼有少阳证时亦可见呕多，此时也不可单纯攻下，应该与和解法并用。

【原文】

陽明病，心下鞕滿者，不可攻之。攻之，利遂不止者死，利止者

愈。（205）

【讲解】

本条再论阳明病禁下证及误下的变证与预后。

阳明病，心下硬满，是病位偏于上部，其病机当是阳明无形邪热聚结于上，气机阻滞不行，故仅觉心下硬满而不疼痛。虽是阳明病，尚未入腑成实，故不可攻下，治疗可取法栀子豉汤。若误攻则脾胃阳气受伤，病邪内陷而下利不止，多为预后不良。若利能自止，是体质尚旺，胃气有渐复之机，亦可向愈。

本证的心下硬满与结胸证相似，但本证无疼痛拒按，可资鉴别。

【原文】

陽明病，面合色赤，不可攻之。必發熱色黄者，小便不利也。（206）

【词解】

面合色赤：即满面通红。

【讲解】

本条论述阳明病面合色赤者禁下，及误下后发黄的变证。

阳明病，面合色赤，是邪热拂郁于经而不得宣透于外，熏蒸于上，故面部通红。阳明热邪虽盛，但无阳明腑实证，故不可攻之。若误用攻下必损伤脾胃，脾虚则水湿不得运行，热邪入里，与湿相合，湿热郁蒸，形成黄疸，必见发热、身黄、小便不利等症状。

本证似属阳明热证，可酌情选用白虎汤。

【原文】

陽明中風，口苦，咽乾，腹滿微喘，發熱惡寒，脉浮而緊，若下之，則腹滿，小便難也。（189）

【讲解】

本条论述三阳合病，但阳明里实不甚者禁下。

阳明中风，证见脉浮而紧、发热恶寒，是太阳表证未解；口苦、咽干，是少阳证在；唯腹满、微喘，是阳明里证。但喘而微，又无潮热、谵语，自是里热未盛、腑未成实之象，且表邪未解，故不可下。此时当根据表里先后缓急的原则进行处理。表证重者，当先解表；表证不重，可用小柴胡汤，不可用下法。若误用下法，则表邪内陷，而腹满愈甚，损伤津液，故小便难。

【原文】

陽明病，不能食，攻其熱必噦，所以然者，胃中虛冷故也。以其人本虛，攻其熱必噦。（194）

【讲解】

本条论述胃中虚冷者禁下及误下后的变证。

阳明病，不能食，有腑实燥结与胃中虚冷之别。本条可与第215条结合参看，第215条的不能食是由于燥屎内阻，浊气上攻所致。本证不能食，则是胃中虚冷，不能受纳所致。治法非温不足以暖其寒，非补不足以益其虚，自应采用温中和胃之法。若误用攻下，则胃阳衰败，浊阴之气上逆，而发生哕逆变证。

阳明病有尚能进食者，也有不能进食者。从病机来看，能食有属于胃热消谷者，也有属于腑实形成，胃气尚旺者；不能食有属于燥屎阻塞，腑气不通者，也有属于胃中虚冷，不能纳谷者。情形复杂，临床需结合兼证及舌脉等表现仔细辨别。

三、阳明寒证、虚证（243、190、191、226、197、120、122、196）

【原文】

食穀欲嘔，屬陽明也，吳茱萸湯主之；得湯反劇者，屬上焦也。（243）

吳茱萸湯方

吳茱萸一升（洗） 人參三兩 生薑六兩（切） 大棗十二枚（擘）

上四味，以水七升，煮取二升，去滓，溫服七合，日三服。

【讲解】

本条论述呕逆之寒热辨证。

食谷欲呕，有寒热之别。据阳明病不能食名为中寒为例，如胃阳虚衰，寒饮内停，或中焦阳虚，浊阴上逆，而导致食谷欲呕之证，寒浊之呕，呕吐物无酸腐味，或吐清水涎沫，伴舌淡苔白，脉象缓弱，则宜用吴茱萸汤以温中和胃，降逆止呕。如为上焦有热，胃气上逆致呕，其呕吐物多酸腐，伴舌红苔黄、脉数等症，若服用吴茱萸汤辛温之剂，以热治热，必拒而不纳，反使病情增剧。结合病情，应该采用清热止呕法治之。

方中吴茱萸辛苦温为主药，以温肝暖胃，降逆止呕；配以生姜辛温，温胃散寒，降逆止呕；人参甘温、大枣甘平，以益气健脾和中。

【原文】

陽明病，若能食，名中風；不能食，名中寒。（190）

【讲解】

本条论述阳明中风与中寒的辨别。

胃主受纳与腐熟水谷，胃之寒热必然反映到饮食方面。阳明病，若病人胃阳素旺，阳能化谷，表现为能食，称之为中风，属热证；若病人胃阳素虚，不能化谷，则表现为不能食，称之为中寒，属寒证。

中风能食，中寒不能食，乃言其常。亦有胃阳亢盛，腑气结实不通而不能进食者，以及中寒过盛，胃气衰败而反能食之除中证，此皆言其变。故此，辨别阳明病的寒热不能单纯凭能食与否，当综合全部脉证来判断。

【原文】

陽明病，若中寒者，不能食，小便不利，手足濈然汗出，此欲作固瘕，必大便初鞕後溏。所以然者，以胃中冷，水穀不别故也。（191）

【词解】

①欲作固瘕：固瘕为病名，即腹中癥瘕之类。欲作固瘕，是将作固瘕而未成。其证因胃中虚冷，水谷不消而积于腹，其特征为大便初硬后溏。

②水谷不别：大便中不化食物与水液混在一起。

【讲解】

本条论述阳明中寒欲作固瘕证。

阳明病中寒证，是由于患者平素胃阳不足，寒从内生，以致胃中冷，则脾胃受纳、腐熟、转输的功能受到障碍，阳虚不化谷，故不能食；阳虚不化水液，则小便不利；四肢禀气于脾胃，中虚寒湿，水液不能偏渗于膀胱，而外溢于四末，故见手足濈然汗出；胃中虚冷，水谷不消，则有固瘕将作之势，但又因胃中虚冷，水谷不别，清浊不分，大便初硬后溏，尚可排出，故欲作固瘕而未成。

阳明病不能食，手足濈然汗出可见于本证，也可见于阳明腑实燥结之证。两者鉴别在于本证乃胃中冷，水谷不别所致，尚可见到小便不利、大便初硬后溏等症，治疗当用温法。而阳明腑实燥结所致者，其小便数、大便硬，治疗当用下法。

【原文】

若胃中虚冷，不能食者，飲水则噦。（226）

【讲解】

本条论述胃中虚冷，饮水则哕证。

胃主受纳，饮食所入皆归于胃腑。胃阳旺，则能腐熟水谷，今胃阳虚衰，阴寒内盛，必然导致水谷不化，不但饮食减少，甚至竟不能食；如饮以水，亦必滞留于胃中，水寒相搏，胃失和降，则必上逆而为哕。治疗可参考《医宗金鉴》，用理中汤加丁香、吴茱萸进行治疗。

阳明病不能食可见于阳明腑实证，也可见于中阳虚寒证。若为阳明腑实所致者，当伴有腹满痛拒按、潮热、苔黄口燥等症。而中阳虚寒所致者，无实热见证，可伴有饮水则哕，呕吐清水痰涎，大便初硬后溏，舌淡苔白，脉缓弱等症。

【原文】

陽明病，反無汗而小便利，二三日嘔而欬，手足厥者，必苦頭痛；若不欬，不嘔，手足不厥者，頭不痛。（197）

【讲解】

本条论述阳明中寒，寒饮上逆之证。

阳明病，法多汗。今病属阳明中寒，寒饮内聚于中焦，中阳不能健运，水气不得宣化，故反无汗。寒饮内蓄，胃失和降，上逆则为呕，射肺则为咳。寒饮阻碍，加之中阳不足，则阳气不达四末而见手足厥冷；头为诸阳之会，水寒上逆，直犯清阳，必苦头痛；水饮内停，多见小便不利，今为小便利，乃因中阳虚，尚未影响膀胱气化，故小便尚自利也。若中阳虚，寒饮内停，但尚不太甚，则不至于上犯，故不见呕、咳；不上犯清阳，也就不会发生头痛；寒饮不甚，未阻碍阳气，故手足不厥冷。本证病机为阳明中寒，饮停中焦而上逆，治疗当温中散寒降逆，可用吴茱萸汤或茯苓甘草汤，或二方合用。

【原文】

太陽病，當惡寒發熱，今汗自出，反不惡寒發熱，關上脉細數者，以醫吐之過也。一二日吐之者，腹中飢，口不能食；三四日吐之者，不喜糜粥，欲食冷食，朝食暮吐。以醫吐之所致也，此爲小逆。（120）

【词解】

①过：过错，即误治。

②小逆：为误治引起尚不十分严重的病证。

【讲解】

本条论述太阳病误治导致阳明虚寒证。

太阳表证，当见恶寒发热。今因不施汗解而误用吐法，病人出现汗自出、不恶寒、发热、关脉细数，为表邪虽除，脾胃受损而里不和。关上脉细数，关上主中焦，细数是胃中虚冷，虚阳躁动之象，与第122条"数为客热，不能消谷，以胃中虚冷，故吐也"的病机相似，不能因脉细数而误认为是里热。在发病一二日病证轻浅时误吐，胃气未至大伤，胃阳虚燥，故病人有饥饿感，属假热；胃中虚冷，则口不能食，属真寒。若发病三四日，感邪较深，发病较重，误吐之后，脾胃中气大伤，胃中虚冷，虚阳躁动，致病人不喜稀粥，欲进冷食，属于假热；胃寒不运，则朝食暮吐，为真寒。二者皆由太阳病误治而来，但不十分严重，故称为"小逆"，治疗可以小半夏汤和胃消饮降逆，若朝食暮吐者，可用丁蔻理中汤之类。本证病情若进一步发展，则有可能转为除中危证。

本条及第 122 条，多列为太阳变证的内容，但实际上两者都属于阳明虚寒证，故不是变证，都应归入阳明病篇讨论。

对于本条中脉数及呕吐的辨证，若脉数而有力，为真热；若脉数而无力，为假热。若食入即吐，乃胃中有热，属真热；若朝食暮吐，乃胃中虚冷，属真寒。

【原文】

病人脉數，數爲熱，當消穀引食，而反吐者，此以發汗，令陽氣微，膈氣虛，脉乃數也。數爲客熱，不能消穀，以胃中虚冷，故吐也。（122）

【词解】

①消谷引食：易饥多食。消谷，指消化食物；引食，指要求进食。

②膈气：指膈间阳气。

③客热：此处指假热。

【讲解】

本条论述汗后致胃寒吐逆而见假热之证。

病人脉数，数脉一般主热，当能消谷引食，其脉当数而有力；今脉虽数，却不能食而反呕吐者，是因发汗不当，致胸膈胃脘的阳气虚弱，中焦失于和降，故见呕吐；胃中虚冷，虚阳躁动，则见脉数，此时的脉数当数而无力。故证属胃中虚冷，治疗可用吴茱萸汤或理中汤加木香、吴茱萸以温中补虚，降逆止呕。

【原文】

陽明病，法多汗，反無汗，其身如蟲行皮中狀者，此以久虛故也。（196）

【讲解】

本条论述津液久虚之人患阳明病无汗之证。

阳明乃多气多血之经，津液充沛，里热亢盛，蒸腾于外，津液被迫而泄，故阳明病法当见多汗。今反无汗者，乃津液久虚之人，汗源不足，虽燥热炽盛，故反无汗。无汗则热邪无所透达，但郁于肌表，欲汗不汗，故有身痒如虫行皮中之症状。治疗不可发汗，当以白虎加人参汤以清热益气生津。

本条可与第 262 条相比较，两证均可出现"无汗、身痒"，但本条之无汗、身痒为津液久虚，汗源不足，无以透达，邪郁肌表所致，治用白虎加人参汤以清热益气生津。第 262 条之无汗身痒，并兼见发黄，乃湿热内蕴兼表邪不解，治当清利湿热，兼以解表，方选麻黄连轺赤小豆汤。

本条还应与第 23 条相比较，两者均有"身痒"，第 23 条"不能得小汗出，身必痒"，乃微邪郁表，当小发其汗，治以桂麻各半汤；本条"反无汗，身如虫行皮中状"，乃津虚汗源不足，无以透达，当清热生津，治以白虎加人参汤。

第三节　阳明病变证

一、发黄

（一）湿热发黄

1. 茵陈蒿汤证（236、260、199）

【原文】

陽明病，發熱汗出者，此爲熱越，不能發黃也。但頭汗出，身無汗，劑頸而還，小便不利，渴引水漿者，此爲瘀熱在裏，身必發黃，茵陳蒿湯主之。（236）

茵陳蒿湯方

茵陳蒿六兩　　栀子十四枚^{（擘）}　　大黄二兩^{（去皮）}

上三味，以水一斗，先煮茵陳，減六升，内二味，煮取三升，去滓，分三服。小便當利，尿如皂莢汁狀，色正赤，一宿腹減，黃從小便去也。

【词解】

①热越：越有发扬之义，热越即热邪向外发泄。

②水浆：泛指饮料，如水、果汁、蔗浆之类。

③瘀热：瘀与郁可通用，瘀热即邪热郁滞在里的意思。

【讲解】

本条论述阳明瘀热在里发黄的证治。

阳明热盛，伴随发热汗出，此种情况称为热越，此时并不能发黄。因为阳明发黄乃湿热相合而致，若热能外越，湿能下泄，则不能发黄。若阳明热盛，既无全身之汗，则热邪无宣泄之路，但因湿热郁蒸于上，而见头汗出，剂颈而还；加之小便不利，则湿邪无从下泄，以致湿热相合，胶结不解。热盛灼津，加之津停为湿，不能为人所用，故渴引水浆，但不能消水，所饮越多则湿停越重。湿热熏蒸肝胆，胆汁外溢，则发黄疸，此属阳黄，黄色鲜明如橘子色。此证黄疸病机也有人认为是脾色外露所致。因为黄疸与湿相关，而湿邪郁滞多由脾虚所致，脾属土，脾色黄，故黄疸一证乃脾色外露所致，可参考。其病机为湿热熏蒸（热重于湿），腑气不利，用茵陈蒿汤以清热利湿退黄。方中茵陈有疏利肝胆的作用，为清热利湿退黄的主药；栀子除能祛除烦热，还有利三焦而通调水道的作用，既可清热又可利湿，故小便淋涩不通、疼痛时可加用栀子。大黄除郁热，推陈出新，使湿热壅滞之邪，尽从大小便而去。方中三药皆为苦寒药，寒能清热，苦能燥湿，三药合用，增强清利湿热退黄的作用。

本方煎法为先煮茵陈，后纳大黄、栀子。服药后"小便当利，尿如皂荚汁状，色正赤"是全身之黄疸从小便而去，因知方药见效。又云"一宿腹减"说明本证有腑气不利见症，可伴腹满、大便秘结或溏而不爽等症，药后大便得通，瘀热可去。

茵陈是清热利湿退黄的主药，凡是湿热发黄，都可以此为主。

【原文】

伤寒七八日，身黄如橘子色，小便不利，腹微满者，茵陈蒿汤主之。（260）

【讲解】

本条再论湿热发黄的证治。

本条当与第236条参看。第236条着重讨论湿热黄疸的病因病机，本条则补述其证候。阳明湿热相合，熏蒸肝胆，则身黄如橘子色，即黄色鲜明而润泽，同时还伴有双目及小便俱黄；小便不利、无汗，则邪无出路，乃湿热胶结之象；湿热积于里，腑气壅滞，故腹满，并可见大便秘结或溏而不爽等症。治疗当用清热利湿退黄的茵陈蒿汤。

【原文】

陽明病，無汗，小便不利，心中懊憹者，身必發黃。（199）

【讲解】

本条论述阳明病湿热发黄之证。

阳明病无汗，或因为虚寒，或因为湿邪郁结。本条所论乃阳明之热被湿邪所郁遏，湿热不能外泄，故身无汗。湿热蕴郁在里，三焦水道不通，故小便不利；湿热上扰心胸，因而心烦懊憹；湿热郁遏于中焦，影响肝胆疏泄功能，使胆汁外溢，故身必发黄。

2. 栀子柏皮汤证（261）

【原文】

傷寒，身黃，發熱，栀子蘗皮湯主之。（261）

栀子蘗皮湯方

肥栀子十五個（擘）　甘草一兩（炙）　黃蘗二兩

上三味，以水四升，煮取一升半，去滓，分溫再服。

【讲解】

本条论述湿热发黄证治。

伤寒身黄发热，是湿热郁遏于里而不得宣发于外所致，病属阳黄，亦即湿热发黄，伴有身、目、小便俱黄，黄色鲜明如橘子色等特征。其病机仍为湿热郁蒸，热重于湿，治疗用栀子柏皮汤以清热利湿退黄。以方测证，方中诸药均为苦寒清热除烦之品，因此当有心烦懊憹、口渴、舌红苔黄等症。本方栀子苦寒清热泻火除烦，通三焦利水道。黄柏寒能清热，苦可燥湿。炙甘草甘缓和中，并能调济苦寒之性，使得本方不损脾胃中气而取得退黄的疗效。本方加茵陈，其退黄功效会更强。

3. 麻黄连轺赤小豆汤证（262）

【原文】

伤寒，瘀热在裏，身必黄，麻黄连轺赤小豆湯主之。（262）

麻黄连轺赤小豆湯方

麻黄二兩^{（去節）}　連轺二兩^{（連翹根是）}　杏仁四十個^{（去皮尖）}　赤小豆一升　大棗十二枚^{（擘）}　生梓白皮一升^{（切）}　生薑二兩^{（切）}　甘草二兩^{（炙）}

上八味，以潦水一斗，先煮麻黄再沸，去上沫，内諸藥，煮取三升，去滓，分温三服，半日服盡。

【词解】

潦水：即地面流动之雨水。

【讲解】

本条论述阳黄兼表的证治。

本条为湿热兼表发黄之证，原文叙述简略，当以方测证来补充。"伤寒，瘀热在里"，说明外有寒邪束表，内有湿热蕴郁。外有表证，故当见发热恶寒、无汗身痒等症；热与湿相合，湿热郁蒸，势必发黄，故曰"身必黄"。此是阳黄兼表之证。故用麻黄连轺赤小豆汤，一则以解表散邪，一则以清热除湿以退黄。

本方以麻黄、杏仁、生姜辛温宣发，解表散邪；连轺、赤小豆、生梓白皮清热除湿退黄；炙甘草、大枣甘平和中。本方煎服法要求用潦水煎药，古人称潦水为"无根之水"，因其无根味薄，故不助湿气；并且要先煮麻黄，分三次服，半日服尽。方中连轺，即连翘根，常以连翘代，梓白皮可用桑白皮代。临证之时常可再加茵陈蒿以增强清热利湿退黄之力，若表证一罢，则麻黄、生姜等辛温药即可去掉。

除黄疸证外，本方还常用于湿疹等皮肤病，以及急性肾炎等由湿热在表引起的水肿，可酌加车前草、益母草、白花蛇舌草、白茅根等清利湿热之品。

茵陈蒿汤、栀子柏皮汤、麻黄连轺赤小豆汤三方均治疗湿热阳黄证。其区别在于：阳黄而腑气壅滞者，见腹满、不大便，主以茵陈蒿汤，是清利而兼下法。湿热发黄而无腑气壅滞，亦无表证者，见身黄发热，主以栀子柏皮汤，但清利而已。湿热发黄而兼表者，见恶寒发热、身痒无汗，主以麻黄连翘赤小豆汤，于清利中兼汗法。

（二）寒湿发黄（195、259）

【原文】

陽明病，脉遲，食難用飽，飽則微煩頭眩，必小便難，此欲作穀癉。雖下之，腹滿如故，所以然者，脉遲故也。（195）

【词解】

谷癉：癉，同疸。因水谷之湿郁而发为黄疸。谷疸有湿热与寒湿之分，本证当属于后者，即所谓阴黄。

【讲解】

本条论述阳明中寒欲作谷疸的证治及禁例。

阳明病里热实证，脉应洪大滑数或沉实，间有脉迟必实而有力。今脉迟，是胃阳虚弱，中焦有寒，亦即阳明中寒证，脉必迟缓无力。此证不能多进食。若强食过饱，使脾胃气机阻滞，水谷不化，郁于中焦，则见微烦。脾虚湿阻，清阳不升则头眩，浊阴不降故腹满；中焦阳虚不能温化行水，水不下行，则小便难。此时若不采取适当治疗措施，必因水谷不消，湿邪内郁，久则成谷疸之证。治法当用温运中阳、散寒除湿之剂，如茵陈五苓散、茵陈理中汤类，所谓"于寒湿中求之"之法。若误用下法，则中阳衰败，寒湿愈甚，不仅腹满如故，甚至促使病情更向严重方面转化。

【原文】

傷寒發汗已，身目爲黄，所以然者，以寒濕在裏不解故也。以爲不可下也，於寒濕中求之。（259）

【讲解】

本条再论寒湿发黄的证治及禁忌。

寒湿发黄，亦即阴黄，多由脾胃中气本虚，寒湿内盛；或因伤寒发汗太过，损伤中阳，以致寒湿中阻，进而影响肝胆疏泄功能，使胆汁不循常道，因而出现身、目、小便俱黄等黄疸特征。寒湿均属阴邪，其性沉滞，故阴黄黄色晦暗，伴有不发热、不烦渴、口中和、舌淡苔滑润，脉沉迟，大便溏薄，小便不利或自利等症。治法当温中散寒、除湿退黄，此即"于寒湿中求之"之意，切不可因有寒湿腹满等征象，而误用清下之法。

附：阴黄、阳黄鉴别表

表7 阴黄、阳黄鉴别表

	阴黄	阳黄
病因病机	寒湿在里：中阳虚弱，寒湿郁滞	瘀热在里：湿热郁蒸
主证	身目色黄晦暗，脘闷纳少，神疲畏寒，大便不实，小便短少，舌淡苔腻，脉沉迟或濡缓	身目色黄鲜明，发热，心烦口渴，腹满，便溏或秘，小便短赤，舌苔黄腻或黄燥，脉弦数或滑数
治法	温中散寒除湿	清热利湿退黄
方药	茵陈五苓散、茵陈理中汤	茵陈蒿汤、栀子柏皮汤、麻黄连轺赤小豆汤

（三）被火发黄（200）

【原文】

陽明病，被火，額上微汗出，而小便不利者，必發黃。（200）

【讲解】

本条论述阳明病误用火疗，导致发黄。

阳明病为热证、实证，治法当以清下为主。若用火法，自属误治。今阳明病误用火治法，因火与热合，两阳相熏灼，使邪热愈炽，而津液益伤。若火热虽重，而能全身汗出，或小便尚利者，是津液尚充，化源未竭，火热尚有发越之机，不致骤生变证。今火热既重，而津液耗伤，无津以外泄，故为无汗，但以其炎炎之势，逼迫将竭之津液上越，故额上微汗出。津伤化源不足，湿不下泄，故小便不利。热邪内迫血分，熏灼肝胆，故身必发黄。治当清热凉血，生津利胆退黄，可选用《备急千金要方》中的犀角散（犀角、黄连、升麻、栀子、茵陈）之类治疗。

二、血热证

（一）衄血证（202、227）

【原文】

陽明病，口燥，但欲漱水，不欲咽者，此必衄。（202）

【讲解】

本条论述阳明病热邪深入血分致衄证。

阳明病渴而能饮，是热在气分，以气分燥热，汗出又多，则津液耗伤严重，故饮水自救。今口燥，是阳明有热，惟不烦渴引饮，而只频频漱水不欲咽，是热邪不在气分而在血分的特征。因为营血属阴，其性濡润，血被热蒸，营气尚能敷布，所以口虽燥，却"但欲漱水，不欲咽"。血热妄行，灼伤阳络，必致衄血。血热妄行证除衄血外，还有吐血、便血及妇女经水妄行等其他出血证。后世温病学家以舌绛为热入营血的标志，可补《伤寒论》之未备。

【原文】

脉浮，發熱，口乾，鼻燥，能食者则衄。（227）

【讲解】

本条论述阳明气分热盛动血致衄。

脉浮发热，是热在阳明气分。热邪循经上扰，所以口干鼻燥。胃热则能食。热盛于经而不得外越，波及血分，以致气血两燔，伤及阳络，则为衄血。

本条证候病机与第202条基本相同，但小有差异。第202条为阳明之热已入血分，故但欲漱水不欲咽而衄血。本条热邪虽入血分，但阳明气分之热未罢。因为脉浮发热乃气分热炽的表现，若气分热邪一罢，则脉当不浮。

衄血的治疗，轻证可用银翘散去荆芥、豆豉、薄荷，加生地黄、丹皮、赤芍、白茅根等，重证可用玉女煎、化斑汤之类。

（二）下血证（216）

【原文】

陽明病，下血讝語者，此爲熱入血室，但頭汗出者，刺期門，隨其實而瀉之，濈然汗出則愈。（216）

【讲解】

本条论述阳明病热入血室的证治。

阳明病谵语，多见于腑实之证，但也有不然者，如本条之下血谵语，则属热入血室。今因阳明热盛，侵入血室，邪热迫血妄行，故下血；邪热乘血虚与血相结，血热熏蒸于上，扰动心神，故发谵语，但头汗出。本证与阳明腑实证情相似而实不同。阳明腑实则腹胀满疼痛，大便不通。本证为热入血室，主证有下血，并当伴有胸胁或少腹急结、硬痛等。因血室隶属于肝脉，故刺期门以泻其实，使邪热从外宣泄，当濈然汗出而解。

太阳病篇有热入血室三条，均与妇女经水有关，乃热邪乘虚而入；本条则为阳明热邪深入血室，可互参。

（三）蓄血证（237、257、258）

【原文】

陽明證，其人喜忘者，必有畜血。所以然者，本有久瘀血，故令喜忘。屎雖鞕，大便反易，其色必黑者，宜抵當湯下之。（237）

【词解】

①喜忘：喜作"善"字解。喜忘亦即健忘之意。

②畜血：畜与"蓄"同，瘀血停留称之为蓄血。

【讲解】

本条论述阳明蓄血的证治。

阳明蓄血证，是阳明邪热与宿有之瘀血相结而成。因心藏神，又主血脉，宿瘀与邪热相合，能使心神不明，所以喜忘。若纯属阳明里热，肠胃燥结，大便必难，今大便虽硬，而排出时反易，其色必黑，此为蓄血见证。因血属阴，其性濡润，一部分离经的血液与燥粪相结合，必然有助于大便排出，但粪色多黑如胶漆，是其特征。治疗当攻逐瘀血，宜抵当汤下之。

太阳蓄血证与阳明蓄血证都有神识失常，但太阳蓄血证为如狂、发狂症状，因其病势急也；而阳明蓄血证则有喜忘症，因其病势较缓也。此外，辨太阳蓄血证在小便利与不利，狂与不狂；而辨阳明蓄血证在大便黑与不黑、难于不难。

对于顽固性健忘，历用补法无效，可从瘀论治。对于消化道出血的便血，单纯止血无效者，可参入化瘀之品。

【原文】

病人無表裏證，發熱七八日，雖脉浮數者，可下之。假令已下，脉數不解，合熱則消穀善飢，至六七日不大便者，有瘀血，宜抵當湯。（257）

【讲解】

本条再论阳明蓄血的证治。

病人无表里证，是既无头痛、恶寒等太阳表证，又无腹满、谵语等阳明里证。因发热七八日不解，虽脉浮数，然无表证，加之后文云"可下"，则当为里热征象，且浮脉可主热盛，数脉宜为热象，故可用下法以泻其热。若下后脉浮已去而数不解，当是气分之热已去，血分之热不减，故脉仍数。至六七日不大便，而且能食易饥，则非阳明腑实，而是血瘀热结之证，宜用抵当汤以破血消瘀。此外，血瘀则络阻，不通则痛，结合第237条可知，当可见蓄血之少腹急结或硬满疼痛、喜忘等症。

本条言"发热七八日"，证之临床，多为持续性低热，此为瘀血发热之特征。

【原文】

若脉數不解，而下不止，必協熱便膿血也。（258）

【讲解】

本条论述下后便脓血的证治。

本条是承接上一条而来，上条论下后脉数不解，不大便而消谷善饥之蓄血证。本条则是下后脉数不解，又下利不止而便脓血。下后脉数不解，又不大便，是邪热不得向外宣泄，热与血结，而为蓄血。若下后脉数不解而下利不止，为热得下泄，灼伤阴络，迫血下行，血热相蒸，腐败为脓，则产生便脓血的变证。可以用白头翁汤之类以清热凉血止痢。

第四节　阳明病预后（210、211）

【原文】

夫實則讝語，虛則鄭聲。鄭聲者，重語也。直視讝語，喘滿者死，下利者亦死。（210）

【词解】

郑声：郑声是声音低微，语言重复，多见于虚寒重证的后期阶段。

【讲解】

本条辨谵语、郑声及谵语危候。

谵语与郑声，都是神志不清而妄言乱语。谵语多由邪热亢盛，扰乱神明所致，表现为声高气粗，胡言乱语，属实，多见于阳明里热实证。郑声为精气内夺而心神无主所致，表现为语言重复，声音低微，属虚，多见于虚寒重证。谵语而见直视，是阳热极盛，阴液将竭，精气不能上注于目，已属危候。如果再见喘满，为阴竭而阳无所依附，肺气脱于上，故主死。谵语直视而见下利，是中气亦败，阴竭于下，故亦主死。

【原文】

發汗多，若重發汗者，亡其陽，讝語。脉短者死，脉自和者不死。（211）

【讲解】

本条以脉推断阳明病的预后。

阳明病本多汗，医者更重发汗，由于汗为心之液，发汗过多，阳随汗泄，致心气散乱，神明无主，故发谵语。脉短为气血虚，津液竭，故见此脉主危候。若脉不短而自和，是病重而阴阳之气尚未至衰竭程度，仍有生机，应当积极按证施治，故主不死。

第210条所述"实则谵语，虚则郑声"为常，而本条所述虚证谵语则为变。

第三章

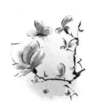

辨少阳病脉证并治

概　说

少阳病是伤寒过程中正气已显不足，正邪双方都呈衰减之势，正邪分争，相持不下的阶段。其中正气已显不足是矛盾的主要方面。

因此少阳病既不同于太阳、阳明以邪气亢盛为主的纯实证，也不同于三阴病以正虚为主的纯虚证，这就是少阳病的本质特征。

伤寒是张仲景对外感病发展过程的概括，是外感病的共性规律，六经病就是外感病过程中不同的病理阶段，每个病理阶段各具特征。太阳病是伤寒初起的表证阶段，其性质为表、寒、实证；阳明病为伤寒的邪热极盛阶段，其性质为里、热、实证；少阳病是伤寒由邪实向正虚变化的过渡阶段，其性质为半实半虚、半寒半热，但实多于虚、热多于寒；太阴病是伤寒阳气虚衰的开始阶段，其性质为脾阳虚证；少阴病是伤寒正气虚衰的严重阶段，其性质为心肾虚衰；厥阴病是伤寒最后的厥证阶段，其性质是阴阳气不相顺接（处于阴阳离决的边缘，阴阳气不相顺接的再发展就是阴阳离决，阴阳离决意味着死亡），临床表现为厥证（热厥和寒厥）。

张仲景以邪实和正虚为根据，将外感病划分为三阳和三阴。三阳中太阳病和阳明病都是典型的实证，符合三阳的规律，但少阳病已经不是典型的实证了，正气开始虚衰，并不完全符合三阳的规律，比较而言，实多于虚，将少阳放在三阳更合理一些；三阴中太阴和少阴都是典型的虚证，符合三阴的规律，但厥阴病也有特殊性，就是厥阴病中的厥包括热厥和寒厥，其中热厥是实证，不是虚证，只是厥阴病中的热厥也很危重，很容易转化成寒厥，比较而言，将厥阴放在三阴更合理一些。

少者，小也。少阳即小阳，指阳气尚弱，不太充盛之义。《素问·阴阳类论》按照阴阳气多少划分三阴三阳。少阳阳气最少，故为一阳。这就是少阳病为什么会有正气不足的病机的根据。少阳包括手少阳经与足少阳经，其分布在人体的侧面。这是少阳病会出现胸胁苦满、咽干、目眩、目赤、两耳无所闻、头痛（两侧头痛）的根据，这些都是少阳经脉不利的表现。所以，凡是人身两侧出现的病证都应考虑少阳病的可能。少阳之腑包括手少阳三焦与足少阳胆。《素问·灵兰秘典论》谓胆为"中正之官，决断出焉"，三焦为"决渎之官，水道出焉"。伤寒病至少阳，影响胆的决断功能，则会出现惊、悸等胆不主决断的症状；影响三焦的决渎功能，就会出现三焦阻隔，津液输布异常的表现，少阳病的咳嗽、呕吐、小便不利（甚至水肿）、便秘等，与此相关。少阳的运气为相火，所以少阳病多发热，还有如口苦、咽干、目眩、目赤等热象。少阳胆五行属木，所以少阳病还经常见到木克土的脾胃症状。

少阳病的治法为和解，小柴胡汤是其主方。和解的实质是扶正祛邪并用。病因多为正气不足，邪气易入，即论言"血弱气尽，腠理开，邪气因入"。所以病入少阳治疗应以和解为主，而汗、吐、下三法均属禁忌之例。因病不在表，则不可汗；病非里实，又不可下；病无有形痰实阻滞，吐法亦在所禁。李东垣根据第179条"少阳阳明者，发汗、利小便已，胃中燥烦实，大便难是也"，加入禁利小便，则少阳病之治疗禁忌有四。但因病情无定数，证候常有兼夹，故于和解中仍有兼汗、兼下等不同治法。

若少阳兼太阳表证，可见发热微恶寒，支节烦疼，微呕，心下支结，脉浮弦等，治宜和解发汗之法并用，如柴胡桂枝汤证。若兼阳明里实证，则见呕不止，心下急，郁郁微烦，或兼潮热，大便硬等，治宜和解兼通下之法，如大柴胡汤证、柴胡加芒硝汤证。若兼水饮内停，症见胸胁满微结，小便不利，渴而不呕，但头汗出，往来寒热，心烦者，治宜和解与温化水饮并行，如柴胡桂枝干姜汤证。更有少阳病误下，致阳气内郁，胆火上炎，胆气虚怯，三焦阻隔，因而出现胸闷，烦惊，小便不利，谵语，身重等症者，治法于和解少阳之中，兼以壮胆气、泻热祛实等法，如柴胡加龙骨牡蛎汤证。

第一节　少阳病纲要

一、少阳病提纲（263）

【原文】

少陽之爲病，口苦、咽乾、目眩也。（263）

【讲解】

本条论述少阳病提纲。

病入少阳，少阳枢机不利，胆火上炎，故见口苦，并以晨起为甚；胆火灼伤津液，则咽干；胆火循经上扰，故见目眩。

少阳病主症当与第 96 条小柴胡汤主症合参，除口苦、咽干、目眩外，尚有往来寒热，胸胁苦满，默默不欲饮食，心烦喜呕等，为邪入少阳，枢机不利，正邪分争，胆火内郁，进而影响脾胃所致。这样理解其主症才较为全面。

本条作为提纲的意义在于：可以反映病位在少阳经及胆腑；其病机为邪入少阳，胆火上炎，循经上扰；病性为热；治疗可以用小柴胡汤。

综合上述，再结合第 264 条、265 条，揭示了病在少阳，正气渐显不足的特征，故可作为提纲。

二、少阳病治禁（264、265）

【原文】

少陽中風，兩耳無所聞，目赤，胸中滿而煩者，不可吐下，吐下則悸而驚。（264）

【讲解】

本条论述少阳病治疗禁忌及误治后的变证。

足少阳经脉起于目锐眦，从耳后入耳中，出走耳前，下胸中贯膈。少阳胆火循经上扰清窍，则耳聋、目赤。聚于胸胁，经气不利，则胸中满而烦。治法当以和解为主。若见胸满而烦，而误认为实邪内阻，妄施吐下之法，则会出现惊而悸等变证，故少阳病禁用吐、下之法。

关于少阳误治所致"惊悸"的机理多认为是误治导致气血亏虚，心失所养，或者认为是心肝失养，但这并不是直接的、主要的机理。因为少阳病的病位在胆，《素问·灵兰秘典论》谓胆为"中正之官，决断出焉"，《素问·六节藏象论》谓"凡十一脏取决于胆"。误治则易伤胆气，致胆不主决断，则会出现惊而悸，此时治疗可用柴胡加龙骨牡蛎汤。

本条所述目赤、耳聋为胆火上炎所致，现在治疗突发性耳聋、目赤肿痛等，多取法于此。另外，还给我们提供了经脉辨证的示例。

【原文】

伤寒，脉弦细，头痛發熱者，屬少陽。少陽不可發汗，發汗則讝語，此屬胃。胃和則愈，胃不和，煩而悸。（265）

【讲解】

本条再论少阳脉证，并提出少阳禁汗及误汗后的变证与转归。

脉弦属少阳，脉细为正气不足，脉弦细正提示患少阳病的基础是正气不足。头痛发热，三阳病皆有：病在太阳则脉浮而头痛连项，治用汗解；病在阳明则头额面痛而脉洪大或滑数，治当清下里热；病在少阳则脉弦细而两侧头痛；今伤寒脉弦细而头痛发热者，为少阳头痛，治法宜用和解法。因邪不在表，不可妄用汗法，误汗则津伤化燥传入阳明则谵语，故云"此属胃"。治法当和胃泄热，津复热除则谵语自止。若胃燥津伤益甚，可致热扰则烦、胆虚则悸之变证。此皆因少阳误汗所致，故少阳病亦禁用汗法。

上两条提出了少阳禁汗、吐、下三法，李东垣根据原文第179条"少阳阳明者，发汗利小便已，胃中燥烦实，大便难是也"，补充"禁利小便"，此其常。若少阳兼太阳则可汗，如柴胡桂枝汤；少阳兼阳明则可下，如大柴胡汤，此其变。不过亦非单纯汗下。

少阳主方小柴胡汤本身具有发汗、通便等作用，但并非从发汗、攻下立法，而是和解的效应。如第 230 条之"可与小柴胡汤，上焦得通，津液得下，胃气因和，身濈然汗出而解"。

三、少阳病欲解时（272）

【原文】

少陽病欲解時，從寅至辰上。（272）

【讲解】

本条论述少阳病欲解的时辰。

"从寅至辰上"即寅、卯、辰三个时辰，指现在的 3 点到 9 点 6 个小时。少阳属木，通于春气，旺于春时。一年之中的寅、卯、辰，即春三月，为少阳旺时；一日之中的寅、卯、辰，亦为少阳旺时。故少阳病时，逢少阳旺时，得自然界春升之气的帮助，有利于病邪的解除。

第二节　少阳病本证

一、小柴胡汤证（96、97、266、101、99、100、229、230、148）

【原文】

傷寒五六日，中風，往來寒熱，胸脅苦滿，嘿嘿不欲飲食，心煩喜嘔，或胸中煩而不嘔，或渴，或腹中痛，或脅下痞鞕，或心下悸、小便不利，或不渴、身有微熱，或欬者，小柴胡湯主之。（96）

小柴胡湯方

柴胡半斤　黃芩三兩　人參三兩　半夏半升（洗）　甘草（炙）　生薑

各三兩（切）　大棗十二枚（擘）

上七味，以水一斗二升，煮取六升，去滓，再煎取三升，温服一升，日三服。若胸中煩而不嘔者，去半夏、人參，加栝樓實一枚；若渴，去半夏，加人參合前成四兩半，栝樓根四兩；若腹中痛者，去黄芩，加芍藥三兩；若脅下痞鞕者，去大棗，加牡蠣四兩；若心下悸、小便不利者，去黄芩，加茯苓四兩；若不渴、外有微熱者，去人參，加桂枝三兩，温服微汗愈；若欬者，去人參、大棗、生薑，加五味子半升，乾薑二兩。

【词解】

①往来寒热：恶寒与发热交替出现。

②胸胁苦满：苦，作动词用，即病人苦于胸胁满闷。

③嘿嘿：同默默。形容词，即表情淡默，不欲语言的样子。

【讲解】

本条论述少阳病证治。

患伤寒五六日或中风，继而出现往来寒热等症，表明病邪已入少阳，少阳枢机不利，正邪分争，互有胜负，正胜则热，邪胜则寒，故恶寒与发热交替出现。所以往来寒热是少阳病的主要热型。此处之往来寒热可与太阳病发热恶寒并见；间日或一日一作、寒热有定时之疟疾；阳明病身热汗出、不恶寒反恶热相鉴别。足少阳之脉，下胸中，贯膈，络肝属胆，循胁里。邪犯少阳，经气不利，故见胸胁苦满。胆郁犯胃，则神情默默，不欲饮食。胆火上炎，胃气上逆则心烦喜呕。皆属少阳病主证。

除少阳主证外，尚可见到许多或然证：如邪热郁于胸中，未犯胃腑，则胸中烦而不呕；邪热伤津则口渴；肝胆气郁，横逆犯脾，故腹中痛；胁下痞硬较胸胁苦满证情为重，乃因少阳经气不利兼水饮内停所致；少阳包括足少阳胆与手少阳三焦，三焦为决渎之官，乃气血水之通道。邪入少阳，影响三焦通调水道的功能，致使水饮内停，停于心下则悸；膀胱气化失司，则为小便不利；寒饮犯肺则咳；不渴、身有微热，是里和而表证未解的表现。治法可在小柴胡汤的基础上，再根据病情，随证加减治之。

少阳病的病机为邪入少阳，胆火内郁，三焦阻隔，治疗当和解少阳，方用小柴胡汤。方中柴胡气质轻清，苦味最薄，微辛，微寒，能疏少阳之郁滞。黄芩苦寒，气味较重，能清胸腹蕴热而除烦。半夏、生姜辛温化痰，调理胃气，降逆止呕。人参、炙甘草、大枣益气和中，先实脾气，扶正祛邪。全方寒温并用，辛开苦降，攻补兼施，升降协调，疏胆气之郁结，清胆火之上炎，除三焦之阻隔，补脾胃之虚弱，祛痰湿之阻滞，从而达到宣通内外，调达上下，和畅气机的目的，且方用去滓重煎之法，是取其气味醇和。此即和解之义。

对于或然证的治疗：如胸中烦而不呕，胸中烦是邪热郁于胸中，不呕是胃气尚末上逆。热郁则不得再以参补，胃气不逆则不必用半夏降逆，加栝楼实以除热荡实；邪热伤津之口渴不得再用半夏之辛燥，加人参、栝楼根甘苦凉润，以清热生津；肝胆气郁，横逆乘脾之腹中痛不得用过于苦寒更伤脾胃之黄芩，加芍药以和脾络、缓急止痛，于土中泻木；邪聚少阳，痞结于胁下，则应去大枣壅补，加牡蛎以软坚利水；三焦决渎失常之心下悸、小便不利当去黄芩之苦寒，加茯苓之淡渗利水；若不渴、外有微热，里和表未解者当去人参之壅补，而加桂枝以解表；寒饮犯肺之咳当去参草之甘壅、生姜之辛散解表，当加干姜之以温肺化饮，加五味子以收敛肺气。

病入少阳，最本质的特征是正气已显不足，这在《伤寒论》中已有充分的证据。第一，第265条"伤寒，脉弦细，头痛发热者属少阳"，可见少阳脉是弦而细的，其中弦属少阳，细为正气不足。第二，少阳的发热是"往来寒热"，外感寒邪的发热是正邪相争的表现，正盛邪实，相争剧烈，在表则为发热恶寒，如太阳病；正气虚弱，无力与病邪抗争，则表现为无热，如三阴病；若正气已显不足，邪气也呈衰减之势，正邪相持，互有胜负，正胜则热，邪胜则寒，就是往来寒热。第三，第97条明确指出"血弱气尽，腠理开，邪气因入……"说明少阳病的体质状态存在正气不足。第四，热入血室，治从少阳，而热入血室特定的时期是妇人经水适来适断，与第97条所指的"血弱气尽"的体质状态相类。这是小柴胡汤组方的主要根据，即扶正祛邪并用，以柴胡、黄芩疏解少阳之邪，以人参、大枣、甘草补正气之虚。没有柴胡、黄芩不是小柴胡汤，没有人参同样也不是小柴胡汤。基于上述理由，小柴胡汤的加减法中，去人参是值得斟酌的。

往来寒热是少阳病的特殊热型，也是少阳病的特征，也是少阳病的主证之一，只要见到往来寒热，就可以肯定是少阳病，也就肯定可以用小柴胡汤治疗。对于往来寒热的认识，诸医家主要是用半表半里，正邪的进退胜负来理解。如成无己：邪在表则寒，邪在里则热，今邪在半表半里之间，未有定处，是以寒热往来。丹波元坚：邪欲入而正拒之，正被邪敛束而寒，正与邪相搏而热，邪正相持，或进或退，故往来寒热。方有执：往来寒热者，邪入躯壳之里，脏腑之外，两夹界之隙地，所谓半表半里，少阳所主之位，故入而并入阴则寒，出而并入阳则热，出入无常，所以寒热间作也。刘渡舟：少阳受邪，正邪分争，进退于表里之间，必然影响开阖枢机的不利。当邪胜于正，由外向里，由阳入阴之时，则表现为恶寒；当正胜于邪，能抗邪外出，使邪气由阴出阳时，则表现为发热。由于正邪相争，各有进退，从而导致了寒来则热往，热来则寒去，呈阵发性交替发作的往来寒热。李培生主编的五版教材谓：因病在少阳半表半里，枢机不利，正邪分争，正胜则热，邪胜则寒，寒热交替出现。柯雪帆主编的六版教材谓：邪胜则寒，正与邪争则发热，正胜邪暂退则汗出热退。寒热往来反映了邪正斗争处于互有进退的局面，处于虚实寒热转化的关键。《伤寒学》：少阳受邪，枢机不利，正邪分争，进退于表里之间，正胜则发热，邪胜则恶寒，正邪交争，互有胜负，呈现寒去热来，寒热交替，休作有时，故称往来寒热。

其实，少阳病并不是所谓的半表半里，张仲景的《伤寒论》中没有这一概念，所以用半表半里来解释往来寒热是没有根据的。张仲景自己在下一条，也就是第97条作了解释："血弱气尽，腠理开，邪气因入，与正气相搏，结于胁下。正邪分争，往来寒热，休作有时。"血弱气尽，腠理开，揭示的是少阳病时人体的正气虚弱机理，结合少阳为一阳，阳气初生，抗邪能力尚弱，以及第265条提出的少阳脉象为"弦细"，小柴胡汤中用人参、大枣、甘草来看，少阳的体质状态是"正气已显不足"，这是肯定的。正气已显不足则抗邪能力减弱，不能一鼓驱邪外出，但并不是彻底丧失抗邪能力；另一方面，邪气应该也是不太亢盛的，如果邪气很亢盛，没有衰减之势，则很容易战胜正气，那就不是"正邪分争"了，那就是邪气可以长驱直入了。所以，正邪分争就是正气和邪气都不太强盛，也都不太虚弱，在正邪斗争的过程中，相持不下，互有胜负。

关于条文中提到的少阳喜呕，《灵枢·四时气》曰："邪在胆，逆在胃，胆液泄则口苦，胃气逆则呕苦。"少阳喜呕是胆胃关系（即木土关系）失调。

病在肝胆时多会出现脾胃的症状，如肝炎的病人常见纳呆腹胀，食欲不振，大便不调等，所以《金匮要略·脏腑经络先后病脉证并治》说："见肝之病，知肝传脾，当先实脾。"在西医学里，肝胆和脾胃都属于消化系统。

【原文】

血弱氣盡，腠理開，邪氣因入，與正氣相搏，結於脅下。正邪分争，往來寒熱，休作有時，嘿嘿不欲飲食。藏府相連，其痛必下，邪高痛下，故使嘔也，小柴胡湯主之。服柴胡湯已，渴者，屬陽明，以法治之。（97）

【讲解】

本条论述少阳病的发病机理及转属阳明的证治。

本条提示少阳的体质状态是"血弱气尽，腠理开"，病机病位为"邪气因入，与正气相搏，结于胁下，正邪分争"。即人体气血虚弱，阳气不能卫外，腠理疏松，外邪乘虚侵入，邪入与正气相搏，结于胁下，胁下为少阳所主的部位。正邪分争，互有胜负，正胜则热，邪胜则寒，故往来寒热，休作有时。肝胆相连，脾胃相关，肝木乘脾，则为腹痛；胆热犯胃，故使呕逆。"脏腑相连……邪高痛下"，乃言木土之间的制约关系。克我者"高"，即肝胆；我克者"下"，即脾胃，肝胆脏腑相连，脾胃升降相因，肝木乘脾土则为腹痛，胆热犯胃则呕逆。正如《灵枢·四时气》所言："邪在胆，逆在胃，胆液泄则口苦，胃气逆则呕苦。"本条所述仍属于少阳病，治疗亦当用和解之小柴胡汤主之。少阳本有"或渴"一或然证，今服柴胡汤后反见渴者，必少阳证罢，此处之渴当属阳明证，其渴的程度比少阳或然证的"渴"要重，且当有阳明见证，应从阳明证论治。

值得再一次强调的是，张仲景专门在本条原文中对上条原文提出的少阳病的主证"往来寒热"进行了解释，不知是偶然，还是必然？惜字如金的张仲景很少有专门解释机理的例子，专门对"往来寒热"进行解释，是怕后世的医生将其解释成"半表半里"吗？可惜的是，张仲景破例对此进行了解释，后世的医生还是视而不见。

【原文】

本太陽病不解，轉入少陽者，脅下鞭滿，干嘔不能食，往來寒熱，尚未吐下，脉沉緊者，與小柴胡湯。（266）

【讲解】

本条论述太阳病转入少阳的脉证治法。

本为太阳病，由于治疗不及时或治疗不当，致使邪气转入少阳。少阳经气不利，故"胁下硬满"；胆郁犯胃，故"干呕不能食"；邪入少阳，正邪分争，故"往来寒热"；"脉沉紧"，此处之脉沉是与太阳之脉浮相对而言，紧为弦之甚者，故合称沉紧，是病已去表而转入少阳之象。未经吐下误治，正气仍能抗邪，无邪陷三阴之势，病属少阳，治疗亦当和解，与小柴胡汤。

【原文】

傷寒中風，有柴胡證，但見一證便是，不必悉具。凡柴胡湯病證而下之，若柴胡證不罷者，復與柴胡湯，必蒸蒸而振，却復發熱汗出而解。（101）

【讲解】

本条论述使用柴胡汤的方法及误下后服柴胡汤的机转。

"伤寒中风，有柴胡证，但见一证便是，不必悉具"，所谓有柴胡证，即往来寒热，胸胁苦满，默默不欲饮食，心烦喜呕、口苦、咽干、目眩、脉弦等少阳主证。所谓一证，可以是一个证，如原文第37条之"胸满胁痛者"、第229条之"胸胁满不去者"；也可以是一部分主证，如原文第379条之"呕而发热者"、第230条之"胁下硬满、不大便而呕"等。无论是一个证，还是一部分证，只要能反映出少阳病的病机特征，就可以用小柴胡汤治疗。

同时"但见一证便是，不必悉具"还具有治未病的意义。小柴胡汤证悉具当然是可以用小柴胡汤的，但是，如果在"但见一证"时便用，显然比悉具时用更加积极，对医生而言，当然要求医生更加具有胆识。这一原则不仅仅指小柴胡汤而言，对所有的方证都有指导意义，特别对于一些急症具有更加重要的意义，如阳明病篇的第212条是大承气汤的微、剧两种病情，虽然治疗都是用大承气汤，但是在微时即用大承气汤，显然比到剧时再用大承气

汤更有意义。如果将这一原则和急下、急温的治法联系起来，则对其治未病
的理解会更加透彻。

柴胡汤证误下以后，若病人体质壮实，未因误下而生变，此时再用小柴
胡汤，可战汗而解。虽然误下以后未生变证，但毕竟正气受损，服小柴胡汤
后，正气得药力之助，蓄积力量，奋力驱邪外出，正邪交争剧烈，故出现战
汗而解。第149条也提到了同样的情况。关于"战汗"，叶天士在其《温热
论》中有论述，可参考叶天士的论述和王孟英的注释。

【原文】

傷寒四五日，身熱惡風，頸項强，脅下滿，手足溫而渴者，小柴
胡湯主之。（99）

【讲解】

本条论述三阳证同见而俱轻，治从少阳。

伤寒四五日，身热恶风，属太阳表证；胁下满，属少阳证；手足温而
渴，属阳明证；颈项强乃三阳共见证，因足阳明之脉下颈行人身之前，足少
阳之脉从耳后，下颈行人身之前，足太阳之脉循头下项行身之后，故颈项强
为三阳共见证。

本条虽谓伤寒，实为三阳合病。但太阳只有"身热恶风"与第96条之
"身有微热"同类；手足温而渴，属阳明里证，但阳明只有"手足温而渴"，
与第96条之"或渴"相似。显然，单纯解表和清里皆非所宜，唯从少阳和
解，使表里气机畅达，则三阳之邪可解。

【原文】

傷寒，陽脉濇，陰脉弦，法當腹中急痛，先與小建中湯；不差者，
小柴胡湯主之。（100）

【词解】

①阳脉：指浮取。

②阴脉：指沉取。

③不差：病不愈。

【讲解】

本条论述少阳兼里虚寒证，治用先补后和之法。

"伤寒，阳脉涩"，是脉浮取而涩，为本虚，为气血不足，中焦虚寒。"阴脉弦"，是脉沉取而弦，弦主病在少阳，又主痛证。腹中急痛而见此脉，主要由于中焦虚寒，气血不足，复为少阳之邪相乘所致，亦即少阳兼里虚寒之证。先与小建中汤者，调和气血，建中止痛，以治里虚之本，并寓扶正祛邪之义。若服汤后腹痛止而少阳病不除者，则用小柴胡汤，以和解少阳之标。

本条所治腹痛，当与第96条的或然证腹痛相鉴别：第96条曰"或腹痛"乃是少阳证兼腹痛，病机为肝胆气郁，横逆乘脾之腹中痛，故去苦寒更伤脾胃之黄芩，加芍药以和脾络，缓急止痛，于土中泻木，是治以少阳为主；本条之腹中急痛，乃是中焦虚寒之腹痛，治当先温补中气，而后和解少阳。同为腹痛而治法不同，体现了同病异治的思想。

关于小建中汤及其方解在太阳病变证小建中汤证中已详细论述，可参看。

【原文】

陽明病，發潮熱，大便溏，小便自可，胸脅滿不去者，與小柴胡湯。（229）

【讲解】

本条论述阳明腑实未成而柴胡证未去的治法。

潮热为阳明腑实证表现，当伴有小便数，大便硬，腹部胀满疼痛等症状。今大便不硬反溏，小便不数，腹无满痛而胸胁满，必是阳明腑实证之燥实尚未形成，而兼见胸胁满不去之少阳证，少阳证未罢，故仍须与小柴胡汤从少阳论治。

本条从治法而论，是少阳阳明同病而甚于少阳，故主和解之法。若阳明燥实转甚，亦可和解与通下之法并施，可参考大柴胡汤证。

本条述小柴胡汤可治"发潮热"，结合《伤寒论》小柴胡汤相关条文，如：第96条、第97条之"往来寒热"，第99条之"身热恶风"，第265条之"头痛发热"，第104条、第229条、第231条之"发潮热"，第149条、

第 379 条之"呕而发热"，第 394 条之"差后发热"，可知，退热是小柴胡汤的主要功效。

【原文】

陽明病，脅下鞕滿，不大便而嘔，舌上白胎者，可與小柴胡湯。上焦得通，津液得下，胃氣因和，身濈然汗出而解。（230）

【讲解】

本条论述阳明病柴胡证未罢的治法及小柴胡汤的作用机理。

本条承第 229 条补述阳明兼少阳的辨证论治。本条阳明病不大便，似为阳明腑实，但其伴有胁下硬满而不是腹部硬满；苔见白苔而非阳明燥热内结之黄燥苔；又兼见呕逆，说明阳明之腑实未成，燥热尚轻。其病机为邪入少阳，三焦阻隔，枢机不利，津液不得下行以润滑肠道，故出现大便不通。当从少阳论治，可与小柴胡汤。

"上焦得通"是气机得以宣通而胁满除；"津液得下"是津液输布下行则大便调；"胃气因和"是和降功能恢复达到止呕之功。

小柴胡汤并非发汗方剂，服后出现"濈然汗出"，是三焦通畅，气机宣通的标志。凡因为三焦阻隔，气机不畅，津液不布所致的咳嗽、呕吐、不大便、小便不利等，用了小柴胡汤后，均可达到濈然汗出而病解。与此相类的情况还有五苓散要求多饮暖水，汗出愈。

"不大便"并非阳明病的特有症状，除阳明病以外的"不大便"尚有如原文第 36 条："太阳与阳明合病，喘而胸满者，不可下也，宜麻黄汤。"虽未明言，但必因有不大便之证才强调不可下，此乃因肺气不宣，影响大肠的传导所致；第 56 条："伤寒，不大便六七日，头痛有热者，与承气汤；其小便清者，知不在里，仍在表也，当须发汗。若头痛者，必衄。宜桂枝汤。"此条中的"不大便"为脾胃虚弱，运化无力所致。上两条之"不大便"用麻黄汤或桂枝汤，显然也不是阳明燥热内结所致。

【原文】

傷寒五六日，頭汗出，微惡寒，手足冷，心下滿，口不欲食，大便鞕，脉細者，此爲陽微結，必有表，復有裏也。脉沉，亦在裏也。

汗出，爲陽微。假令純陰結，不得復有外證，悉入在裏，此爲半在裏半在外也。脉雖沉緊，不得爲少陰病。所以然者，陰不得有汗，今頭汗出，故知非少陰也。可與小柴胡湯，設不了了者，得屎而解。（148）

【讲解】

本条论述阳微结（少阳）与纯阴结（少阴）的脉证及阳微结的治法。

本条原文当分三段解释。

自"伤寒五六日"至"必有表，复有里也"为第一段，阐述阳微结的脉证。"伤寒五六日，头汗出"为热郁于里，气机不畅，不得宣发，但蒸于上所致。"微恶寒"是表证尚在，不言发热者，当是省文。"手足冷"为气机郁滞，阳郁不达于四末。"脉细"审前后文字当为沉紧而细，是因气机郁滞，气血流行不畅，致脉道不利所致。"心下满，口不欲食，大便硬"皆是邪结少阳，津液不下，胃气不和所致。"阳微结"的特征是必有表，复有里。即热结轻浅，外有表证。当然，从原文所列表现来看，还有气机郁滞，枢机不利，三焦阻隔病机的存在。

自"脉沉，亦在里也"至"故知非少阴也"为第二段。区别阳微结与纯阴结的辨证要点。因为阳微结有脉细（沉紧）、手足冷、微恶寒等类似纯阴结之证，故须加以鉴别：鉴别一，纯阴结"悉入在里"，即不得有表证；而阳微结则"半在里，半在外"，既有表证，复有里证。鉴别二，本证头汗出为热郁于里，气机不畅，不得宣发，但蒸于上所致，而纯阴结，不得有汗，即便有亡阳汗出或见头汗出，必伴有少阴虚寒阳气外越危候，与此见证不同。所以虽脉沉紧，不得认为是少阴病。

自"可与小柴胡汤"至"得屎而解"为第三段，提出阳微结的治法。治疗当选择疏利枢机，宣畅三焦的小柴胡汤，达到上焦得通，津液得下，胃气因和，周身濈然汗出，则表里诸证悉除。若里气不和，病久不解，自当微通其便，故云"得屎而解"。

本条中的"半在里半在外""必有表，复有里"被成无己在《注解伤寒论》中注释为"与小柴胡汤以除半表半里之邪"，是现在将少阳病称为"半表半里"的来源。《伤寒论》第96条指出小柴胡汤的主证时，"往来寒热"居其首，因此，有人认为"往来寒热"是邪在半表半里的典型表现，如尤在泾认为"进而就阴则寒，退而从阳则热"，而少阳病又只有小柴胡汤一方，所以就认为少阳病是邪在半表半里了。另外，从《伤寒论》三阳病分析，太阳病有发热恶寒，为典型的表证；阳明病则发热恶热，为典型的里证；而少阳病则为"往来寒热"，既不同于太阳的表证，又有别于阳明的里证。从治法上看，亦与太阳之表的汗法和阳明之里的清、下法不同，而独取和解一法。程钟龄在《医学心悟》中说："伤寒在表者可汗，在里者可下，其在半表半里者惟有和之一法焉，仲景用小柴胡汤加减是已。"再者，在《内经》中有开、阖、枢的概念，《灵枢·根结》谓："太阳为开，阳明为阖，少阳为枢。"太阳在表为开，阳明在里为阖，少阳为枢当然在表里之间了，表里之间那就是半表半里。因为张仲景在其原序中说，写《伤寒杂病论》的时候，"撰用《素问》《九卷》"，少阳为枢可能就是张仲景引用的《内经》理论。可见，将其称为"半表半里"也有道理，因此，从成无己以后，和者甚众，沿用至今。从以上几个方面来看，将少阳病称为"半表半里"是近乎完美的，但是需要强调的是，《伤寒论》中没有"半表半里"的概念，"往来寒热"的形成也不是邪在"半表半里"的特征，张仲景在第97条中对此进行了解释。

　　"半表半里"是位置概念，既然是位置，那就要弄清楚究竟在哪里？有人认为"半表半里"在太阳和阳明之间，代表医家有戴原礼、陆九芝、柯琴、陆渊雷等，当代有俞长荣；有人认为在阳明之后，即阳明和三阴之间，代表医家有程郊倩等。从《伤寒论》的记载和临床实践都表明伤寒的传变有复杂性，有自太阳而阳明者，有自太阳而少阳者，有从阳明而少阳者，亦有从少阳而阳明者，显然，以上两种观点都难以自圆其说。

　　现在争论这个问题的人也很多，比如胡希恕认为："表指体表，即由皮肤、肌肉、筋骨等所组成的机体外在躯壳，则谓为表，若病邪集中地反应于此体部，即称之为表证。里指机体的极里面，即由食管、胃、小肠、大肠等所组成的消化管道，则谓为里，若病邪集中地反应于此体部，即称之为里证。半表半里指表之内、里之外，即胸腹二大腔间，为诸多脏器所在之地，则为半表半里，若病邪集中反应于此体部，即称之为半表半里证。"（冯世伦主编：胡希恕讲伤寒杂病论，人民军医出版社，2007年1月第1版，第19页）胡希恕用的是实体的解剖定位，试想，根据这个"半表半里"的定位，能比张仲景说的方法更准确地用小柴胡汤吗？

显然，对中医而言，"半表半里"是一个无中生有的概念，徒增理论上的混乱。因为中医学是一个开放的体系，谁都可以学，谁都可以论，谁都可以往里面加概念。加概念并不是坏事，对中医理论体系发展有推动作用，对临床有指导作用的概念当然是越多越好。但有些概念会阻碍中医学的发展，使原有的理论体系变得混乱，影响中医理论对临床的指导意义，"半表半里"就是其典型者。

附：小柴胡汤的应用思路

根据《伤寒论》中第 101 条"伤寒中风，有柴胡证，但见一证便是，不必悉具"的方法，结合历代医家的经验以及临床体会，对其用法可作如下归纳。

1. 根据《伤寒论》中提示的主证

1）发热

①往来寒热（96）

这是少阳病的典型热型，见到便可用。

②呕而发热（379）

少阳喜呕，所以发热与呕吐并见，便是小柴胡汤证。此外还有身热恶风（99）、头痛发热（265）、差后发热（394）、发潮热（229）。

可见，小柴胡汤主要是治疗发热的。凡是具有正气不足病机和表现的发热，常规辨治无效的发热均可考虑予小柴胡汤治疗。小柴胡汤治疗发热要与桂枝汤有所区别。

2）消化系统的症状

如原文第 96 条小柴胡汤的主证有"心烦喜呕，默默不欲饮食"。《内经》中有"邪在胆，逆在胃"。《金匮要略》中有"见肝之病，知肝传脾"。故小柴胡汤可用于多种消化系统的疾病，如胃炎、胃溃疡、肝炎、胆囊炎等。

3）少阳经脉循行部位的症状

少阳经脉循行部位相关的症状：咽干、目眩、两耳无所闻、目赤、胸中满而烦、胸胁苦满、胁下痞硬等。临床上如目赤肿痛、耳鸣耳聋、咽痛、颈部淋巴结核、腹股沟淋巴结核等，可考虑用小柴胡汤。

2. 根据证候特征

往来寒热具有阵发的特征，而凡是阵发性的疾病都有正气不足的病机存在，因此，凡是阵发性的疾病都可考虑用小柴胡汤，如疟疾、癫痫、阵发性呕吐、周期性头痛等。

3. 根据病机

1）正气不足的病机

如老人、小儿、大病者、久病者、孕妇、产妇等。

2）胆不主决断

凡是胆气虚怯而害怕的，特别是与其他少阳病的表现同见的时候。

3）枢机不利，三焦阻隔

胆和三焦为少阳之府，而三焦为元气之别使，主通行元气和津液，若病入少阳，致枢机不利，三焦阻隔，津液运行障碍。如上焦的咳嗽、中焦的呕吐、便秘、腹泻，下焦的小便不利、水肿等。

二、热入血室（143、144、145）

【原文】

婦人中風，發熱惡寒，經水適來，得之七八日，熱除而脉遲身涼。胸脅下滿，如結胸狀，讝語者，此爲熱入血室也。當刺期門，隨其實而取之。（143）

【词解】

①血室：指胞宫，即子宫。

②期门：是肝之募穴，在乳中线上，乳头下二肋，当第六肋间隙取之。

③热入血室：即邪热内陷，结于血室。其病得于经期，因血室空虚，乘虚而入。因其证如结胸状，故有人称为"血结胸"。

【讲解】

本条论述热入血室的证候及治法。

妇人中风，发热恶寒，是表证，因经水适来，血室空虚，表邪乘机内陷，结于血室，是为热入血室。其证候经八九日之演变，太阳表证已罢，故外热去而身凉。热入于里，邪热与血结于血室，阻滞脉道，故脉迟。肝为藏血之脏，因血室瘀滞，致肝之经脉不利，所以胸胁下满，状如结胸。血热上扰，神明不安，则发谵语，此是热入血室证，治法可刺期门。因期门为肝之募穴，刺之以泻其实热，则病可愈。

【原文】

婦人中風七八日，續得寒熱，發作有時，經水適斷者，此爲熱入血室。其血必結，故使如瘧狀，發作有時，小柴胡湯主之。（144）

【讲解】

本条论述热入血室，寒热发作有时的治法。

妇人中风，当有发热恶寒等表证，七八日后继续有发热恶寒等症，较前不同的是发作有时，与中风之寒热发无定时有别。因其得病之时，恰逢经期，邪热乘虚内陷与血结于血室，正邪分争，病势向外，故寒热发作有时。据原文第143、145条，当有谵语及胸胁或少腹满等症。治疗当以和解枢机，助正达邪，以小柴胡汤主之。根据临床经验，可加牛膝、桃仁、丹皮之类，使邪去则寒热自止，血结可散。

【原文】

婦人傷寒，發熱，經水適來，晝日明了，暮則讝語，如見鬼狀者，此爲熱入血室。無犯胃氣及上二焦，必自愈。（145）

【讲解】

本条论述热入血室的证治及禁例。

妇人患伤寒，恰逢月经来潮，邪热乘虚内陷与血结于血室而为热入血室。病在血分，血属阴，故昼日明了，入暮则血热上扰心神而谵言妄语。因谵语非阳明腑实所致，故不可用下法，以犯胃气。又因其病不在上中二焦，亦不可妄用发汗、涌吐之法。

"无犯胃气及上二焦"还有一种意义，"上二焦"指的是中上二焦。因为谵语有两种可能：一是阳明胃热扰心，所以《伤寒论》中的谵语为阳明病的特征，治疗应该用清下阳明，但热入血室的谵语与阳明无关，故要"无犯胃气"，胃即是中焦；热病过程中的谵语还有一种病机是热入心包，治疗要清心开窍，心包属于上焦，热入血室的谵语也不是热入心包，治疗不能清心开窍，就是无犯上焦。

"必自愈"是指经水适来，若热随经血出而去，则有自愈之机。当然，也可用小柴胡汤，或刺期门，使邪有外泄之机，则病可愈。

三、小柴胡汤禁例（98）

【原文】

得病六七日，脉迟浮弱，恶风寒，手足温。醫二三下之，不能食，而脅下滿痛，面目及身黄，頸項强，小便難者，與柴胡湯。後必下重。本渴飲水而嘔者，柴胡不中與也，食穀者噦。（98）

【讲解】

本条论述小柴胡汤的禁例。

得病六七日，脉浮弱，恶风寒，为太阳表证仍在。但脉迟为寒，不发热而手足温，是病在太阴。此因中焦虚寒兼有表证，当用温中解表之桂枝人参汤。若误下则损伤脾胃，使中气更虚，受纳无权，则不能食；寒湿郁滞，结于胁下，故胁下满痛；寒湿郁滞，阻滞肝胆之经，因而面目及身俱黄；脾虚湿停，故小便难。颈项强是表证仍在。此处治法应以温中散寒祛湿为主。若误认胁下满痛为少阳病枢机不利所致而用小柴胡汤，则中阳更虚，气虚下陷，故出现泻利下重的症状，因小柴胡汤偏于苦寒故也。此处言脾阳素虚而寒湿中阻者，出现柴胡疑似证，不可妄用小柴胡汤。

本渴饮水而呕者，乃脾虚失运，水饮内停，饮停气阻，津不上承而口渴欲饮；饮停于胃，胃失和降而呕。若误认为此为少阳病之呕，妄用柴胡汤，则中气必败，必进而为食谷则哕之变证。即使有黄疸，也当用温中健脾、散寒除湿之剂，如茵陈术附汤之类。此处言寒饮病不可与柴胡汤之例。

笔者认为，对于此条还可以有另外的理解。阳明病篇第231已明确记载小柴胡汤可以治疗黄疸，所以应该把本条和第231条结合起来理解。这条原文可以分成三个段落。

"得病六七日，脉迟浮弱，恶风寒，手足温"为第一段。其表现为中焦虚寒兼有表证，即可用桂枝人参汤治疗。

"医二三下之，不能食，而胁下满痛，面目及身黄，颈项强，小便难者，与小柴胡汤"为第二段。为桂枝人参汤证误下以后，病及少阳而兼黄疸。其中，不能食、胁下满痛是少阳本证；小便难是病入少阳，三焦阻隔；颈项强亦为肝胆的病证，在《金匮真言论》中有"东风生于春，病在肝，俞在颈项"的记载；面目及身黄是因三焦阻隔，小便不利致湿邪内郁，与热相合，则可发黄，可以这么理解，黄疸兼有少阳病表现时，即为小柴胡汤证。治疗可以在小柴胡汤的基础上加茵陈以提高疗效。

"后必下重，本渴饮水而呕者，柴胡不中与之也，食谷者哕"为第三段。其病机为脾虚中气下陷，寒饮内停，不是柴胡汤的适应证，即使有黄疸，也应温中健脾、散寒除湿，可用茵陈术附汤之类。

第三节　少阳病兼变证

一、柴胡桂枝汤证（146）

【原文】

傷寒六七日，發熱微惡寒，支節煩疼，微嘔，心下支結，外證未去者，柴胡桂枝湯主之。（146）

柴胡桂枝湯方

桂枝一兩半^{（去皮）} 黃芩一兩半　人參一兩半　甘草一兩^{（炙）} 半夏二合半^{（洗）}　芍藥一兩半　大棗六枚^{（擘）}　生薑一兩半^{（切）}　柴胡四兩

上九味，以水七升，煮取三升，去滓，溫服一升。本云：人參湯，作如桂枝法，加半夏、柴胡、黃芩，復如柴胡法。今用人參，作半劑。

【词解】

①心下支结：即患者感觉心下有物支撑结聚之意。支，边也。指其痞结

在心下两边部位，即少阳胁肋部位。

②支节烦疼：烦，《周礼》郑玄注"烦犹剧也"。即因疼痛而烦不得宁。

【讲解】

本条论述少阳病兼表的证治。

"发热微恶寒，支节烦疼"，是太阳表证未罢；"微呕，心下支结"，是邪已入少阳。连用两个"微"字，说明太阳证恶寒发热俱微，仅肢节烦痛而无头项强痛、周身疼痛等，可见其证之轻。少阳证中微呕，即心烦喜呕之轻证，心下支结也较胸胁苦满为轻。因太阳少阳之证俱轻，故用半量的小柴胡汤以和解少阳，宣展气机；半量的桂枝汤以调和营卫，解肌散邪。二者相合组成复方柴胡桂枝汤，以和解少阳，兼以解表。

原文本方后服法下有"本云：人参汤，作如桂枝法，加半夏、柴胡、黄芩；复如柴胡法，今用人参，作半剂"二十九字，与方义不合，当系后人批注，混入正文，当删。

本方揭示了治太阳少阳病的法则，如表证重，可以参照此方之法予柴胡麻黄汤，以此类推。

柴胡桂枝汤既能调和营卫气血，又能和解少阳、疏利肝胆，故临床运用颇广，主要概括为：①有消化系统表现和支节烦疼者；②肝郁有周身疼痛者；③风湿痹证兼胸胁苦满、脉弦等少阳表现者；④"肝气窜"多见于妇女，患者自觉有股气在胸胁脘腹甚至四肢游走窜行，气至之处觉疼痛，多无器质性病变；⑤本方去大枣，加鳖甲、牡蛎、红花、茜草等软坚化瘀药，治疗慢性肝炎、肝脾肿大及早期肝硬化；⑥柴桂温胆定志汤治疗精神抑郁症，即本方合温胆汤、小定志汤（人参、茯苓、菖蒲、远志）；⑦治脂膜炎、不安腿综合征。

二、大柴胡汤证（103、165）

【原文】

太陽病，過經十餘日，反二三下之，後四五日，柴胡證仍在者，先與小柴胡湯；嘔不止，心下急，鬱鬱微煩者，爲未解也，與大柴胡湯，下之則愈。（103）

大柴胡湯方

柴胡半斤　黃芩三兩　芍藥三兩　半夏半升^{（洗）}　生薑五兩^{（切）}

枳實四枚^{（炙）}　大棗十二枚^{（擘）}

上七味，以水一斗二升，煮取六升，去滓，再煎。溫服一升，日三服。一方，加大黃二兩。若不加，恐不爲大柴胡湯。

【词解】

心下急：心下，指胃上脘部。急，有窘迫之势。心下急是指胃脘部有拘急不快或疼痛的感觉。

【讲解】

本条论述少阳病兼里实的证治。

太阳病传入少阳，而太阳表证已罢，谓之"过经"。病入少阳，治法当以和解为主，少阳禁下。今反二三下之，但患者正气旺盛，未因误下而造成变证，后四五日柴胡证仍在。故先与小柴胡汤以和解少阳。若服小柴胡汤后，证见呕不止、心下急、郁郁微烦等，是因屡下之后，病邪兼入阳明，已成少阳枢机不利，兼阳明化燥成实之证。胆热胃逆，故呕不止；胃气壅滞，故心下急；气机郁滞，故郁郁微烦。故以大柴胡汤和解少阳，通下里实。

方用柴胡、黄芩以和解少阳；大黄、枳实以通腑泻实；生姜、半夏以降逆止呕；芍药可益阴和营，配柴胡、枳实有四逆散之意以调和肝脾，配黄芩、大枣有黄芩汤之意以清热止利，配大黄有桂枝加大黄汤之意以治腹中实痛；大枣可补中益气，调和诸药。共为和解少阳，通下里实之剂。

本方组成无大黄，但方后云："一方，加大黄二两。若不加，恐不为大柴胡汤。"考《金匮要略》及《肘后方》《千金》《外台》诸书，大柴胡汤均有大黄，故此说可从。从临床使用大柴胡汤之病例进行分析，大柴胡汤具有一方两法，其大黄之去取，仍以里实之轻重程度而定。

【原文】

傷寒發熱，汗出不解，心中痞鞕，嘔吐而下利者，大柴胡湯主之。（165）

【讲解】

本条再论少阳兼里实的证治。

伤寒为病在表，发汗之后，其热当解。今"发热，汗出不解"，并见

"心中痞硬，呕吐而下利"等症，说明非太阳表证不解，而是病入少阳、阳明不解。邪入少阳，枢机不利，胃气壅滞则心中痞硬；胆热胃逆，则呕吐酸苦水或苦水不止；阳明燥结已成，热迫津液从旁而下，则见下利，其特征为利下污浊臭秽，呈泥状或黏液状，亦可见到便秘；邪入少阳，尚可见发热汗出，或往来寒热，胸胁苦满，小便色黄，苔黄少津，脉弦数等证。少阳病不解，固不当用下，因兼阳明里实，又不得不下，故用大柴胡汤，是即和解与通下并行之法。

关于三阳经经腑的论述首见于王叔和的《伤寒例》："此三经皆受病，未入于腑者……已入于腑者，可下而已。"太阳分经腑始于成无己注"蓄血证"条文"太阳经邪不解，随经入腑，为热结膀胱"。以后方有执、喻昌倡之，第三版《伤寒论》教材及一些学者和之。

阳明分经腑始于《医宗金鉴》，第三版教材仍宗此说。关于少阳分经腑不如太阳、阳明那样普遍，争议较多。陆九芝曾将胁痛、耳聋作为经证，口苦、咽干、目眩作为腑证，但这种划分没有意义，因为都可用小柴胡汤治疗。

1980 年，湖北中医学院的洪子云教授及其门人梅国强教授提出大柴胡汤证即为少阳腑证，并认为腑证的定义应该是：其病变部位在腑，其证候除通过经脉而有全身反应外，还在腑之局部有反应。理由有三：其一，从证候分析，大柴胡汤证之急迫疼痛在心下，尤以胆囊炎患者最为明显，为胆腑热结所致，不同于阳明腑实；其二，从方药分析，方中用大黄、枳实之目的在于泻热，并非攻下燥屎；其三，从中西医结合临床实践来看，临床上用大柴胡汤治疗多种急性胆系疾病疗效显著。此说法得到了山东的李克绍教授、江西的万友生教授的赞同。可参考。

三、柴胡加芒硝汤证（104）

【原文】

伤寒十三日，不解，胸胁满而呕，日晡所发潮热，已而微利，此本柴胡证，下之以不得利，今反利者，知医以丸药下之，此非其治也。潮热者，实也，先宜服小柴胡汤以解外，后以柴胡加芒硝汤主之。（104）

柴胡加芒硝湯方

柴胡二兩十六銖　黃芩一兩　　人參一兩　甘草一兩（炙）　生薑一兩
（切）　半夏二十銖（本云五枚，洗）　大棗四枚（擘）　芒硝二兩

上八味，以水四升，煮取二升，去滓，内芒硝，更煮微沸，分温
再服。不解，更作。

【讲解】

本条论述少阳兼里实误下后的证治。

本条当分三段来解释。

自"伤寒十三日，不解"至"已而微利"为第一段，是言伤寒十三日不
解，病情有传变之势。胸胁满而呕，是邪入少阳，枢机不利；日晡所发潮
热，则为邪入阳明里之证。亦即少阳兼里实之证。此时当用和解兼通下之
剂，如大柴胡汤为治，则诸症可愈。少阳兼阳明里实之证，多为大便硬结，
今续见微利，是与病情之发展趋势不符，须探究其原委。

自"此本柴胡证"至"此非其治也"为第二段，是言少阳兼里实之证，
应见大便秘结，今反下利的原委。本大柴胡汤证，与大柴胡汤下之，则病将
解而不致下利，今反下利者，是治不得法，误用丸药攻下所致。

自"潮热者，实也"至末句为第三段，是言误下之后，里实未去，故仍
见潮热之证，又因少阳病之邪未解，故仍为少阳兼阳明里实之证，不过此时
则因误攻而大便微利，说明正气已经有损伤，故不能再用大柴胡汤，而应该
先用小柴胡汤以和解少阳，以观病情变化。若因燥热较甚，病证不愈，再以
柴胡加芒硝汤，于和解中兼泻热祛实。

本方亦为和解少阳、泻下里实双解之剂。方用小柴胡汤以和解少阳，加
芒硝泻热祛实，软坚通便。因里实不甚而正气已虚，里有燥热而结实未甚，
故较之大柴胡方，不取大黄、枳实之荡涤破滞，而用芒硝之咸寒润下，并用
人参、炙甘草以益气和中，但本方剂量约为小柴胡汤的三分之一，芒硝用二
两，亦属小量，故为和解枢机兼通下实热之轻剂。

四、黄芩汤、黄芩加半夏生姜汤证（172）

【原文】

太陽與少陽合病，自下利者，與黃芩湯；若嘔者，黃芩加半夏生

薑湯主之。（172）

黄芩湯方

黄芩三兩　芍藥二兩　甘草二兩（炙）　大棗二十枚（擘）

上四味，以水一斗，煮取三升，去滓。温服一升，日再夜一服。

黄芩加半夏生薑湯方

黄芩三兩　芍藥二兩　甘草二兩（炙）　大棗二十枚（擘）　半夏半升
（洗）　生薑一兩半（一方三兩，切）

上六味，以水一斗，煮取三升，去滓。温服一升，日再夜一服。

【讲解】

本条论述少阳阳明合病的下利或呕的证治。

本条虽曰"太阳与少阳合病"，实为"少阳阳明合病"，以少阳受邪为主。因少阳邪热，内迫阳明，下趋大肠，故致下利；本条原文叙述简单，需以药测证，可知少阳热利，气机不畅，故泻下黄白黏液，肛门灼热，里急后重，或发热腹痛；少阳火郁，故尚可见口苦、咽干、目眩，或往来寒热等症；治以黄芩汤清少阳胆热则下利可愈。若少阳之邪热上逆于胃而见呕吐者，则用黄芩加半夏生姜汤清热降逆止呕。

方中黄芩苦寒，清解少阳邪热；芍药酸寒，泄热敛阴和营，并于土中伐木而缓急止痛；甘草、大枣益气滋液，调中和脾；半夏、生姜和胃降逆止呕。

本证为里热之证，生姜、半夏皆温，有助热之弊，故有人认为应加黄连、竹茹。我的经验是，如果舌苔黄腻者则加半夏、生姜，与黄芩之苦寒相伍，即辛开苦降之法；若舌苔薄黄不腻，可加黄连、竹茹。

本方临床多用于热痢，临床表现有发热或往来寒热、口苦、咽干、目眩、腹泻、肛门灼热、腹痛或里急后重、尿短黄，或呕吐，舌红苔黄，脉弦数。本方用于热利初起，西医学之菌痢、阿米巴痢、急性肠炎，有上述表现者可用。春温初起，热在少阳胆经，发热不恶寒，口苦而渴，心烦，小便短赤，舌红苔黄，脉弦数者，可用本方。

汪昂在《医方集解》中称此方为"万世治利之祖方"，后世治痢之方，大都由此方化裁而来。如芍药黄芩汤（《卫生宝鉴》）：以本方去大枣，治泄利腹痛后重，身热久不愈，脉洪疾者。芍药汤（张洁古）：以本方去大枣，加大黄、槟榔、肉桂、黄连、木香、当归，治痢疾实证，下脓血，腹痛，里急后重。

《伤寒论》中论合病下利者共三条，证治皆殊，应予分辨：

第 32 条：太阳与阳明合病者，必自下利，葛根汤主之。

第 172 条：太阳与少阳合病，自下利者，与黄芩汤。

第 256 条：阳明少阳合病，必下利。其脉不负者，为顺也。负者，失也，互相克贼，名为负也。脉滑数者，有宿食也，当下之，宜大承气汤。

附：少阳三方证的比较运用

小柴胡汤证：少阳病的基本证候，可见口苦、咽干、目眩、往来寒热、胸胁苦满、默默不欲饮食、心烦喜呕、舌质红、苔薄黄、脉弦细等。

黄芩汤证：在下利的同时有少阳病的表现。少阳病的表现有发热或往来寒热、口苦、咽干、目眩等；热利的表现有下利或见利下黄白色黏液、肛门灼热、腹痛或里急后重、尿短黄或呕吐、舌红苔黄、脉弦数。本方用于热利初起，西医学之菌痢、阿米巴痢、急性肠炎有上述表现者可用之。春温初起，热在少阳胆经，发热不恶寒，口苦而渴，心烦，小便短赤，舌红苔黄，脉弦数者，可用本方。

大柴胡汤证：热结在里的同时有少阳病的表现。热结在里的表现有心下或胸胁拘急、硬满疼痛、大便秘结或泻下污浊臭秽；少阳病的表现有发热或往来寒热、恶心呕吐、口干口苦、尿黄赤、舌质红、苔燥、脉弦滑数等。西医学的肝胆系统的急腹症，如急性胆囊炎、胆石症等可用本方。

五、柴胡桂枝干姜汤证（147）

【原文】

傷寒五六日，已發汗而復下之，胸脅滿微結，小便不利，渴而不嘔，但頭汗出，往來寒熱，心煩者，此爲未解也，柴胡桂枝乾薑湯主之。（147）

柴胡桂枝乾薑湯方

柴胡半斤　桂枝三兩^{（去皮）}　乾薑二兩　栝樓根四兩　黄芩三兩

牡蛎二兩^{（熬）}　甘草二兩^{（炙）}

上七味，以水一斗二升，煮取六升，去滓，再煎取三升。温服一升，日三服。初服微烦，复服，汗出便愈。

【讲解】

本条论述少阳病兼水饮内结的证治。

伤寒五六日，发汗不当，邪入少阳，而太阳证罢，故无发热恶寒之表现，而见往来寒热，仍为少阳枢机不利，正邪分争所致；少阳经气不利，故见胸胁满；胆火上炎扰动心神，故见心烦。因少阳证表现多为胸胁满、呕而不渴，小便自可。今见胸胁满微结，小便不利，渴而不呕，知非纯属少阳，当病有兼夹。从小便不利、渴、胸胁满微结分析，当兼水饮内结之证。少阳枢机不利，胆火内郁，三焦决渎失常，以致水饮内结。水饮结于少阳之经，三焦阻隔则胸胁满微结、小便不利；水饮内结，气不化津，则口渴；胃气尚和，故不呕；阳郁不宣，蒸腾于上，则但头汗出。主用柴胡桂枝干姜汤以和解少阳，温化水饮。

本方属小柴胡汤类方，是由小柴胡汤加减变化而成。方中柴胡、黄芩同用以和解少阳；栝楼根、牡蛎并用，能逐饮生津散结；桂枝、干姜、炙甘草合用，振奋中阳，温化寒饮。因不呕，故于小柴胡汤中去半夏、生姜；因水饮内结，故去小柴胡汤中人参、大枣之甘温壅补。诸药合用，共奏和解少阳，疏利枢机，温化水饮之功。本证阳郁，初服正气得药力之助，与邪相争，阳郁求伸则初服微烦；复服，气机宣通，阳郁得伸，汗出邪去则愈。

本方"复服，汗出则愈"当与第230条服小柴胡汤后"上焦得通，津液得下，胃气因和，身濈然汗出而解"，以及五苓散要求"多饮暖水汗出愈"联系起来理解。可见汗出是祛邪的途径，也是人体气机宣畅的标志。

本方临床应用可概括为：肝胆湿热气郁胁痛胀满，脾阳不足腹胀便溏，津液不足口渴等并见者；少阳兼太阴脾虚寒证，既有口苦口渴、心烦胁痛等肝胆湿热之症，又有便溏、腹胀、纳差等脾胃虚寒之象；有些慢性肝炎、迁延性肝炎，右胁放射性疼痛上至肩胛、下至腰部，或见右肩与手指麻木，下午腹胀，脉弦而缓，可用本方；糖尿病口渴欲饮，又见少阳主证者，也可用本方。

六、柴胡加龙骨牡蛎汤证（107）

【原文】

伤寒八九日，下之，胸满烦惊，小便不利，谵语，一身尽重，不可转侧者，柴胡加龍骨牡蠣湯主之。（107）

柴胡加龍骨牡蠣湯方

柴胡四兩　龍骨　黃芩　生薑（切）　鉛丹　人參　桂枝（去皮）　茯苓各一兩半　半夏二合半（洗）　大黃二兩　牡蠣一兩半（熬）　大棗六枚（擘）

上十二味，以水八升，煮取四升，内大黃，切如碁子，更煮一兩沸，去滓，温服一升。本云：柴胡湯，今加龍骨等。

【词解】

铅丹：铅丹为四氧化三铅（Pb_3O_4），可坠痰，重镇安神，但因其含重金属铅，故现已少用，可用生铁落、磁石、琥珀末等替代。

【讲解】

本条论述少阳误下，烦惊、谵语、一身尽重的证治。

本条开头为"伤寒八九日，下之"，结合第264条"少阳中风……不可吐下，吐下则悸而惊"来理解，此时的误下应是在伤寒传至少阳以后，因为病在少阳即胆和三焦，少阳本该用小柴胡汤和解，反而误用下法，则伤及胆气使胆不主决断而惊；三焦不主决渎则小便不利；胆失疏泄，三焦不畅，气机郁滞则一身尽重，不可转侧；胆郁相火上炎，扰乱心神则烦、谵语。其病机为少阳误下，致阳气内郁，胆气虚怯，心神被扰。主用柴胡加龙骨牡蛎汤以和解少阳，宣通阳气，益气壮胆，泻热宁心。

本方由小柴胡汤加减变化而成。因病入少阳，故治以小柴胡汤，以和解枢机、扶正祛邪为主；加桂枝宣通阳气；大黄泻热宁心；龙骨、牡蛎、铅丹和小柴胡汤合用益气壮胆，重镇安神；茯苓合桂枝通阳化气，合小柴胡汤疏利三焦，并宁心；因有阳气内郁，气机不畅，故去甘草，因其甘缓壅滞。

本方可下肝胆之惊痰，以之治癫痫、心悸等。现在主要用于治疗肝胆失调之心悸、癫痫等。凡是少阳兼有神志症状者，都可考虑用本方治疗。

第四节　少阳病变证治则（267）

【原文】

若已吐、下、發汗、温針，譫語，柴胡湯證罷，此爲壞病。知犯何逆，以法治之。（267）

【讲解】

本条论述少阳病误治后变证的救逆治则。

本条是承接第266条"本太阳病不解，转入少阳者，胁下硬满，干呕不能食，往来寒热，尚未吐下，脉沉紧者，与小柴胡汤"而来，第266条言太阳传少阳，未经吐下，治当和解，方用小柴胡汤；本条言少阳误用汗、吐、下、温针之类而成坏病，不可再与小柴胡汤，而应"知犯何逆，以法治之"。少阳误治而成变证，变化多端，非止谵语一症，故应遵循"知犯何逆，以法治之"的原则。本条与第16条的基本精神一致。由于桂枝汤和小柴胡汤都是运用广泛的经方，所以要重申其诫。

第五节　少阳病传变与预后（269、270、271）

【原文】

傷寒六七日，無大熱，其人躁煩者，此爲陽去入陰故也。（269）

【讲解】

本条论述伤寒阳去入阴之证。

伤寒六七日，邪入三阴，虚阳浮越于外，但不甚，故身无大热；虚阳上扰心神，故其人躁烦。有人认为，"阳去入阴"为由表入里，故"无大热"为表无大热，与第 63 条、第 162 条之麻杏甘石汤证同例，故对原文中的"躁烦"可理解为"烦躁"，为里热内扰所致。但如果将本条与第 270 条之"伤寒三日，三阳为尽，三阴当受邪"联系起来，则"阳去入阴"应当理解为：邪入三阴，虚阳浮越，躁扰不宁。

从理论上说，"烦"和"躁"有区别，"烦"为自觉症状，病人自己觉得心中烦，为热邪上扰心神所致，多为实证、热证、阳证；"躁"为他觉征象，病人表现为躁扰不宁，但病人神志不清，没有意识，为虚阳浮越所致，多为虚证、寒证、阴证。但《伤寒论》中用"烦""躁""烦躁"或"躁烦"等不规范，有"烦"或"躁"单有的，也有"烦躁"或"躁烦"连用的，故应根据具体情况确定其意义。如果是"烦"，则应伴见发热口渴，舌红脉数，尿赤便秘等实热征象；如果是"躁"，则应伴见畏寒肢冷，吐利脉微等虚寒征象。故对于"阳去入阴"的理解是由表入里、由寒转热，还是由阳入阴、由热转寒，当据证详辨。

【原文】

伤寒三日，三阳爲盡，三陰當受邪，其人反能食而不嘔，此爲三陰不受邪也。（270）

【讲解】

本条论述伤寒不传三阴之证。

仲景撰用《素问·热论》有一日太阳、二日阳明、三日少阳、四日太阴等说，实则疾病传变与否，与病邪之轻重、正气之强弱、治疗当否以及病人的体质等因素有关。故本条提出"伤寒三日，三阳为尽，三阴当受邪"，是故作悬拟之词，以启下文。"其人反能食而不呕，此为三阴不受邪也"，是承接上文而反其意。伤寒三日却不见太阴之腹满而吐、食不下；也不见少阴之欲吐不吐；更不见厥阴之饥不欲食、食则吐蛔。故为不传三阴之候。

本条应结合第 4 条和第 5 条来理解，总的精神在于说明疾病的传变必须根据临床证候进行辨析，不可拘于时日。

【原文】

伤寒三日，少陽脉小者，欲已也。（271）

【讲解】

本条论述少阳病欲愈的脉象。

伤寒三日，邪入少阳，其脉当弦。若脉小，是欲愈的征象。即《素问·真邪离合论》的"大则邪至，小则平"之意。本条以脉概证，欲愈之象为脉由弦趋于和缓，且少阳之证减轻。若脉小而证转剧，则是邪盛正衰，病情加重的征象，不属欲已之例。

第四章

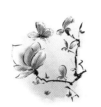

辨太阴病脉证并治

概　说

太阴病是伤寒过程中脾阳虚弱的阶段。

太阴，指手足太阴二经二脏而言。但《伤寒论》的太阴主要是指足太阴脾。足太阴脾有运化水谷精微与输布水湿的功能，与胃为表里，胃司纳而脾司运，脾主湿而胃主燥，脾喜升而胃喜降，脾与胃燥湿相济，升降协调，相辅相成，以共同完成对水谷受纳、运化、吸收及输布的任务。故脾胃同属仓廪之官，脾胃健则气血生化有源，故又为"后天之本"。

太阴脾病的成因有二：一是中阳不足，外受寒邪，内伤生冷，太阴本身自病；二是太阳病误下，中虚邪陷，转属太阴，或由阳明病清下太过，损伤脾阳而成。

邪犯太阴，脾阳受损，运化失职，津液不能正常输转，则寒湿停聚，势必影响脾胃的升降之机，于是发生腹满时痛、吐利不食等症。这一系列证候都是脾脏虚寒的反映，所以太阴病为脾虚寒证。

太阴病的治疗原则是"当温之"。具体地说，就是温中健脾，祛寒燥湿。此外，太阴病可兼表证，治当解表；也有兼实证者，治当兼以泄实。要具体分析，随证施治。

太阴病原文提出的主方是"四逆辈"，一般认为是"理中汤"。理中汤见于霍乱病篇，当属"四逆辈"。

太阴病转归有三：一是痊愈；二是化燥转入阳明；三是加重转入少阴、厥阴。

第一节 太阴病纲要

一、太阴病提纲（273）

【原文】

太陰之爲病，腹滿而吐，食不下，自利益甚，時腹自痛。若下之必胸下結鞕。（273）

【词解】

胸下结硬：胸下即胃脘部，指胃脘部痞结胀硬。

【讲解】

本条乃太阴病的提纲，其基本病机为中焦虚寒。

因中焦虚寒，则脾虚不运，一则致湿阻气滞而见腹满，二则致升降失常，而见吐，食不下，自利益甚。中焦虚寒，脾虚不运，故阳虚寒凝则致时腹自痛。若下之则中气更伤，必气虚而结，而胸下结硬。

太阴腹证的特征又可归纳为腹满时痛，时发时止，隐隐而痛，喜温喜按。

阳明与太阴同主中焦，故皆可见腹证。二者之鉴别主要在于阳明腹证见腹胀满痛、拒按，大便秘结，病机为燥热内结，腑气不通，为里热实证；太阴腹证则见腹满时痛、喜按，自利益甚，病机为脾阳虚弱，寒湿阻滞，为虚寒证。即所谓"实则阳明，虚则太阴"。

本条是脾虚寒证的典型证候，所以为太阴病的审证提纲。不论外感还是杂病，只要具有上述证候，就可以确诊为太阴虚寒证。

二、太阴病欲解时（275）

【原文】

太陰病，欲解時，從亥至丑上。（275）

【讲解】

"从亥至丑上"，指亥、子、丑三个时辰，即现在的 21 点至次日 3 点之前。

太阴为阳气虚弱，但太阴之气旺于亥、子、丑。自然界阴阳之气的变化是阴极于亥，阳生于子，至丑时阳气渐增，故太阴病在此时得自然界阳气之助，脾阳来复，疾病有自愈之机。亥、子、丑三个时辰也是太阴病的最佳治疗时间，如针灸、服药等应在这三个时辰。

第二节　太阴病本证（277）

【原文】

自利不渴者，屬太陰，以其藏有寒故也。當溫之，宜服四逆輩。（277）

【词解】

①藏有寒：藏即脏，指脾脏虚寒，亦为本条文的病机。

②四逆辈：辈，指一类。四逆辈，即四逆汤一类的方剂，如理中汤等。

【讲解】

本条所论病机为脾脏虚寒，因脾阳虚而生寒，脾虚不运而生湿，致脾虚寒湿而见自利不渴，故本条列出的治法为当温之，即温阳散寒，用四逆汤一类的方剂治之，轻则用温中散寒的理中汤，重则用回阳救逆的四逆汤。

由于太阴病与少阴病皆可见自利，其中的鉴别要点在于，太阴脾虚寒湿，而见自利不渴，少阴阳虚不能蒸化津液上达，而见自利而渴，体现了

"自利不渴"的辨证意义。太阴病之自利，一般不渴，但如果脾虚影响津液的运行，致津不上承，就会渴，如第386条理中汤的加减法中有"渴欲得水者，加术，足前成四两半"即是。

另外，太阴自利不渴又可与热利做出鉴别。当然，除了口渴与否，还应综合分析，前者为中焦虚寒下利，还可见腹满而痛、食不下，或下利清谷，或脉微等；后者则可见发热、利下臭秽、肛门灼热、小便短赤、舌苔黄或兼燥、脉数等。

第三节　太阴病兼证

一、太阴兼表证（276、163）

（一）桂枝汤证

【原文】

太陰病，脉浮者，可發汗，宜桂枝湯。（276）

【讲解】

本条为太阴兼表证，乃表里同病，但里虚不甚，表证明显。

太阴病本为脾虚寒湿，可见腹满或痛，纳呆便溏等症，但今见脉浮，则为外感寒邪之征，但仍应理解为以脉概证，当可见发热恶寒，四肢疼痛等症。由于里虚不甚，表证明显，故先表后里，可发汗，宜桂枝汤。

关于中虚用汗法的问题，第89条云："病人有寒，复发汗，胃中冷，必吐蛔。"乃指中焦虚寒者，禁用麻黄汤峻汗。桂枝汤的解肌祛风，调和营卫，是通过补脾胃而达到调和营卫，祛除外邪的目的，故凡是中焦虚寒兼外感寒邪者，都可考虑用桂枝汤。

（二）桂枝人参汤证

【原文】

太陽病，外證未除，而數下之，遂協熱而利。利下不止，心下痞鞕，表裏不解者，桂枝人參湯主之。（163）

桂枝人參湯方

桂枝四兩（別切）　甘草四兩（炙）　白尤三兩　人參三兩　乾薑三兩

上五味，以水九升，先煮四味，取五升，内桂，更煮取三升，去滓。温服一升，日再，夜一服。

【词解】

①外证未除：指表证不去。

②数下：屡用攻下。

③协热而利：外有表邪发热，内有下利。

④心下痞硬：心下指胃脘。痞者，气膈不通而痞塞也。

【讲解】

本条为太阳误下，致太阴脾虚寒湿而表证未解。本条在历版教材中都放在太阳病变证中，因其本质为太阴病兼表证，故应放在太阴病篇。

本条病机为脾阳损伤，表邪不解。外证未除，故或可见恶寒发热等表证，同时，因脾阳损伤，故脾虚清气下陷，而见利下不止，但由于外有表邪发热，内有下利，故为协热而利。脾阳损伤，则升降紊乱，而气机壅塞，故致心下痞硬。

由此可知，里虚不甚，表证明显者，则先表后里，如桂枝汤；里虚急重，虽有表证者，则先里后表，如理中汤、四逆辈；里虚重，表证明显者，则表里同治，如桂枝人参汤。

由于桂枝人参汤与葛根芩连汤皆为误下致表里同病，表未解而邪内陷，而见协热而利，故须做出鉴别，这可从病之传变、寒热之辨等做出分析。桂枝人参汤证者，乃病从太阴寒化而表里俱寒，见利下不止而心下痞硬，故须温中止利解表，但葛根芩连汤证者，却从阳明热化而表里俱热，见下利臭秽，喘而汗出，故需清热解肌止利。

另外，西医学认为，前驱期后逐渐出现协热下利，腹泻不止，胃中痞而硬，是感染性腹泻的演变过程，如常见的细菌性痢疾就是这种渐进的发展过程。迄今为止，许多细菌性痢疾因发烧而收入急诊科，直到腹泻、脓血便出现才能明确诊断。

治法宜用温中解表，方用桂枝人参汤。

对于方名，人参汤即理中汤，桂枝人参汤即人参汤加桂枝。《金匮要略·胸痹心痛短气病脉证并治第九》第5条云："胸痹，心中痞，留气结在胸，胸满，胁下逆抢心，枳实薤白桂枝汤主之，人参汤亦主之。"

人参汤（理中汤），温中健脾，燥湿止利；加入桂枝以解表。

二、太阴腹痛证（279、280）

【原文】

本太陽病，醫反下之，因而腹滿時痛者，屬太陰也，桂枝加芍藥湯主之；大實痛者，桂枝加大黃湯主之。（279）

桂枝加芍藥湯方

桂枝三兩（去皮）　芍藥六兩　甘草二兩（炙）　大棗十二枚（擘）　生薑三兩（切）

上五味，以水七升，煮取三升。去滓，溫分三服。本云：桂枝湯，今加芍藥。

桂枝加大黃湯方

桂枝三兩（去皮）　大黃二兩　芍藥六兩　生薑三兩（切）　甘草二兩（炙）　大棗十二枚（擘）

上六味，以水七升，煮取三升，去滓，溫服一升，日三服。

太陰爲病，脉弱，其人續自便利，設當行大黃、芍藥者，宜減之，以其人胃氣弱，易動故也。（280）

【讲解】

本条是因太阳病误下，致邪陷太阴的证治。

本条病机为太阳误下伤脾，气滞络瘀。由于太阳病不当下而误下，故曰"反"。误下伤脾，脾气滞而不运，脾络不和，故见腹满时痛，若脾络瘀滞加重，甚至可见大实痛。

治法宜用通阳益脾、活络止痛，方用桂枝加芍药汤；大实痛者，方用桂枝加大黄汤。

桂枝加芍药汤是由桂枝汤加芍药至六两、桂枝加大黄汤是由桂枝汤加芍药汤再加大黄二两。桂枝汤本为甘温益气之剂，加重芍药用量至六两，可加强其除血痹、主腹痛的功效，主治中焦虚寒者感受寒邪，又经误下致脾虚气滞络瘀的腹满时痛；再加大黄二两，用其活血化瘀，加强活血通络止痛的功效，主治腹满兼大实痛者。

桂枝加芍药汤证与太阴病本证的区别：虽然二者都表现为"腹满时痛"，但是有本质上的区别。太阴病本证的病机为太阴脾阳虚弱，寒湿阻滞，运化失司，所以在"腹满时痛"的同时，必然伴见吐、食不下、自利益甚等表现，病在气分；桂枝加芍药汤证的病机为太阳病误下，损伤脾络，脾络不和，血行不畅，故致腹满时痛，为病在血分，因其只影响了脾络的血行，没有影响脾的运化功能，所以没有吐、利等脾失运化，升降紊乱的表现。

第 280 条是太阴脾络不和与太阴脾阳虚弱同时并存，其临床表现是在腹满腹痛的同时，又有脉弱、续自便利等脾阳虚弱，寒湿内盛的表现。第 273 条、第 277 条的太阴病是病在气分，第 279 条的太阴病是病在血分，第 280 条的太阴病则是气血同病。故在治疗的时候，既要用桂枝加芍药汤或者桂枝加大黄汤以和脾通络止痛，又要兼顾"其人胃气弱，易动故也"的脾阳虚弱，表现为"续自便利"，提出"设当行大黄、芍药者，宜减之"的措施，示人以法。

另外，因为桂枝加大黄汤证为"大实痛"，方中又用了大黄，所以有人认为桂枝加大黄汤证为阳明腑实证，但仔细分析，桂枝加大黄汤证与阴阳腑实证有所区别，本证不同于阳明腑实证。第一，原文只强调了"大实痛"，没有其他阳明腑实的表现，如潮热、谵语、汗出、便秘以及舌脉征象等；第二，桂枝加大黄汤是在桂枝汤的基础上加芍药（六两）、大黄（二两），从全方来看，桂枝汤是辛甘温的方剂，与阴阳腑实的病机不相符合，二两大黄和六两酸苦微寒的芍药与桂枝、生姜、大枣、甘草等辛温的药物配伍，是不足以治疗燥热内结的阳明腑实证的；第三，从《神农本草经》对大黄的记载，以及张仲景用大黄的方剂分析，大黄的功效有下瘀血、逐饮、荡涤肠胃等，本方用大黄应是取其下瘀血的作用，这样就与桂枝加芍药汤证的病机一致了，即都是脾络不和，但是程度有轻重，脾络阻滞程度轻，表现为"腹满时痛"者加芍药以通络止痛，脾络阻滞程度重，表现为"大实痛者"，加大黄以活血通络止痛，加强活血止痛的功效；第四，第280条强调"太阴为病，脉弱，其人续自便利，设当行大黄、芍药者，宜减之，以其人胃气弱，易动故也"，可见，本证不仅没有阳明腑实的表现，而且有的病人还会出现便利，出现便利的时候，大黄、芍药要减量。显然，前面强调"属太阴也"和后面强调大黄、芍药要减量，都是为了让人不要将"大实痛"误认为是阳明腑实。

除此之外，桂枝加芍药汤、桂枝加大黄汤和小建中汤都是治疗腹痛的方子，皆以桂枝加芍药汤为基础。如果腹满时痛，没有理中汤证的表现，则是桂枝加芍药汤证；如果腹中急痛，喜温喜按，则是小建中汤证；如果大实痛，没有阳明腑实的表现，则是桂枝加大黄汤证。

第四节　太阴病预后

一、太阴中风欲愈候（274）

【原文】

太陰中風，四肢煩疼，脉陽微陰濇而長者，爲欲愈。（274）

【讲解】

太阴指的是太阴体质，即脾阳素虚。中风为感受寒邪。因为脾主四肢，故四肢烦疼；脉阳微是指脉浮取而微，乃邪气渐微；阴涩是指脉沉取而涩，乃由于脾虚夹湿，气血不畅导致；长是指脉由涩转长，乃正气来复。从脉象上看，乃邪微正复之象，故欲愈。

关于"太阴中风"。太阴，指太阴体质的人，即脾阳素虚之人；中风，即感受寒邪。正常体质的人感受寒邪以后，因为正邪相争，所以病人表现出发热恶寒，全身疼痛，脉浮而紧等症。而太阴体质的人为脾阳虚弱，无力抗邪，不足以表现为全身发热和全身疼痛，而仅在脾所主的四肢出现疼痛和手足自温。

二、太阴阳复自愈证（278）

【原文】

傷寒脉浮而緩，手足自溫者，係在太陰。太陰當發身黃，若小便自利者，不能發黃。至七八日，雖暴煩下利日十餘行，必自止，以脾家實，腐穢當去故也。（278）

【词解】

①手足自温：指手足尚温，即手足还不冷之意。主要是为了区别少阴病的手足寒，厥阴病的手足逆冷（即厥）。

②系在太阴：系，联系之意，即病属太阴。

③脾家实：此处的实字非指邪实，乃脾阳恢复之意。

④腐秽：指肠中腐败秽浊之物。

【讲解】

此条描述了太阴伤寒的特征。

脉浮而缓，浮为外邪侵袭，缓为太阴脾虚湿盛；阳虚抗邪无力，故无全身发热，但阳虚不甚，因脾主四肢，故手足尚温，所以谓手足自温。以上表现是病在太阴的特征。

太阴是否发黄的依据在于小便利与不利。若小便不利，则为湿邪内郁，故太阴当发黄，但若小便自利，则湿邪得泄而不发黄。太阴发黄为阴黄，为寒湿发黄，此可参考第259条。

最后，综合第187条与此条原文，当病在太阴七八日后，可有两种转归：一者为脾家实（此与胃家实不同义），即脾阳恢复，而见暴烦下利日十余行，必自止；二者为第187条所言之"大便硬"，为转入阳明。

另外，对于烦利的辨析，脾虚恢复（脾家实）者，会伴见手足温和，精神爽慧，苔腻渐化；但阳衰阴盛者，则可伴见手厥冷，精神困顿，苔腻不化。

从以上论述可知，太阴病的转归有三：一则脾阳恢复而愈；二则脾阳不复，阳虚加重而深入少阴、厥阴，甚至亡阳而死；三则温阳太过，化燥成实则转入阳明。

本条的辨证意义，在于辨别太阳中风证与太阴脾虚证，若脉浮而缓与发热恶寒、头痛汗出并见，则是太阳中风证；但若脉浮而缓与手足自温并见，则是太阴脾阳虚弱并感受寒邪，即所谓系在太阴。另外，脉浮而缓也有与少阴病之沉而微细相鉴别的意义；手足自温也有与少阴病之手足寒、厥阴病之手逆冷相鉴别的意义。

第五章

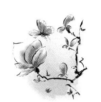

辨少阴病脉证并治

概　说

少阴病是伤寒过程中心肾虚衰的阶段。

少阴，指手少阴心与足少阴肾两经两脏。心主血脉，又主神明，为君主之官，为阳中之太阳，对人体生理活动起统领作用；肾藏精，内寓真阴真阳，为先天之本，生命之根。在正常的生理活动中，心火下蛰于肾，帮助肾阳温暖肾水，使肾水不寒；肾水上奉于心，帮助滋养心阴，使心火不亢。如此则可心肾相交，水火既济，阴阳交通，彼此制约，维持人体正常的生命活动。

少阴病是伤寒的危重阶段，表现为全身性的虚衰，又因为少阴为心、肾，而心为君主之官，肾为先天之本，所以，也可以认为少阴病是心肾虚衰。少阴寒化证为心肾阳虚，少阴热化证是心肾阴虚。《伤寒论》中的少阴病是以讨论寒化证为主的，关于少阴病的热化证论述不全面，应结合后世的温病学说进行理解。

少阴病的成因有少阴自病者，又有从他经传变而来者。首先，少阴自病者，分少阴寒化证与少阴热化证。前者乃因心肾阳虚之体感受寒邪，后者则因心肾阴虚之体感受热邪而致。其次，从他经传变而来者，可由太阳或太阴而致。由太阳传变者，乃由于太阳与少阴互为表里，故可因太阳病的误治而伤及少阴阳气而成少阴病；由太阴传变者，乃由于太阴病脾阳虚弱，治疗不及时，就会很容易发展成少阴病。

少阴病的治疗原则：寒化证宜温经回阳，如四逆汤、通脉四逆汤、白通汤等；热化证宜育阴清热，如黄连阿胶汤、猪苓汤等。

虽然大多数人认为少阴病篇的主方为四逆汤，但实际上，四逆汤在第323条与第324条的运用目的在于治未病，而315条与317条用四逆汤所治为已为厥阴病之寒厥，只是为了兼顾疾病发展过程的连续性而放在少阴病篇，并不能认为张仲景将其放在少阴病篇就是少阴病。由此也说明，少阴病的心肾阳虚很容易发展成厥阴病的寒厥。

第一节　少阴病纲要

一、少阴病提纲（281）

【原文】

少陰之爲病，脉微細，但欲寐也。（281）

【词解】

但欲寐：精神萎靡，呈似睡非睡状态。

【讲解】

本条为少阴病的提纲，反映了心肾虚衰的病理特征。

少阴病由于其主要病机为心肾虚衰，若阳气虚，则鼓动无力而见脉微，若阴血虚，则脉道不充而见脉细；因为心肾虚衰，神失所养，而见但欲寐。

需要强调的是，但欲寐是因正气虚衰，不能支撑形神，精神萎靡不振，神志恍惚而呈似睡非睡的状态，并不是真正的嗜睡。

在《伤寒论》中，有嗜卧、嗜睡、欲寐的不同。第37条为邪祛神恬，而见脉浮细而嗜卧；第6条、第231条与第268条皆为热盛神昏，第6条为温病误用辛温发汗后的风温而见多眠睡，第231条为阳明中风而见嗜卧，第268条为三阳合病而见但欲眠睡；第281条乃心肾虚衰，神失所养，而见但欲寐。

二、少阴病治禁（285、286）

【原文】

少陰病，脉細沉數，病爲在裏，不可發汗。（285）

【讲解】

本条为少阴里证，禁用汗法。

少阴病，若虚阳欲脱，或阴虚有热，而见脉细沉数，病为在里，不可发汗。因为发汗是治疗表证的大法，少阴为里证，自当禁用。

对于脉细沉数，究属虚寒还是虚热，当结合其他临床表现进行辨析。如现在西医学中的心衰，就有脉细沉数的表现，此为虚阳欲脱，还可见大汗淋漓，面青唇紫，四肢逆冷，恶寒蜷卧，尿少身肿，舌质淡嫩等虚寒征象；如属阴虚有热，则可见形体消瘦，五心烦热，失眠盗汗，舌红少苔等虚热征象。

【原文】

少陰病，脉微，不可發汗，亡陽故也。陽已虚，尺脉弱濇者，復不可下之。（286）

【讲解】

此条乃少阴病阴阳两虚，禁用汗下之法。

少阴病，脉微为亡阳，发汗则阳气虚脱，故不可发汗；同时，又见尺脉弱涩，则为阴亦不足，下之则阴竭阳脱，故复不可下之。

三、少阴病欲解时（291）

【原文】

少陰病欲解時，從子至寅上。（291）

【词解】

从子至寅上：指子、丑、寅三个时辰，即现在的 23 时至次日 5 时之前。

【讲解】

一日之中，阴阳之气的消长转化规律是阴尽于亥，阳生于子。从子之后，自然界阳气渐旺。少阴病多为心肾阳衰，阴寒内盛，若自然界阳气渐旺，人体阳气得自然界阳气之助，有利于疾病的恢复，故此三个时辰为少阴病的欲解时。

第二节　少阴病本证

一、少阴寒化证

（一）寒化证辨证要点（282、283、60）

【原文】

少陰病，欲吐不吐，心煩，但欲寐。五六日自利而渴者，屬少陰也。虛故引水自救。若小便色白者，少陰病形悉具。小便白者，以下焦虛有寒，不能制水，故令色白也。（282）

【词解】

①欲吐不吐：指要吐而又无物可吐出。

②小便色白：即小便色清不黄。

③下焦：此指肾。

【讲解】

此条重点在于辨自利而渴属少阴里虚寒证。

由于下焦阳气衰微，寒邪上逆，而胃中无物可吐，故见欲吐不吐，又因为下焦虚有寒，不能制水，而见小便色白。阳虚邪扰则见心烦；神衰不支则见但欲寐；火不暖土，津不上承，故见自利而渴。其中，吐之无物，烦而欲寐为少阴寒化证吐与烦之特点。

少阴病为肾阳虚衰，阳虚不能化气行水，蒸腾津液上承口舌，故渴。但临床所见，少阴病不渴者居多，因为阳虚并不都影响津液的运行。故渴与不渴和病人气化功能的强弱，津液的输布状态有关。此外，少阴病的渴除了与阳虚津不上承有关外，还可能与阳虚津脱有关。

自利口渴的寒热辨证，乃以小便之清白和黄赤为据。热利者，可见渴饮量多，利必臭秽，肛门灼热，苔黄腻，伴身热脉数；寒利，则见渴不多饮，利下清稀或完谷不化，苔白润，伴恶寒脉微。

对于少阴自利而渴与太阴自利不渴的区别，可参考第277条。

【原文】

病人脉陰陽俱緊，反汗出者，亡陽也。此屬少陰，法當咽痛而復吐利。（283）

【讲解】

此条乃辨少阴亡阳的脉证。

脉阴阳俱紧乃阳虚寒凝；反汗出乃亡阳脱汗；咽痛乃虚阳循经上扰；吐利乃阴寒内盛，中阳不守，以上皆为属少阴之确证。

脉阴阳俱紧当区别太阳与少阴，太阳者当为浮紧，并无汗，乃表寒实证；少阴者当为沉紧，汗出，乃里虚寒证。

此条之治疗方法，虽未明列，但根据其病机，可用四逆汤之类；咽痛者，可用四逆汤加桔梗。

【原文】

下之後，復發汗，必振寒，脉微細。所以然者，以内外俱虚故也。（60）

【讲解】

此条乃误下后，复发汗，致阴阳两虚的证治。

历版教材都将本条原文作为太阳病变证，但从临床表现来看，反复误治之后，脉见微细，乃病至少阴之征，故应放在少阴病篇为妥。

下而复汗，反复误治，致伤正气。振寒，即畏寒战栗，为肾阳虚衰，不能温煦之象；脉微，为阳虚鼓动乏力；脉细，为阴血亏少，脉道不充。由此可知，此为阴阳俱虚之证。

此条治法，当用双补阴阳之法，可参考第68条用芍药甘草附子汤。

（二）四逆汤证（323、324）

【原文】

少陰病，脉沉者，急温之，宜四逆湯。（323）

四逆湯方

甘草二兩^{（炙）} 乾薑一兩半 附子一枚^{（生用，去皮，破八片）}

上三味，以水三升，煮取一升二合，去滓，分温再服。强人可大附子一枚，乾薑三兩。

【讲解】

本条指出少阴脉沉，治宜急温。

本条提出少阴病脉沉，再结合第281条，当为脉沉而微细，为阳衰阴盛之征，已为可温之象，乃以脉象概其病机。此时要抓住治疗时机，急温之，乃及早治疗，治中有防，防其亡阳。治以四逆汤。

本方用辛、甘、大热之生附子，温肾回阳救逆，为主药。以辛、热之干姜，温中散寒，以加强生附子的温肾回阳之力，二者可相辅为用，是回阳救逆的经典配伍方法。方中以炙甘草甘温益气，一物而三用：一可加强姜、附温阳之力，取"辛甘化阳"之义；二则甘缓而守，使姜、附的温阳作用持续；三则降低附子之毒性，即调和之义。

本方乃主治阳衰阴盛的四肢厥逆证，故名为四逆汤，具回阳救逆之功。凡阳衰阴盛或虚阳欲脱者，皆以此为主方。

在伤寒的过程中，除了少阴阳衰阴盛宜急温外，还有阳明与少阴急下。伤寒的过程中，热盛则津伤，阳明是里热最炽盛的阶段，最易伤津，轻则伤胃津，重则燥肾水，故阳明里热炽盛时，应以急下之，急下存阴之义，急下者，燥热也，所存者为胃津与肾水也。凡阳明热盛应以急下者，越早越好，即后世所谓"温病下不厌早"之义。少阴急下与阳明相同，只是病人可能原本肾阴不足，所以更加容易伤及肾水，故少阴病中也有急下。伤寒过程中，寒盛则伤阳，而少阴为阳气之根，病在少阴最易伤阳，在少阴阶段，若没有保护好阳气，就有可能病入厥阴而发展成厥证，进而阴阳离决，故少阴病宜急温。

【原文】

少陰病，飲食入口則吐，心中温温欲吐，復不能吐。始得之，手足寒，脉弦遲者，此胸中實，不可下也，當吐之。若膈上有寒飲，乾嘔者，不可吐也，當温之，宜四逆湯。（324）

【词解】

温温：温同愠，音运（yùn）；乃心中自觉蕴结不适。

【讲解】

此条乃少阴病膈上有寒饮与胸中痰实阻滞的辨证。

少阴病饮食入口则吐，心中温温欲吐，复不能吐，皆少阴阴寒上逆的证候。因肾阳虚衰，寒饮上泛，停于膈上，故见干呕。由于少阴膈上有寒饮，非邪实，不可犯虚虚之诫，不可吐，宜温之，用四逆汤。若胸中有痰实阻滞，其病程短，痰阻胸中，胸阳不布，故始得之，见手足寒。因痰实所阻，有邪实阻滞，故邪实而见脉弦，阻滞见脉迟，不可逆其病势下之，而当因势利导而吐之，可用瓜蒂散。

对于本条之膈上有寒饮，当与第396条互参。第396条之膈上有寒饮乃脾阳虚，本条乃肾阳虚。

本条是用四逆汤的主要条文之一，原文中提出的主证是"手足寒"，结合太阴病的"手足温"以及厥阴病的"手足厥逆"，可见，从太阴至少阴、厥阴，是由轻到重的。太阴是脾阳虚，表现为手足自温；少阴是肾阳虚，表现为手足寒；厥阴是由阳虚发展至阴阳气不相顺接，表现为手足厥逆。可结合后面厥阴病的讲解来理解。

（三）通脉四逆汤证（317）

【原文】

少陰病，下利清穀，裏寒外熱，手足厥逆，脉微欲絕，身反不惡寒，其人面色赤，或腹痛，或乾嘔，或咽痛，或利止脉不出者，通脉四逆湯主之。（317）

通脉四逆汤方

甘草二兩^{（炙）}　附子大者一枚^{（生用，去皮，破八片）}　乾薑三兩^{（强人可四兩）}

上三昧，以水三升，煮取一升二合，去滓，分温再服。其脉即出者愈。

面色赤者，加葱九茎；腹中痛者，去葱，加芍藥二兩；嘔者，加生薑二兩；咽痛者，去芍藥，加桔梗一兩；利止脉不出者，去桔梗，加人参二兩。病皆與方相應者，乃服之。

【讲解】

此条乃论述阴盛格阳的证治。

本条原文分主证与或然证两部分。主证包括因阳衰阴盛而见手足厥逆、下利清谷，因虚阳欲脱而见脉微欲绝，因阴盛格阳而见身反不恶寒、其人面色赤，皆为里真寒而外假热；或然证有阴寒凝滞者可见腹痛，阴寒犯胃者可见干呕，虚阳循经上扰者可见咽痛，阴液内竭可见利止脉不出。

治宜破阴回阳，通达内外。方用通脉四逆汤。

通脉四逆汤与四逆汤的药物组成完全相同，但其中的干姜与附子的用量加倍，因而温阳祛寒之力更强。因其原有脉微欲绝，甚至利止脉不出，用之阳回阴复则脉通，故名通脉四逆汤。

面色赤者，加葱，以通格上之阳；腹中痛者，加芍药，以活血通络止痛；呕者，加生姜，以和胃降逆止呕；咽痛者，加桔梗，以利咽开结而止痛；利止脉不出者，加人参，以益气生津，固脱复脉。

虽然通脉四逆汤与四逆汤的药物组成相同，只是药量有差别，但可作出病机上、临床表现上的鉴别。病机方面，前者为阴盛格阳，后者为阴盛阳衰；临床表现方面，前者因阴盛格阳，故可见下利清谷、手足厥逆、身反不恶寒、面赤、脉微欲绝等里真寒而外假热之象，后者因阴盛阳衰，故可见下利、肢厥、脉沉，而无外假热之象。由此可知，前者当通阳复脉、破阴回阳，后者当回阳救逆。

通脉四逆汤证因有里真寒而外假热之象，故可见身热面赤，此又当与阳明病作出鉴别。本证乃虚阳浮越，故面赤而娇嫩，游移不定，且必伴里真寒之寒证；但阳明病者，则为燥热亢盛，故见满面通红而不移，且必伴其他里热之证。此外，身热之是否灼手，口渴与否，二便、舌脉等都是鉴别的重要依据。

（四）白通汤证（314）

【原文】

少陰病，下利，白通湯主之。（314）

白通湯方

葱白四莖　乾薑一兩　附子一枚（生，去皮，破八片）

上三味，以水三升，煮取一升，去滓，分温再服。

【讲解】

本条论述阴盛戴阳证的证治。

少阴病，下利用白通汤，为少阴虚寒证。脾肾阳衰，阴寒偏盛，火不暖土，脾不运化，水谷不别，故致下利。既属少阴虚寒之证，则当有下利、脉微、手足厥逆、面赤等。面赤乃据第 317 条方后注曰"面色赤者，加葱九茎"，故白通汤证当见面赤；脉微则据第 315 条"下利脉微"而言之。下利脉微，阴盛阳虚，面赤为虚阳被格于上，即戴阳证。本证的病情较通脉四逆汤证为轻，所以不用通脉四逆汤。

治宜破阴回阳，宣通上下。方用白通汤。

本方即四逆汤去甘草，加葱白而成。方中生附子、干姜的意义同四逆汤，可破阴回阳，但用量不大，以利于宣通上下；葱白取其宣通上下之用。

（五）白通加猪胆汁汤证（315）

【原文】

少陰病，下利，脉微者，與白通湯。利不止，厥逆無脉，乾嘔煩者，白通加猪膽汁湯主之。服湯，脉暴出者死，微續者生。（315）

白通加猪膽汁湯方

葱白四莖　乾薑一兩　附子一枚（生，去皮，破八片）　人尿五合　猪膽汁一合

上五味，以水三升，煮取一升，去滓，内膽汁、人尿，和令相得，分温再服。若無膽，亦可用。

【讲解】

本条为论述阴盛戴阳，阴竭阳脱证的证治。

肾阳虚衰，火不暖土，阴盛格阳于上，故见下利、脉微，当有面赤，此即白通汤证。

利不止，为阳脱不固；厥逆，为阳气由虚而脱，阴阳气不相顺接；无脉，为阴竭阳脱之征；干呕、烦，乃阴阳格拒进一步加重。此即白通加猪胆汁汤证。

治宜破阴回阳，宣通上下，兼以咸苦反佐、益阴。方用白通加猪胆汁汤。

本方即白通汤加人尿、猪胆汁，以白通汤破阴回阳，通达上下，以人尿、猪胆汁之咸苦寒引阳入阴，使热药不被寒邪所格拒，以利于发挥回阳救逆作用，且有益阴之效。

服了白通加猪胆汁汤后顺逆的判断：顺者，脉微续，即脉搏渐渐出现之意，乃阴液未竭，阳气渐复；逆者，脉暴出，即脉陡然出现之意，乃阴液枯竭，孤阳无依，完全发露于外。

这条原文也是从少阴病的肾阳虚衰，发展成厥阴病的阴阳气不相顺接的寒厥的例证，在厥阴病篇还将详细讨论。

（六）干姜附子汤证（61）

【原文】

下之後，復發汗，晝日煩躁不得眠，夜而安静，不嘔，不渴，無表證，脉沉微，身無大熱者，乾薑附子湯主之。（61）

乾薑附子湯方

乾薑一兩　生附子一枚（生用，去皮，切八片）

上二味，以水三升，煮取一升，去滓，頓服。

【讲解】

本条乃下而复汗，肾阳急虚的证治。

病人的主证是烦躁不得眠，是阴虚吗？阴虚所致心烦失眠在夜间，原文"昼日烦躁不得眠，夜而安静"，排除了阴虚的可能；少阳也会心烦喜呕，是少阳吗？"不呕"排除了少阳的可能；阳明里热炽盛也会心烦失眠，是阳明吗？"不渴"排除了阳明的可能；太阳病也会因为全身疼痛而心烦失眠，如大青龙汤证的"不汗出而烦躁"，是太阳吗？"无表证"排除了太阳的可能；

有没有可能是阴寒内盛，虚阳外越的通脉四逆汤证呢？"脉沉微"而非"脉微欲绝"，"身无大热"非"身反不恶寒，其人面色赤"，排除了通脉四逆汤证的可能。这是临床医生最常用的排除诊断法。

本证乃下而复汗，肾阳急虚，昼日自然界阳气旺盛，虚弱的阳气乘阳旺之时与阴相争，而见昼日烦躁不得眠；夜间自然界阴盛，虚阳不能与阴相争，而见夜而安静，但这种安静并非真正的安舒静卧，而是属于"但欲寐"之类。

治宜急救回阳，方用干姜附子汤。本方以生附子破阴回阳，干姜温中散寒，增强附子温阳的力量。本方乃单捷小剂，取顿服之法，乃急救回阳之义。

本证与四逆汤证相较，虽同为回阳救逆，但本证为病势急，而四逆汤证为病势缓。

（七）茯苓四逆汤证（69）

【原文】

發汗，若下之，病仍不解，煩躁者，茯苓四逆湯主之。（69）

茯苓四逆湯方

茯苓四兩　人參一兩　附子一枚（生用，去皮，破八片）　甘草二兩（炙）

乾薑一兩半

上五味，以水五升，煮取三升，去滓，溫服七合，日三服。

【词解】

病仍不解：非指太阳病不解，乃指病情有新的变化。

【讲解】

本条讨论汗而复下，肾阳虚衰，水气凌心的证治。

在历版教材中本条被作为太阳病变证，但茯苓四逆汤以四逆加人参汤再加茯苓，显然其病机以肾阳虚衰为基础，是明确的少阴病，故将其放在少阴病篇更合理，如果病人出现厥，则又属于厥阴病的寒厥了。

本条论述过于简略，若以方测证，则本证还可见畏寒、肢冷或四逆、下利、脉微细等四逆汤见症；心悸、气短、胸闷、憋气等心气虚见症；尿少身肿、不能平卧等水气凌心见症。原文中所提出的"烦躁"，是因为病人有胸闷、憋气、心悸、不能平卧等症状而致烦躁不安，甚至会有濒临死亡的恐惧感。上述见症可见于西医学诊断的慢性充血性心力衰竭的病人，所以，茯苓四逆汤证并不少见，也并不难理解。

治宜温肾回阳，利水宁心。方用茯苓四逆汤。本方以四逆汤温肾回阳，重用茯苓利水宁心，加人参大补元气。四逆汤加茯苓，寓有真武汤温肾利水的方义；再加人参，则在回阳的同时治气脱，后世《正体类要》中的参附汤即取此义。

生附子的回阳救逆功效，主要表现为西医所说的强心作用；人参的固脱作用，可增强心脏功能，而强心可以产生利尿作用。茯苓的利水作用，可减轻心衰症状，即中医所说的利水宁心作用。茯苓四逆汤的功效和西医治疗心衰的原则相同，即强心、利尿。因为强心利尿，使心衰的症状缓解，所以病人烦躁的症状亦得以缓解。

（八）真武汤证（316、82）

【原文】

少陰病，二三日不已，至四五日，腹痛，小便不利，四肢沉重疼痛，自下利者，此爲有水氣。其人或欬，或小便利，或下利，或嘔者，真武湯主之。（316）

太陽病發汗，汗出不解，其人仍發熱，心下悸，頭眩，身瞤動，振振欲擗地者，真武湯主之。（82）

真武湯方

茯苓三兩　芍藥三兩　白朮二兩　生薑三兩（切）　附子一枚（炮，去皮，破八片）

上五味，以水八升，煮取三升，去滓，溫服七合，日三服。

若欬者，加五味子半升，細辛一兩，乾薑一兩；若小便利者，去茯苓；若下利者，去芍藥，加乾薑二兩；若嘔者，去附子，加生薑，足前成半斤。

【讲解】

此两条原文论述肾阳虚衰，水气泛滥的证治。

第82条乃太阳误治而伤及少阴，第316条乃少阴自病，两者的病机都是阳虚水泛。

在历版教材中，第82条都被作为太阳病的变证，显然，真武汤证是典型的少阴病，应该放在少阴病篇。

少阴病二三日不已，至四五日，邪气深入，肾阳虚衰，寒气凝滞，水气不化，泛滥全身。由于肾阳虚衰，虚阳外越，故见发热。由于肾阳虚衰，气化不利，则致小便不利（常伴见水肿）。水气不化而泛滥，浸渍于胃肠则见腹痛、自下利；浸渍于肢体则见四肢沉重疼痛；浸渍于筋脉，则见身瞤动，振振欲擗地；水气上泛凌心则可见心下悸，上泛清窍则见头眩。以上是对主证的讲解。

肾阳虚衰，肾失封藏，不能固摄津液，则小便利；水饮犯肺，则咳；水饮犯胃，则呕；水气浸渍大肠，则下利（甚）。以上是对或然证的讲解。

无论主证，还是或然证，其病机都是肾阳虚衰，水气泛滥。治宜温阳化气行水，方用真武汤。炮附子温肾壮阳，使水有所主；白术健脾燥湿制水；茯苓淡渗利水宁心；生姜宣散水气；芍药利小便，敛阴和营，防温燥太过。

加减方法：若咳者，乃水寒犯肺，当加五味子以收敛肺气，细辛、干姜以化寒饮；若下利者，乃阴盛阳衰，故去苦泄之芍药，加温里之干姜。

另外，其余两个加减法，有其不当之处。一为若小便利者，去茯苓；一为若呕者，去附子，加生姜。前者小便利，若其他水气泛滥的证候仍在，则不必去茯苓，因为小便不利和小便利甚或小便频多、失禁，都是气化失司，肾不主水的表现。肾不主水，津液该出者不能出，则表现为小便不利；肾不主水，津液该藏者不能藏，则表现为小便利或失禁。对此都应以恢复肾的气化功能为主，而茯苓与附子的配伍，正是温肾壮阳化气的配伍，故茯苓不应去。后者之呕，乃肾不主水，水气泛滥，水渍于胃的表现，加生姜温胃化饮、降逆止呕即可，不应去附子，若去附子则是去掉了真武汤的主药，实属舍本求末。

根据第82条所述与苓桂术甘汤证的"心下逆满，气上冲胸，起则头眩"等临床表现，皆属高血压的常见症状，因此真武汤可用于阳虚水泛而表现为高血压者，苓桂术甘汤可治水饮上泛致眩晕，而为高血压者。由此可见，西医诊断的高血压并不等同于中医的肝阳上亢，中医的眩晕也并不仅是肝阳上亢，皆当辨证以论治之。

另外，有研究指出，附子可增加肾小球的有效循环血量；茯苓等利水药可抑制肾小管的重吸收。

真武汤证与五苓散证都有小便不利，前者乃少阴水脏主水无力；后者乃水腑膀胱气化不利。

真武汤证与苓桂术甘汤证都有阳虚水停的情况，但前者为肾阳虚，水气泛滥，病较重，宜温肾利水；后者乃脾阳虚，水气上冲，病较轻，宜健脾化饮。

真武汤证与小青龙汤证都可因水气致咳，但前者为少阴里证，阳虚水泛，病位在肾，为虚，咳为兼症；后者为太阳表证，外寒里饮，病位在肺，为实，咳为主症。

真武汤证与附子汤证都是少阴阳虚，水湿为患，前者为水气泛滥，变动不居，可见头晕、心下悸、身𝌸动、振振欲擗地、甚则浮肿、小便不利，当温阳化气，以散水气，可重用生姜，不用人参；后者为寒湿凝滞，经脉不利，可见恶寒、手足寒、身体骨节痛，当温补元阳，以祛寒湿，可倍用术、附，去姜，加参。

（九）附子汤证（304、305）

【原文】

少陰病，得之一二日，口中和，其背惡寒者，當灸之，附子湯主之。（304）

少陰病，身體痛，手足寒，骨節痛，脉沉者，附子湯主之。（305）

附子湯方

附子二枚（炮，去皮，破八片）　茯苓三兩　人参二兩　白朮四兩　芍藥三兩

上五味，以水八升，煮取三升，去滓，温服一升，日三服。

【讲解】

本条乃论述阳虚寒湿身痛的证治。

肾阳虚衰，寒湿凝滞，故以身体痛、骨节痛为主症，即临床常见之痹证。背部为督脉所辖，督为阳脉之海，背恶寒为阳虚之征；阳虚不能温煦四肢则手足寒；沉脉的脏腑病位在肾，病邪主寒湿，故此处的脉沉为肾阳虚兼

寒湿之象。口中和，即口不干不苦，无热象故口不苦，无津伤故口不干，据此可与热痹鉴别。

治疗宜用温经散寒，除湿止痛之法。方用附子汤。

炮附子可温肾壮阳，散寒除湿镇痛，为治疗寒痹的主药；人参大补元气，配附子可温补以壮元阳；茯苓、白术健脾除湿；芍药和营通血痹而止痛。

本方主要用于治疗各种寒湿疼痛之证，凡属寒痹之风湿性关节炎、类风湿关节炎等，皆可用。上海的颜德馨先生将其用于治疗冠心病、心绞痛及心梗胸痛，痛势彻背、神萎乏力、汗时自出、舌淡质紫、脉沉弱等。其实质多为阳虚阴凝，阳虚为本，阴凝为标，治疗当以温阳为主。用其治冠心病不仅止痛明显，且疗效持久。胸闷心悸可加丹参、葛根；胸痛剧者可加三七、血竭；唇青舌紫可加莪术、水蛭等。此可参考《金匮要略·胸痹心痛短气病脉证并治第九》第1条："夫脉当取太过不及，阳微阴弦，即胸痹而痛。所以然者，责其极虚也。今阳虚知在上焦，所以胸痹、心痛者，以其阴弦故也。"

附子汤证与白虎加人参汤证皆可见背恶寒，但前者为肾阳虚衰，寒湿阻滞所致；后者为热盛伤气津，汗多肌疏所致。

附子汤证与麻黄汤证皆可见身体疼、骨节痛，但前者乃肾阳虚衰，寒湿阻滞所致，还可兼见背恶寒、手足寒、脉沉而口中和；后者为外寒束表，营阴郁滞所致，可兼见发热、恶寒、无汗、脉浮紧等。

（十）桃花汤证（306、307）

【原文】

少陰病，下利便膿血者，桃花湯主之。（306）

桃花湯方

赤石脂一斤（一半全用，一半篩末）　乾薑一兩　粳米一斤

上三味，以水七升，煮米令熟，去滓，温服七合，内赤石脂末方寸匕，日三服。若一服愈，餘勿服。

少陰病，二三日至四五日，腹痛，小便不利，下利不止，便膿血者，桃花湯主之。（307）

【讲解】

此两条原文乃论述虚寒下利便脓血的证治。

原文第306条提出的主证是"下利便脓血"。以方测证，其病机应该是脾肾阳虚，脉络不固，下焦滑脱。第307条补充的临床症状有：腹痛、小便不利、下利不止。腹痛，乃脾肾阳虚，寒凝气滞所致。下利不止，说明脾肾阳虚，下焦滑脱的程度很重。小便不利，有两种机理存在：一是阳虚气化不利；一是下利过多，津伤化源不足。

治疗宜用温涩固脱之法，方用桃花汤。赤石脂涩肠固脱，干姜温中散寒，粳米益脾和胃。方中赤石脂的用法值得注意，一半和其他二味药同煎，一半研末冲服，显然可以提高疗效，使其固涩的作用加强。本方以温涩固脱为主，凡虚寒下利，滑脱不禁；或久利不止，纯虚无实者，皆可运用。便脓血并非必见症。

下利便脓血，有虚寒、实热之别。虚寒证者，无里急后重，利下暗红不泽，味腥不臭，白多红少，腹痛绵绵，喜温喜按，舌淡苔白，脉沉弱；实热证者，里急后重，利下鲜红，臭秽，红多白少，腹痛剧烈，口干口苦，舌红苔黄，脉弦滑数。

与赤石脂禹余粮汤的鉴别：两方都可固涩，但赤石脂禹余粮汤专于固涩；本方则兼以温中。

方名：赤石脂又名桃花石，故名；又谓桃花乃春色，取阳和之性。

（十一）阳虚气陷证（325）

【原文】

少阴病，下利，脉微濇，嘔而汗出，必數更衣，反少者，当温其上，灸之。（325）

【词解】

①数更衣，反少者：大便次数多而量反不多。

②当温其上，灸之：即温灸上部之穴位，如百会穴。

【讲解】

本条论述阳虚气陷的证治。

由于脾肾阳虚，升举无力，气虚下陷，故见下利、必数更衣；升降相因，脾气不升，胃气难降，则呕；气虚不固则汗出；阴虚津少则下利反少；阳虚津少故见脉微涩。

治宜温阳升陷固脱。本条虽只提出灸法，但可以灸、药并用，如用补中益气汤加附子、干姜、肉桂等温肾之品。

从临床表现分析，本证既有阳虚气陷，又有阴虚津少，但治疗只用温灸升陷固脱，扶阳为主，这与《内经》的思想是一致的。如《素问·生气通天论》曰："苍天之气，清净则志意治，顺之则阳气固，虽有贼邪，弗能害也"；"阳气者，若天与日，失其所则折寿而不彰。故天运当以日光明，是故阳因而上，卫外者也"；"阳气者，精则养神，柔则养筋"；"凡阴阳之要，阳密乃固。两者不和，若春无秋，若冬无夏，因而和之，是谓圣度。故阳强不能密，阴气乃绝，阴平阳秘，精神乃治，阴阳离决，精气乃绝。"此更可联系太阳病篇的桂枝加附子汤证理解。

二、少阴热化证

（一）黄连阿胶汤证（303）

【原文】

少陰病，得之二三日以上，心中煩，不得臥，黃連阿膠湯主之。（303）

黃連阿膠湯方

黃連四兩　黃芩二兩　芍藥二兩　鷄子黃二枚　阿膠三兩（一云三挺）

上五味，以水六升，先煮三物，取二升，去滓，内膠烊盡，小冷，内鷄子黃，攪令相得，溫服七合，日三服。

【讲解】

本条指出了少阴病而阴虚阳亢的证治。

"心中烦，不得卧"乃因阴虚火旺，肾阴不足，心火亢盛所致。以方测证，当可见咽干口燥，舌红苔黄，脉沉细数。本证病机为真阴亏损，邪火复炽，不同于单纯的阴虚或单纯的火旺之证。

治宜滋阴清火，方予黄连阿胶汤。本方为泻南补北之祖方。黄连、黄芩合用，清心泻火除烦；阿胶、鸡子黄滋补肾阴；芍药敛阴泻热和营。

本证成因，或因素体阴虚，寒邪化热，或因阳明之热灼伤少阴，或因感受温热之邪，内灼真阴而成。

本条与第76条之栀子豉汤、第300条阴阳离决的危候，俱见心烦不得卧，但三者病机各不相同。栀子豉汤证乃无形邪热扰于胸膈，未伤阴，故舌红苔黄白或薄腻微黄；第300条阴阳离决的危候乃阴盛阳衰，阴阳离决之象，因阳气脱，故见烦躁不得卧，又因下焦阳气衰微，阴寒上逆，故见自欲吐；本证为真阴亏损，邪火炽盛，故可见咽干口燥，舌红苔黄，脉沉细数。

（二）猪苓汤证（319）

【原文】

少陰病，下利六七日，欬而嘔渴，心煩不得眠者，猪苓湯主之。（319）

【讲解】

证治及方解等见阳明病篇第224条。

猪苓汤证在阳明病篇与少阴病篇的病机是相同的，但两者病因有别。阳明为热盛伤阴，少阴为素体阴虚，最终都可导致阴虚而水热互结，故治法相同。

本证之心烦不得眠，虽与第303条黄连阿胶汤证相似，但黄连阿胶汤证乃肾阴虚而心火炽，乃阴虚与邪火均重，当伴咽干口燥，舌红，苔黄，脉细数等症。本证则为阴虚而水热互结，乃阴虚轻而兼水气，当伴咳而呕渴、下利、小便不利等症。

本证之小便不利、水肿、咳、利、呕，虽与真武汤证相似，但真武汤证乃因阳虚水泛，而伴寒象，当有畏寒肢冷、腹痛、四肢沉重疼痛、水肿重，治宜温阳利水。本证则为阴虚水停，而伴热象，当有心烦不得眠、水肿轻等，治宜育阴清热利水。

本证之下利、心烦、口渴，虽与282条的阴盛阳虚证相似，但282条乃因阴盛阳虚，当伴见但欲寐，小便色白清长。本证乃因阴虚水热互结，当伴心烦不眠。

（三）大承气汤证（320、321、322）

【原文】

少陰病，得之二三日，口燥咽乾者，急下之，宜大承氣湯。（320）

少陰病，自利清水，色純青，心下必痛，口乾燥者，急下之，宜大承氣湯。（321）

少陰病，六七日，腹脹不大便者，急下之，宜大承氣湯。（322）

【讲解】

少阴三急下证，应结合理解。

既有腑实热结，又有津伤严重的表现，就是急下之明证。因腑实热结，可见心下必痛、腹胀不大便；因有津伤，可见口燥咽干、口干燥；因燥热内结，逼迫津液从旁而下，故可见自利清水，色纯青之热结旁流，所下之青水必臭秽异常，这既是津伤的原因，也是伤津的表现。

少阴三急下与阳明三急下的关系，可以理解为阳明的急下三证是阳明燥热伤及少阴肾水，即所谓土燥水竭；少阴的急下三证是少阴阴虚导致阳明燥热结实，即所谓水竭土燥。但其结果都是热极津枯，故都应急下以存阴。

第三节 少阴病兼变证

一、少阴兼表证

（一）麻黄细辛附子汤证（301）

【原文】

少陰病，始得之，反發熱，脉沉者，麻黄細辛附子湯主之。（301）

麻黄細辛附子湯方

麻黄二兩^{（去節）} 細辛二兩 附子一枚^{（炮，去皮，破八片）}

上三味，以水一斗，先煮麻黄减二升，去上沫，内諸藥，煮取三升，去滓，温服一升，日三服。

【讲解】

本条指出了少阴病兼表的证治，亦即太少两感证。

少阴病本无热，但因兼太阳之表，故始得之，反发热。太阳病当见脉浮，今不浮而沉，沉则为病在少阴，为少阴里虚寒的确据。可参考第323条："少阴病，脉沉者，急温之，宜四逆汤。"本条病机乃少阴兼表，阳虚外感。

治法宜温经解表，方用麻黄细辛附子汤。麻黄解太阳之表邪；附子温肾阳；细辛辛温雄烈，助麻黄解表寒，助附子温肾阳。本方除用于太少两感、阳虚外感之证外，还可用于一些寒性疼痛的病证，如寒痹疼痛等。

对于少阴病的发热，需要辨别其性质。由于本证为兼有太阳表证的发热，故可同时伴有恶寒无汗、头身疼痛等表证，且发热为全身性。少阴病的发热还可见于虚阳浮越的格阳证，格阳证在发热的同时，伴有阳衰阴盛的表现，如手足厥冷、下利清谷、脉微欲绝。

本条应结合第92条"病发热头痛，脉反沉，若不差，身体疼痛，当救其里，四逆汤方"理解。结合两条原文分析，太少两感之时，若表证明显，肾阳虚衰不甚者，可表里同治，温肾解表同用，可用麻黄细辛附子汤。若用麻黄细辛附子汤后，表证不解，阳虚加重，此时宜用四逆汤温肾回阳为主。在寒邪束表与肾阳虚衰同见时，应时刻注重保护阳气。

（二）麻黄附子甘草汤证（302）

【原文】

少陰病，得之二三日，麻黄附子甘草湯微發汗。以二三日無證，故微發汗也。（302）

麻黄附子甘草湯方

麻黄二兩（去節）　甘草二兩（炙）　附子一枚（炮，去皮，破八片）

上三味，以水七升，先煮麻黄一兩沸，去上沫，内諸藥，煮取三升，去滓，温服一升，日三服。

【词解】

无证：当为无里证，指无吐利等少阴里虚寒证。

【讲解】

本条指出阳虚兼表轻证的证治。

本条应与第301条合参，故当见发热，脉沉；因证较上条为轻，且较上条"始得之"缓，故曰"得之二三日"；因无下利清谷里虚寒证表现等，故阳虚不甚，而此乃审证要点。

治宜温经解表，方用麻黄附子甘草汤。本方以麻黄细辛附子汤为基础加减，以甘草易细辛，去其走窜之药，而加甘缓之剂，取其和中，微汗。

太少两感证，在《伤寒论》中有三种治法，分别为麻黄细辛附子汤、麻黄附子甘草汤、四逆汤。麻黄细辛附子汤证为始得之而急，麻黄附子甘草汤证为得之二三日而缓，此二证皆无里证，俱为阳虚不甚；四逆汤证则有里证而阳虚为重。

对于麻黄细辛附子汤证与麻黄附子甘草汤证是少阴表证，还是少阴兼表证，这涉及对伤寒六经的理解问题。

如果认为伤寒的六经是对外感病发生发展过程的动态概括，六经病是伤寒的六个病理阶段，太阳病是伤寒的初期阶段，其性质是表证；阳明病是伤寒热邪极盛阶段，其性质是里热实证；少阳病是伤寒过程由实转虚的过渡阶段，其性质应属里热，但正气已显不足，正邪均呈衰减之势；太阴病是伤寒过程中脾阳虚弱的阶段，其性质为中焦虚寒证；少阴病为伤寒过程中心肾虚衰的阶段，其性质为全身性的虚衰证（包括阳虚寒化证和阴虚热化证，《伤寒论》中以阳虚寒化证为主）；厥阴病为伤寒最后的厥证阶段，为阴虚和阳虚到了极点（阴阳气不相顺接），处于阴阳离决的边缘（厥证）。根据上述认识，则上二证为少阴兼表证，即少阴肾阳虚衰的病人感受了寒邪，是肾阳虚兼有寒邪束表，属表里同病范畴。

如果认为伤寒的六经是六个相互独立的外感疾病，则六经病各有独立的表证、里证、寒证、热证、虚证、实证。有学者认为，太阳病篇不仅有表证，还有阳明的白虎加人参汤证、承气汤证，少阳的小柴胡汤证，太阴的理中汤证，少阴的四逆汤证等。所以，麻黄汤证是太阳的表证；白虎汤证、承气汤证可以算是太阳的里热实证；小柴胡汤证是太阳的半表半里证（实际上六经中并没有半表半里的概念，只有少阳病的概念，若要非定位不可，我们可以认为"半表半里"在少阳经腑）；理中汤证、四逆汤证可以算是太阳的里虚寒证。如此类推，则麻黄细辛附子汤证与麻黄附子甘草汤证是属于少阴的表证。这种理解看上去似乎也有道理，但仔细分析就不是很有道理了，比如，如果白虎汤证、承气汤证在太阳病篇就是太阳病的里热实证的话，那太阳病的白虎汤证、承气汤证和阳明病的白虎汤证、承气汤证有区别吗？治疗方法有不同吗？显然，就难以自圆其说。

从整体上看，以少阴兼表证的理解更加通顺一些。

（三）四逆汤证（91、92）

【原文】

傷寒，醫下之，續得下利清穀不止，身疼痛者，急當救裏。後身疼痛，清便自調者，急當救表。救裏宜四逆湯，救表宜桂枝湯。（91）

病發熱，頭痛，脉反沉，若不差，身體疼痛，當救其裏，四逆湯方。（92）

【词解】

①下利清谷：腹泻伴没有消化的食物。

②清便自调：指大小便恢复正常。

【讲解】

这两条原文讨论的是，太阳与少阴同病时的表里先后治则。

历版教材都将这两条原文放在太阳病变证一节，但这两条原文都是明确的少阴病兼有表证时的先后治疗原则，显然不属于太阳病变证的范围，放在少阴病篇更合理。

第91条中，伤寒谓病在太阳，以发汗为正确治法。医者不汗反下，误下致脾肾阳虚，故见续得下利清谷不止，同时又见身疼痛，则表证仍在，为表里同病，而里证急重，急需救里，宜四逆汤。服汤后，脾肾阳复，故清便自调，但见身疼痛，乃里阳已复，表证仍在。因表证仍在，故急当救表，宜桂枝汤。

第92条之发热头痛为病在太阳；病在太阳当见脉浮，而脉反沉，则为少阴阳虚之证；若不差，则可能是用了麻黄细辛附子汤之后，病仍不解，乃少阴阳虚太甚所致。若用麻黄细辛附子汤温阳解表而病仍不解，身体疼痛仍在，则身体疼痛的病机可能由于寒邪束表和阳虚不能温通并存，而且阳虚为甚，故治当从里，温肾回阳，方用四逆汤。

表里同病是临床常见的问题，《伤寒论》中表里先后缓急的治则十分重要，在遇到表里同病的时候，不能正确运用表里先后缓急的治疗原则，就会导致严重的后果。另外，《金匮要略·脏腑经络先后病脉证并治第一》第15条谓："夫病痼疾加以卒病，当先治其卒病，后乃治其痼疾也。"是卒病与痼疾的先后缓急治则，应结合理解。

二、热移膀胱证（293）

【原文】

少陰病，八九日，一身手足盡熱者，以熱在膀胱，必便血也。（293）

【讲解】

此条为少阴病热移膀胱血分。

句首言少阴病，则可以是寒化证，也可以是热化证；八九日乃言其病程较长；一身手足尽热，示人原来没有热，或者没有一身尽热；膀胱为太阳之腑，膀胱之热循经外达，故热在膀胱；由于热伤血络，迫血妄行，故见便血，此可能为尿血。

其实，原文所述的表现，在肾病科的临床中是常见的问题。即肾阴虚或肾阳虚的病人，若合并泌尿系统感染，则病人可出现发热，尿血及尿频、尿急、尿痛等尿路刺激征。此时的治疗应急则治标，先用清热利水通淋之法，如选用八正散之类。至于柯韵伯认为轻则用猪苓汤，重则用黄连阿胶汤；常器之谓可用桃核承气汤、芍药地黄汤之类，并不太适合于泌尿系统感染的急性期。

此病之转归并非由阴转阳，脏邪出腑，病情向愈。应考虑结合后世的温病学说进行理解，有可能是热入血分的表现。如果尿血的同时有全身性的出血，并有热入血分的其他临床表现，则应遵循叶天士"入血就恐耗血动血，直须凉血散血"的原则，选用犀角地黄汤之类。

喻嘉言：少阴病难于得热，热则阴病见阳，故前篇谓手足不逆冷，反发热者不死。然病至八九日，阴邪内解之时，反一身手足尽热，则少阴必无此候。当是脏邪传腑，肾移热于膀胱之证也。以膀胱主表，一身及手足正躯壳之表，故尔尽热也。膀胱之血为少阴之热所逼，其主必趋二阴之窍，以阴主降故也。

汪苓友：少阴肾经也，与太阳膀胱经为表里，少阴病八九日，寒邪郁而变热，热势已极，有不入阳明胃府，而本经之府者，故云热在膀胱也。一身手足尽热者，言其热自内达外，与表热不同，膀胱为多血之经，肾又开窍于二阴，热在膀胱，则下焦之血受伤，故从前后便而出也。

钱天来：必便血三字，前注家俱谓必出二阴之窍，恐热邪虽在膀胱，而血未必从小便出也。

柯韵伯：太阳主一身之表，为诸阳主气，手足者，诸阳之本，故一身手足尽热。太阳经多血，血得热则行，阳病者上行极而下，故尿血也。此里传表证，是自阴转阳则易解，故身热虽甚不死。

上述注家虽旁征博引，但不得要领。所以学习、研究《伤寒论》的出发点和落脚点都是临床，用《伤寒论》指导临床，从临床理解《伤寒论》。

三、伤津动血证（284、294）

【原文】

少陰病，欬而下利，讝語者，被火氣劫故也。小便必難，以强責少陰汗也。（284）

【词解】

①火气劫：火邪逼迫之意。劫，即逼迫之意。

②强责：过分强求之意。此乃不当发汗而强行发汗。

【讲解】

此条乃少阴病，火劫强行发汗而伤津的变证。

"少阴病，咳而下利"可以是阳虚水泛之真武汤证，也可以是阴虚水热互结的猪苓汤证，但此两证都需禁汗。由于火劫，强责少阴汗，致使津伤胃燥，胃热扰心，故见谵语；又因为热灼津伤，化源不足，则小便难。

从原文中提到的用火劫发汗后出现的谵语、小便难来看，治疗前的"咳而下利"可能为阴虚水热互结证。

【原文】

少陰病，但厥無汗而強發之，必動其血，未知從何道出，或從口鼻，或從目出者，是名下厥上竭，爲難治。（294）

【词解】

下厥上竭：下厥是指阳衰于下，上竭是指阴竭于上。

【讲解】

此条乃少阴病动血的变证。

少阴病，阳衰阴盛，自然但厥无汗，治宜回阳救逆，当禁汗。若强行发其汗，则阴血上竭而口鼻目出血，下焦阳益虚而厥益甚，此即为"下厥上竭"之意。下厥宜温而上竭禁温，治上则碍下，顾此失彼，故难治。

第四节　少阴病疑似证

一、吴茱萸汤证（309）

【原文】

少陰病，吐利，手足逆冷，煩躁欲死者，吳茱萸湯主之。（309）

【讲解】

本条指出肝胃虚寒，浊阴中阻的少阴病疑似证治。

本条证并不是少阴病，是少阴病疑似证，是为了与第296条鉴别。

由于肝胃虚寒，浊阴中阻，升降紊乱，故见吐利，但应以吐为主，利则不甚；浊阴中阻则阳郁不达，故手足逆冷，但不甚；因吐利而烦躁难耐，故"烦躁欲死"。烦为自觉感受，为阳证、实证；躁为他觉征象，即躁动不安，如循衣摸床，撮空理线之类，病人神志昏迷，已无知觉，为阴证、虚证，故烦躁欲死的病人是死不了的，不烦而躁的病人则很容易死。病机为肝胃虚寒，浊阴中阻。治宜温肝暖胃降浊。方用吴茱萸汤，见阳明病篇第243条。

本条需结合第243条和第378条理解。本证病机为肝胃虚寒、浊阴中阻，主症是呕吐而下利不甚，这是与少阴肾阳虚衰之下利清谷的鉴别处。

二、四逆散证（318）

【原文】

少陰病，四逆，其人或欬，或悸，或小便不利，或腹中痛，或泄利下重者，四逆散主之。（318）

四逆散方

甘草（炙）　枳實（破，水漬，炙乾）　柴胡　芍藥

上四味，各十分，搗篩，白飲和服方寸匕，日三服。

欬者，加五味子、乾薑各五分，並主下痢；悸者，加桂枝五分；小便不利者，加茯苓五分；腹中痛者，加附子一枚，炮令坼；泄利下重者，先以水五升，煮薤白三升，煮取三升，去滓，以散三方寸匕内湯中，煮取一升半，分溫再服。

【词解】

①泄利下重：指下利兼里急后重。

②坼：音彻（chè），乃碎裂的意思。

【讲解】

本条指出肝胃气滞，阳郁致厥的证治。

本条所述之厥，乃气郁致厥，故又称"气厥"。虽云少阴病、四逆，但多数人认为本证并不重。由于肝胃气滞，气机不畅，阳郁不达致厥，故见四逆；肝气犯肺，气郁饮停则咳；心阳不振则悸；气郁水停则小便不利；肝气犯脾，寒凝气滞则腹痛；肝气犯脾，下迫大肠则泄利下重。

治宜疏肝和胃，透达郁阳。方用四逆散。方中柴胡疏肝解郁，透达郁阳，主升；枳实行气散结，宣通胃络，主降；芍药、甘草制肝和脾，益阴缓急。柴胡合枳实一升一降，以畅通气机。

加减方法：咳者，加五味子、干姜以温肺化饮，收敛肺气；悸者，加桂枝以入心通阳；小便不利者，加茯苓以淡渗利水；腹中痛者，加附子以温阳散寒；泄利下重者，则加薤白以通阳行滞。

凡有肝气郁滞表现，或手足冷而无阳虚表现者，可以考虑使用本方。

此方乃疏肝解郁的祖方，后世的疏肝解郁方如逍遥散、柴胡疏肝散等，都是以此方为基础变化而来。

本方运用广泛，如合甘麦大枣汤以治妇人脏躁；合生脉散治心脏神经官能症；加薤白治慢性结肠炎。

第五节　少阴咽痛证

一、猪肤汤证（310）

【原文】

少陰病，下利咽痛，胸滿心煩，猪膚湯主之。（310）

猪膚湯方

猪膚一斤

上一味，以水一斗，煮取五升，去滓，加白蜜一升，白粉五合，熬香，和令相得，温分六服。

【词解】

①咽痛：实际上是泛指咽喉痛。

②猪肤：即去掉内层肥白的猪肉皮。

③白粉：即米粉。《周礼》注"稻曰白"。不是指现在的毒品，应注意这个名词解释。

【讲解】

本条指出肺肾阴虚，虚火上炎而致咽痛的证治。

由于阴虚液泄，津液输布异常，故见下利；阴虚火炎，故咽痛，同时可伴有咽干、红肿不甚、痛势不剧，既不同于热毒实证之红肿痛甚，又不同于虚阳上浮之咽部不红不肿而痛；阴虚气滞热扰，故见胸闷心烦。病机为肺肾阴虚，虚火上炎。

治宜滋肾、润肺、补脾，方用猪肤汤。本方为甘润平补之剂。猪在五行属水，为水畜，猪肤甘寒，滋肾清热润燥；白蜜甘寒润肺，清火利咽；白粉甘缓和中，健脾止利。

猪肤，《神农本草经》《名医别录》均无记载，首见于《汤液本草》。成无己谓其"味甘寒"。王晋三说："肾应毚而肺主肤，肾液下泄，不能上蒸于肺，致络燥而咽痛，当以猪肤润肺肾之燥，解虚烦之热……俾猪肤比类而致津液，从肾上入肺中，复从肺出络心，注胸中，而上中下燥邪解矣。"

二、甘草汤证、桔梗汤证（311）

【原文】

少陰病，二三日，咽痛者，可與甘草湯。不差，與桔梗湯。（311）
甘草湯方
甘草二兩
上一味，以水三升，煮取一升半，去滓，温服七合，日二服。
桔梗湯方
桔梗一兩　甘草二兩
上二味，以水三升，煮取一升，去滓，温分再服。

【讲解】

本条为热客少阴经脉，但少阴肾阴未虚，热亦不甚，表现为轻微红肿疼痛，而无全身症状。病机为邪热客于咽喉。

治宜清热解毒利咽，方用甘草汤或桔梗汤。

甘草清热解毒利咽；桔梗辛开苦泄，宣肺散结，利咽止痛。

上两方为治疗咽痛的祖方，后世治疗咽痛的方子多从此变化而来，如玄麦甘桔汤、我的导师时振声教授的经验方银蒲玄麦甘桔汤等，从甘草汤、桔梗汤、玄麦甘桔汤到银蒲玄麦甘桔汤可以看出治疗咽痛的发展变化规律。银蒲玄麦甘桔汤是我的导师在治疗慢性肾病的过程中，针对肾病患者常因慢性咽炎导致肾病不愈或因慢性咽炎而致肾病愈复发的临床问题而制订的经验方，对慢性咽炎的治疗有很好的疗效。本方的立法体现了清热解毒利咽、滋肾润肺等原则，较前述几个方子更加全面。

三、苦酒汤证（312）

【原文】

少陰病，咽中傷，生瘡，不能語言，聲不出者，苦酒湯主之。（312）

苦酒湯方

半夏（洗，破如棗核）十四枚　鷄子一枚（去黃，内上苦酒，著鷄子殼中）

上二味，内半夏著苦酒中，以鷄子殼置刀環中，安火上，令三沸，去滓，少少含咽之。不差，更作三劑。

【词解】

①生疮：指咽喉部受到创伤，发生溃疡。

②苦酒：醋。

③刀环：刀柄一端之圆环，便于放置蛋壳。今可用铁丝做带柄圆环以置蛋壳。

【讲解】

本条论述痰火郁结，咽伤破溃的证治。

本证病机为痰火郁结，咽伤破溃。痰火郁结，咽伤破溃，故见咽中伤，生疮；声道被阻，故不能语言，声不出。

治宜清热涤痰，敛疮消肿，方用苦酒汤。半夏涤痰散结；鸡子清润燥利咽；苦酒敛疮消肿。

苦酒汤的煎服法为"少少含咽之"，如此服用，能使药物持续作用于病变部位，此为治疗咽痛的有效方法。现在治疗咽喉疾病的药物多用含漱、喷雾、含片等，虽然较苦酒汤更为方便，但理不出此，足见仲景用药方法的多样性和精细程度。

四、半夏散及汤证（313）

【原文】

少陰病，咽中痛，半夏散及湯主之。（313）

半夏散及湯方

半夏（洗） 桂枝（去皮） 甘草（炙）

上三味，等分。各别搗篩已，合治之，白飲和服方寸匕，日三服。若不能散服者，以水一升，煎七沸，内散兩方寸匕，更煎三沸，下火令小冷，少少咽之。半夏有毒，不當散服。

【讲解】

本条乃少阴寒客咽喉，痰涎凝滞的证治。

本证的病机为寒客咽喉，痰涎凝滞。故其咽中痛，当痛而不红肿，并伴有恶寒、痰涎多、气逆欲吐、舌淡苔滑等。

治宜通阳散寒，涤痰散结。方用半夏散及汤。

半夏涤痰散结；桂枝通阳散寒；炙甘草配桂枝辛甘化阳，通阳散寒，缓急止痛。

方后"半夏有毒，不当散服"。可能为后人所加，若是仲景原文，岂有复制半夏散之理。

第六节　少阴病预后

一、正复欲愈证（287、290）

【原文】

少陰病，脉緊，至七八日，自下利，脉暴微，手足反温，脉緊反

去者，爲欲解也。雖煩，下利必自愈。（287）

【词解】

脉暴微：脉由紧突然变为微弱。

【讲解】

本条乃少阴病阴寒退，阳气复的自愈证。

少阴病寒化证本阳虚寒盛，故见脉紧、自下利等。若脉由紧转微，手足由厥转温，皆是阳气复、阴寒退的佳兆。当阳复阴退之时，正气驱邪，正邪相争，可见轻微烦躁，若无其他表现，亦无大碍。

【原文】

少陰中風，脉陽微陰浮者，爲欲愈。（290）

【讲解】

本条论述少阴中风欲愈的脉象。

本条脉象之阴阳指尺和寸而言，若以关为界，则关前之寸为阳，关后之尺为阴。少阴阳虚之体感受外邪，寸脉浮为外邪侵袭的表现，尺脉沉为肾阳虚弱的表现。若寸脉浮变为微，为邪退的表现；尺脉沉变为浮，则为阳复的表现，为欲愈之象。

二、阳回可治证（288、289、292）

【原文】

少陰病，下利，若利自止，惡寒而蜷臥，手足温者，可治。（288）

【词解】

蜷卧：形容肢体蜷曲的眠卧状态。

【讲解】

本条为少阴寒化证的阳复可治证的特征。

少阴阳衰阴盛的寒化证，原有下利，手足厥冷等表现。若下利自止，同时手足转温，为阳气来复之佳兆，虽然还见恶寒蜷卧，只是阳气未完全恢复，所以是可治之证。

少阴寒化证的下利也可因阴竭阳脱，阴液枯竭，下无所下而利止，但同时应见阴竭阳脱之征象，如四肢厥冷加重、脉象全无等，第 317 条通脉四逆汤之"利止脉不出"者即是。因此，对于少阴寒化证的下利止，应判断其顺逆。

【原文】

少陰病，惡寒而踡，時自煩，欲去衣被者，可治。（289）

【讲解】

本条继续讨论少阴寒化证阳复可治证的特征。

若少阴寒化证，从原来的恶寒蜷卧变为时自烦，欲去衣被，是恶寒减轻，阳气来复，故为可治之证。当然，原有的伴随症状，如手足厥逆，下利清谷等，都应相继好转，如手足转温，下利渐止，才是阳复的表现，否则，烦躁，欲去衣被，手足厥逆加重，脉微欲绝等，则为阳气虚脱之象。

【原文】

少陰病，吐利，手足不逆冷，反發熱者，不死。脉不至者，灸少陰七壯。（292）

【词解】

①灸少阴：就是灸少阴经脉循行部位上的穴位。有医家主张灸太溪穴，另有医家主张灸复溜、涌泉。现在临床多灸关元、气海等。

②七壮：每艾灸一炷为一壮，七壮就是灸七个艾炷。

【讲解】

本条讨论少阴寒化证吐利，阳虽虚未甚者不死。

少阴寒化证而见吐利，若手足不逆冷，反见发热，说明阳虚不甚，不是死证。若脉不至，因其手足不厥冷，反而发热，并没有其他阳气虚脱的征象，则脉不至并不是阴竭阳脱所致，而是阳气不通所致，可以用灸少阴的方法以温通经脉，恢复阳气。

同样，对于少阴寒化证的下利止、发热、脉不至，应注意虚阳欲脱的真寒假热证，其鉴别要点是手足是否逆冷。

三、正衰危重证（295、296、297、298、299、300）

【原文】

少陰病，惡寒，身蜷而利，手足逆冷者，不治。（295）

少陰病，吐利躁煩，四逆者，死。（296）

少陰病，下利止而頭眩，時時自冒者，死。（297）

少陰病，四逆，惡寒而身蜷，脉不至，不煩而躁者，死。（298）

少陰病，六七日，息高者，死。（299）

少陰病，脉微細沉，但欲臥，汗出不煩，自欲吐，至五六日，自利，復煩躁不得臥寐者，死。（300）

【词解】

息高：呼吸浅而不深之意。息指呼吸之意，高指吸气不能下达。

【讲解】

少阴病寒化证的基本病机为肾阳虚衰，故其预后以阳气的存亡为根据，阳回则愈，阳存则生，阳亡则死，阴竭亦死。

第295条指出由于阴寒盛而阳不复，故见恶寒身蜷而利，手足逆冷。

第296条指出阴盛阳脱的死证。吐利为阳衰阴盛的表现；躁烦为虚阳外越，阳气欲脱；再见四逆则知阳气由虚而脱，阴阳气不相顺接，形将阴阳离决，故为死证。

第297条指出阴竭于下，阳脱于上的死证。由于阴竭于下，故下无可下而利止；阳气虚脱，残阳上扰，故见头眩，时时自冒。

第298条指出阳气由虚而脱的死证。少阴病寒化证为心肾阳气虚衰，故可见吐利、脉沉微细等，若见四逆，即为厥，乃阳气由虚而脱，发展成阴阳气不相顺接的寒厥了；恶寒而身蜷，乃阳气没有恢复的征象；脉不至，乃阴阳已竭；不烦而躁，乃阳气虚脱，残阳外扰。本条原文所述，乃从少阴病的阳气虚衰，发展至厥阴病的阴阳气不相顺接，再发展至阴阳离决而死亡。

第299条指出肾气绝于下，肺气脱于上的死证。肺主呼气而肾主纳气，肾不纳气则吸气不深，今少阴病六七日而息高，为肾气绝于下，肺气脱于上的死证。

　　第300条指出阴阳离决的死证。少阴病心肾阳气虚衰，故见脉微细沉，但欲卧，汗出不烦，自欲吐等；至五六日，自利，说明阳气虚衰加重，没有回复的可能；若复烦躁不得卧寐，则是阳气已脱，虚阳外扰。

　　上述少阴病的死证原文，其实已经不是少阴病，而是传变为厥阴病了，因为厥是厥阴病的特征，厥阴病是伤寒的最后阶段，厥阴病的厥证才是阴阳离决的边缘，即阴阳气不相顺接。由此可知，少阴病篇所见之手足寒的病机是心肾阳虚，而不是厥证，若出现了手足厥逆，则为厥阴病了。在厥阴病篇还会对此进行论述，请参考厥阴病篇进行理解。

第六章

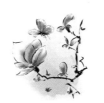

辨厥阴病脉证并治

概　说

　　厥阴病是伤寒最后的厥证阶段。

　　伤寒六经病各有提纲条文，用以提示六经病的实质。根据太阳、阳明、少阳、太阴、少阴病提纲所描述的证候，均较明确的提示了各经病的实质。唯厥阴病篇提纲证所论述的证候不能概括厥阴病的本质，故而厥阴篇为历代研究伤寒学者所注意，然众说纷纭，莫衷一是。故陆渊雷说："伤寒厥阴篇竟成千古疑案。"

　　厥阴病篇共有56条原文，其中有32条原文54次提到"厥"，可见，"厥"是厥阴病篇的主题。

　　厥阴包括足厥阴肝与手厥阴心包两经两脏。肝主疏泄，喜条达，藏血，舍魂，在体合筋。心包为心之宫城，代心用事。《素问·至真要大论》曰："厥阴何也？岐伯曰：两阴交尽也。"高士宗的《素问直解》解释为："由太而少，则终有厥阴，有太阴之阴，少阴之阴，两阴交尽，故曰厥阴。"说明厥阴为三阴之尽。《素问·阴阳类论》曰："一阴至绝，作朔晦。"厥阴为阴至尽，故算至绝，阴尽则阳生，阳生是朔，阴尽是晦，故曰作朔晦，指厥阴具有阴中有阳，阴尽阳生的特点。《灵枢·阴阳系日月》曰："戌者九月，主右足之厥阴。亥者十月，主左足之厥阴。此两阴交尽，故曰厥阴。"戌亥为地支之尽，遇子则阳气来复，故曰厥阴。厥阴为人体阴阳之气交替转换的阶段，可以将其概括为：两阴交尽，谓之厥阴；阴极阳生，极而复返。这是厥阴的生理。

　　厥阴病是伤寒最后的厥证阶段。外感病的发生是从太阳开始的，因为太阳主表，外邪不经太阳则无由进入人体；外感病的死亡则在厥阴，因为厥阴是人体阴阳之气交替转换的阶段，厥阴病乃人体阴阳之气不能正常交替，即所谓"阴阳气不相顺接"，阴阳气不相顺接的临床特征就是"厥"，"阴阳气不相顺接"的再发展就是"阴阳离决"，即死亡。

厥阴病篇讨论了很多种厥，但厥阴病主要是热厥和寒厥，厥阴病是从热厥开始的。其他的厥是为了和厥阴病鉴别。

另外，要强调一点的是，如果厥阴病讨论的是厥，则第326条不能作为厥阴病的提纲，因为这条原文并没有揭示厥阴病的本质特征，与之相关联的是，乌梅丸不是厥阴病的主方。

第一节 厥阴病纲要

一、厥阴病提纲（337）

【原文】

凡厥者，陰陽氣不相順接，便爲厥。厥者，手足逆冷者是也。（337）

【讲解】

"阴阳气不相顺接"为厥的病机，乃阴阳气失去相对的平衡，不能相互贯通的结果，结合厥阴的特征（阴极阳生，极而复返）和厥的特征（手足逆冷），且所有阴阳经的交接都在手足，所以这里的"阴阳气"应该是以经络之气为代表的阴阳之气。"手足逆冷"既是"厥"的定义，也是其特点。时振声教授认为，手足逆冷是手足冷向肘、膝关节方向发展，即手足冷向心性的逆向发展，这是人体阳气逐渐衰竭，阴阳即将离决的征兆。人体温度的维持依赖于血液循环，心脏是血液循环的动力，如果手足冷逆向发展，那是心脏功能衰竭的表现。《灵枢·厥病》中有"真心痛，手足青至节，心痛甚，旦发夕死，夕发旦死"的记载，其所描述的病情就是手足冰冷青紫，向肘、膝关节方向逆向发展，就是《伤寒论》所说的"厥"，相当于西医学的心肌梗死所致的心源性休克，是十分危重的疾病，大多数预后不良。

在《伤寒论》中，还有逆冷、厥冷、厥逆、厥寒等，和厥的意思相同。

手足冷（或手足寒），仅仅是手足的寒冷，寒冷没有向肘、膝关节方向逆向发展。这是手足冷和厥的临床区别。在病机上，手足冷是阳虚不能温煦四肢，厥则阴阳气不相顺接。阳虚只是阳气量的减少，阴阳气不相顺接则是阴阳有离决的趋势。需要注意的是，阳气的虚衰不断加重，由虚而脱的时候，就是发展为阴阳气不相顺接了。所以，太阴病的脾阳虚、少阴病的心肾阳虚，是可以演变成厥阴病的寒厥的。

在《伤寒论》中，三阳病可以根据发热的特征进行区别，即太阳病是发热恶寒，阳明病是发热恶热（即发热不恶寒），少阳病是往来寒热。三阴病可以根据手足的寒温来区别，即太阴病是手足自温，少阴病是手足寒，厥阴病是手足厥。

《内经》中有14种厥，如大厥、煎厥、薄厥、血厥等，但各有特征，范围广泛，包括昏厥在内。就寒厥、热厥而言，寒厥与伤寒略同，而热厥则不同，其表现为手足热，其病机为阴气衰于下，治宜壮水之主。厥证的定义始于仲景，沿用至今。

本条从病机与证候上阐明了厥的定义，而厥阴病就是厥，故此条当比第326条更适合作为厥阴病的提纲。

二、厥阴病欲解时（328）

【原文】

厥陰病欲解時，從丑至卯上。（328）

【词解】

从丑至卯上：指丑、寅、卯三个时辰，即现在的凌晨1点至早上7点，共6个小时。

【讲解】

丑、寅、卯乃自然界阳气生发之时，厥阴为阴极阳生，极而复返的阶段，厥阴病则是阴极而阳不能生，阴阳气不相顺接。丑、寅、卯时得自然界的阳气之助，使阳气生发，有利于阴阳气的顺接，故为厥阴病的欲解时。

仲景在《伤寒论》三阳三阴各篇均设一欲解时，至今诸家未明确其所承是何种学说，他书均未见相关论述，值得存疑，认真研究，不得因简略而忽视。

第二节　厥阴病本证

一、热厥

（一）热厥的辨证标准、治则与治禁（335）

【原文】

傷寒，一二日至四五日，厥者必發熱，前熱者後必厥，厥深者熱亦深，厥微者熱亦微。厥應下之，而反發汗者，必口傷爛赤。（335）

【词解】

口伤烂赤：口舌生疮，红肿糜烂。

【讲解】

本条提出热厥的诊断标准与治疗宜忌。

热厥的诊断标准："厥者必发热，前热者后必厥，厥深者热亦深，厥微者热亦微。"即厥与热并见，且厥与热的程度成正比。其病机为邪热深伏，阻隔阳气，致阴阳气不相顺接，而形成厥，所以热厥为内真热而外假寒，为真热假寒证。热厥虽然表现为手足厥冷，但同时有发热，且必有里热征象。

热厥的治疗原则："厥应下之"。此当包括清、下两法。

热厥的治禁："反发汗者，必口伤烂赤。"明确其治禁为辛温发汗，而其误汗的变证，则因劫夺津液，邪热更炽，火热上炎，而见口伤烂赤。

这种情形与西医学的感染性休克相似。因为有感染，所以病人会发热，因为细菌的内毒素会导致微循环障碍，所以会出现手足厥冷等休克的表现。对于感染性休克，西医的治疗原则是抗感染和抗休克，《伤寒论》提出的原则是"下之"，临床实践证明，对于感染性休克及时地运用清下，可以有效地抗感染和抗休克，使抗休克的临床过程顺利。

感染性疾病和伤寒（外感病）的概念很相似，指的是一类疾病，因此，感染性休克除了感染和休克的共性外，还会因为不同的原发病而有不同的临床表现，从中医的辨证而言，除了有发热和厥外，还会有伴随证。比如，中毒性肺炎所致的休克，除了有感染和休克的表现外，还会有肺部感染的表现，中医的辨证就是热、厥、咳喘并见；中毒性痢疾所致的感染性休克，除了感染和休克的表现外，还会有痢疾的表现，中医的辨证就是热、厥、利并见，等等，不一而足。从西医的角度而言，不同的感染原和不同的感染部位，可以导致感染性休克这一相同的结果，治疗的原则也都是抗感染和抗休克，但是针对不同的原发感染采取的具体措施并不相同。从中医的角度而言，凡是热和厥并见，那就是热厥；凡是厥，那就是厥阴病。但是，导致热厥的原因也并不相同，如果热、厥、喘并见，辨证属于麻黄杏仁甘草石膏汤证，应该来源于太阳病；如果热、厥、便秘同见，辨证属于大承气汤证，应该来源于阳明病；如果在热、厥的同时有少阳的特征，辨证就是大柴胡汤证，应该来源于少阳病；如果热、厥、利并见，辨证属于白头翁汤证，那就是厥阴病本证。所以，厥阴病篇的热厥源于热利，研究厥阴病要将热利和热厥联系起来。厥阴热利可以导致热厥，但也并非都会导致热厥，也有只利不厥的，那就只是热利；厥阴热利的典型方证是白头翁汤证，但在整个热利的过程中当然不只是白头翁汤证，如白虎汤证、承气汤证、小柴胡汤证、栀子豉汤证、干姜黄芩黄连人参汤证等都是可以见到的，不能孤立地看待这些方证。

虽然厥阴病本证的热厥源于热利，但是，如上所述，热厥的原因绝不仅仅是热利。

《伤寒论》中"厥应下之"的例子是350条"伤寒，脉滑而厥者，里有热，白虎汤主之"。证之临床，无形邪热深伏者用白虎汤，有形燥热内结者可以用承气汤，邪热壅肺者可以用麻杏甘石汤，热结少阳者可以用大柴胡汤，水热互结者可以用大陷胸汤等。结合371条"热利下重者，白头翁汤主之"，373条"下利欲饮水者，以有热故也，白头翁汤主之"，如果热、利、厥并见，与临床所见的中毒性痢疾导致的休克相同，也因为如此，我们不能忽视厥阴病篇有关热利的原文，在中毒性痢疾导致的休克的发病过程中，有的病人先有下利、发热，后见厥；也有的病人先见发热而厥，后见下利，但是在整个发病过程中，厥、热、利终究是可以见到的。

综上所述，厥阴病篇的热厥与现在临床所见的感染性休克相似，其治疗原则对感染性休克的治疗也有重要指导意义。厥阴病篇讨论的主要是热厥，厥阴病篇的厥也是从热厥开始的。

（二）热厥的临床表现：厥、热、利并见（331、332、334、336、341、363）

【原文】

伤寒，先厥，後發熱而利者，必自止，見厥復利。（331）

伤寒，始發熱六日，厥反九日而利。凡厥利者，當不能食；今反能食者，恐爲除中。食以索餅，不發熱者，知胃氣尚在，必愈。恐暴熱來出而復去也。後三日脉之，其熱續在者，期之旦日夜半愈。所以然者，本發熱六日，厥反九日，復發熱三日，並前六日，亦爲九日，與厥相應，故期之旦日夜半愈。後三日脉之而脉數，其熱不罷者，此爲熱氣有餘，必發癰膿也。（332）

伤寒，先厥後發熱，下利必自止。而反汗出，咽中痛者，其喉爲痹。發熱無汗，而利必自止；若不止，必便膿血。便膿血者，其喉不痹。（334）

伤寒病，厥五日，熱亦五日。設六日當復厥，不厥者自愈。厥終不過五日，以熱五日，故知自愈。（336）

伤寒發熱四日，厥反三日，復熱四日，厥少熱多者，其病當愈。四日至七日，熱不除者，必便膿血。（341）

下利，寸脉反浮數，尺中自濇者，必清膿血。（363）

【词解】

①除中：指胃气垂绝，而反能食的反常之象，多见于重症患者。

②食以索饼：食读饲（sì），给东西与他人吃叫食。索饼是以麦粉做成的条索状食品。

③脉之：脉，此处为动词。诊察的意思。

④旦日：第二天。

⑤其喉为痹：咽喉红肿，闭塞不通。

⑥清脓血：清与圊通，清者，厕也。清脓血即大便脓血。

【讲解】

热厥可以先发热，后厥而利；或开始发热下利，以后出现厥逆；或开始即有厥逆，以后出现发热下利，热盛可以便脓血。至于条文中所列日数，如厥几日、热几日，仅是对厥与热的程度而言，视厥甚还是热甚，以作为预后的判断，并非真有厥几日，热几日，再厥几日。古今医家多数困于日数不解，实际上临床所见的热厥，在厥的同时必有高热，甚至谵语。由于是厥、热、利同时并见，类似西医学中毒性痢疾导致的感染性休克，因此，厥阴病中的热厥并不少见。证之临床，中毒性痢疾导致的感染性休克的发病过程，有的开始只是发烧，以后出现痢疾、休克；有的开始休克，以后出现发烧、痢疾；有的开始是痢疾、发烧，以后出现休克，但在整个疾病的过程中，厥、热、利都是会出现的。

对于上述原文的理解，因为受厥阴病提纲的约束，又没有系统地治疗感染性疾病的临床经验，虽然有人怀疑乌梅丸只是治疗蛔厥的主方，似不能作为治疗厥阴病的主方，但厥阴病的主方是什么？厥阴病的临床表现是什么？其本质又是什么？并不清楚。所以，陆渊雷无奈地认为厥阴病篇是"千古疑案"；中医院校的历版《伤寒论》教材中的厥阴病篇也只是根据证候对原文进行了分类。

后世医家大多数认为，《伤寒论》中的厥几日、热几日是寒厥的厥热胜复，这是不恰当的。厥阴篇中先厥后热，先热后厥，都是热厥。唯有厥而无热，甚至一厥不复者，其厥方为寒厥。寒厥不存在厥热胜复的问题，试想，如果寒厥的病人出现发热，那是阳气来复吗？病人会因为发热而痊愈吗？显然不会。寒厥的病人出现发热，是虚阳外越，阴盛格阳于外，是真寒假热。《伤寒论》中的厥几日、热几日，是以厥和热的天数比较，根据厥多热少，还是热多厥少来判断预后，前者表示预后不好，后者表示预后较好。厥多热少表明热厥要向寒厥转化，热多厥少表示邪热亢盛，可以续发各种变证，如转移性的化脓病灶、咽痛喉痹、口伤烂赤、大便脓血等。按照西医学的观点来看，感染性休克可能是因脓毒血症、败血症、中毒性肺炎、中毒性痢疾等引起，所以续发的各种变证亦不相同。厥几日、热几日的比较，如果热未加重，病势稳定，则通过治疗可有向愈之机。

对于 334 条之"咽中痛""喉为痹""便脓血"；第 341 条之"必便脓血"；第 332 条之"必发痈脓"等表现，乃热毒未除，非《伤寒论》教材和大多数医家所认为的寒厥阳复太过。其实质是热厥过程中，热邪没有得到控制，即在感染性休克的过程中，感染灶没有得到控制，便脓血可能是中毒性痢疾。寒厥的病人不会有厥热胜复，更不会有阳气恢复太过。

（三）热厥证治

1. 白虎汤证（350）

【原文】

傷寒，脉滑而厥，裹有熱，白虎湯主之。（350）

【讲解】

本条乃无形热郁致厥的脉象与治法，乃热厥重证。

滑为阳脉，主热；热邪深伏，阻隔阳气，致阴阳气不相顺接，则厥；本文乃举脉略证的省文笔法，意在突出里有热的辨证要点，应知除脉滑而厥外，当有口干舌燥、烦渴引饮、胸腹灼热、小便黄赤等。

从中医的角度而言，无论是太阳病化热入里，还是阳明病里热炽盛，还是少阴病热化，还是厥阴热利等导致的热厥，只要辨证属于无形邪热深伏者，都可用白虎汤治疗。从西医的角度而言，无论是什么原发病导致的感染性休克，只要表现为无形邪热深伏者，就可用白虎汤治疗。

2. 小柴胡汤证（339、379）

【原文】

傷寒熱少微厥，指頭寒，嘿嘿不欲食，煩躁。數日，小便利，色白者，此熱除也。欲得食，其病爲愈；若厥而嘔，胸脅煩滿者，其後必便血。（339）

【词解】

微厥：指厥冷的程度轻微。

【讲解】

本条乃热厥轻证。伤寒热少微厥，即是热厥轻证。

阳郁不伸，故见指头寒；胃气不苏，故见默默不欲食；阳郁求伸，则见烦躁。本证有向愈或向剧两种转归：一是数日之后，小便利而色白为里热已除，欲得食乃胃气亦和，故其病转向愈；另一是病情转剧而见厥而呕、胸胁烦满等，表明热邪转甚，阳气被阻隔，阴阳气不相顺接，形成典型的热厥。若再进一步发展，热邪损伤阴络，则可发生便血等变证。

本证是热厥过程中的一个过渡证型，即热厥经过治疗病情向愈，发热、厥都减轻，伴见默默不欲食、烦躁，假以时日，可以自愈；根据辨证，也可以用小柴胡汤。病人有轻微的发热和默默不欲食，即是 379 条"呕而发热"的轻证。

本证还有一种可能，是热证要向热厥转化，从热少微厥、指头寒、默默不欲食、烦躁，发展成厥而呕、胸胁烦满、便血，其临床表现就是厥、热、呕、胸胁烦满、便血，其辨证是热厥兼有少阳，根据 335 条"厥应下之"的原则，可以用大柴胡汤。如果病人在便血的同时有下重的表现，或者表现为便脓血，那就是厥阴热利所致的热厥，可用大柴胡汤合白头翁汤。

【原文】

嘔而發熱者，小柴胡湯主之。（379）

【讲解】

此条也是热厥过程中的一个过渡证型，可参考上条的理解。也有人将此理解成厥阴病转出少阳，阴证转阳，脏邪还腑。

呕而发热，属于少阳有热，胆热逆胃。当参看第 149 条、第 101 条等。

3. 干姜黄芩黄连人参汤证（359）

【原文】

傷寒本自寒下，醫復吐下之，寒格，更逆吐下，若食入口即吐，乾薑黃芩黃連人參湯主之。（359）

乾薑黃芩黃連人參湯方

乾薑　黃芩　黃連　人參各三兩

上四味，以水六升，煮取二升，去滓，分溫再服。

【词解】

寒格：指上热与下寒相格的证候。

【讲解】

此条是噤口痢的证治。

本证是患者素体脾胃虚寒，又患热利，在下利的同时，呕吐严重，不能进食，即后世的"噤口痢"，是热利过程中的一种表现。后来朱丹溪用人参黄连煎汤频频呷服治疗噤口痢，应该来源于此。

本条病机为胃热脾寒，寒热相格。治疗前本为寒热格拒，故云"伤寒本自寒下"，而医复吐下之，脾胃更伤，寒格更甚，故云"寒格更逆吐下"。上热胃逆尤甚，故见食入口即吐。

治法宜用苦寒泄降，辛温通阳。方用干姜黄芩黄连人参汤。

黄芩、黄连苦寒泻热，干姜辛温通阳，人参益气补中。乃寒温并用，辛开苦降，攻补兼施。从寒热药的比例而言，黄芩、黄连各三两，干姜三两，苦寒倍于辛热；从证候而言，上热呕吐尤剧。干姜既有温脾祛寒的作用，同时可反佐，防止格拒，从而加强黄芩、黄连之苦寒降泄的作用。

在《伤寒论》中，半夏泻心汤证、黄连汤证、干姜芩连人参汤证皆为寒热错杂、虚实互见，但三者同中有异。从病位而言，半夏泻心汤证寒热互结于中，余证则寒热分居上下；从寒热比例而言，三个泻心汤证寒热基本相等，而黄连汤证寒多于热，干姜芩连汤证热多于寒；从虚实而言，干姜芩连汤证实多于虚，余证则虚实均等。

4. 白头翁汤证（371、373）

【原文】

熱利，下重者，白頭翁湯主之。（371）

白頭翁湯方

白頭翁二兩　黃蘗三兩　黃連三兩　秦皮三兩

上四味，以水七升，煮取二升，去滓，溫服一升；不愈，更服一升。

下利，欲飲水者，以有熱故也，白頭翁湯主之。（373）

【词解】

热利：指湿热痢疾，古称"滞下"，《内经》谓之"肠澼"，包括西医学之细菌性痢疾、阿米巴痢疾等。病位虽然在肠，但病机与肝经湿热气滞相关。

【讲解】

此二条皆是厥阴热利的证治。

本证病机乃肝经湿热下迫大肠，损伤脉络。肝经湿热下迫大肠，秽恶郁滞欲出不得，故见下重；肝热灼伤津液，故见欲饮水。另外，本证还当可便脓血，腹痛，发热，舌红苔黄等。

热利是导致热厥的常见原因，在西医学的感染性休克中，中毒性痢疾也是常见原因。

治法宜用清热燥湿，凉肝止利。方用白头翁汤。

白头翁、秦皮合用以清热凉肝，为厥阴热利之主药，佐以黄连、黄柏，清热燥湿，坚阴厚肠止利。本方还可治疗下焦湿热证，如带下、阴痒等，煎汤外洗。下痢只要证属湿热，使用本方均有效果。若中气虚寒，或寒湿下利者，则切不可用。

比较白头翁汤、黄芩汤、葛根芩连汤热利三方：白头翁汤证乃肝热，见下利腹痛，便脓血，以赤冻为主，发热，渴欲饮水，舌红，苔黄腻，脉弦数，治宜清解厥阴肝热；黄芩汤证乃少阳胆热，故见下利腹痛，发热口苦，下重，以白冻为主，舌红，苔薄黄，脉弦数，治宜清解少阳胆热；葛根芩连汤证乃阳明肠热，故见下利肛门灼热，利下黄色臭秽稀水，暴注下迫，发热，喘而汗出，舌红，苔黄，脉数，治宜清解阳明肠热。

5. 小承气汤证（374）

【原文】

下利譫語者，有燥屎也，宜小承氣湯。（374）

【讲解】

此条是热厥腑实的证治。

本证的下利为"热结旁流"，其特征为泻下清稀粪水，不带粪渣，臭秽难闻，且伴腹满痛，潮热谵语，舌苔黄燥，脉沉实等。

本条当与第321条"少阴病，自利清水，色纯青，心下必痛，口干燥者，急下之，宜大承气汤"相似，但有轻重之别。

阳明腑实，燥屎内结，热邪深伏，阻隔阳气，致阴阳气不相顺接而成热厥。阳明病篇和少阴病篇的急下三证，都极容易发生热厥，应该引起重视，不能等闲视之，这也是"厥应下之"的典型例证。《温病条辨》中焦篇第6

条："阳明温病，面目俱赤，肢厥，甚则通体皆厥，不瘛疭，但神昏，不大便七八日以外，小便赤，脉沉伏，或并脉亦厥，胸腹满坚，甚则拒按，喜凉饮者，大承气汤主之。"

6. 栀子豉汤证（375）

【原文】

下利後更煩，按之心下濡者，爲虚煩也，宜栀子豉湯。（375）

【词解】

濡：通软。即柔软之义，与心下痞坚相对。

【讲解】

此条是热利后而虚烦的证治。

本证是热厥过程中的一个阶段。承上条，阳明腑实热结，热结旁流所致之热厥下利，经用承气汤后，利止厥回，但余热未尽，扰于胸膈，故可见心烦。因为阳明腑实，浊热上扰心神亦可见烦，故须区别。若腹部硬满疼痛，则为腑实未尽，可用调胃承气汤；若心下胃脘、腹部柔软，则为无形邪热上扰心神所致之"虚烦"，可用栀子豉汤。

所有的热厥，经过治疗热退厥回，余热未清，扰于胸膈而致"虚烦"者，都可用栀子豉汤。如厥阴热利所致之热厥，经用白头翁汤治疗，热退利止厥回，若余热未清而见"虚烦"，也是栀子豉汤的适应证。不一而足，余皆仿此。

7. 痈脓致呕（376）

【原文】

嘔家，有癰膿者，不可治嘔，膿盡自愈。（376）

【讲解】

此条说明痈脓致呕的治禁。

因在内痈脓而致的呕吐，乃排出痈脓的途径，若止呕则脓无以排出，关门留寇，不仅无效，必致病更增重，故条文强调"不可治呕"。"脓尽自愈"，则代表因势利导，祛除病因。这是对本条原文的字面理解，也是现行教材的通行解释。

"呕家，有痈脓"，就是病人呕吐，吐出的是脓，原因是有痈。痈是化脓性的感染，化脓性感染可以导致感染性休克，所以，吐脓是化脓性感染所致感染休克过程中的一种表现，但不能孤立地看待，应该将其放在热厥的过程来看待。除了应该理解对于呕脓的病人不能仅仅考虑止呕以外，还应根据病人的全部临床表现和疾病过程采取相应的治疗措施，痈的基本治疗原则是清热凉血解毒，但是还要弄清楚痈的具体部位，再选方用药。

"呕家，有痈脓"，应该是呕脓，脓来源于胃，经呕而出。原发病应该是胃痈。《素问·病能论》和《圣济总录》中有"胃脘痈"，《杂病源流犀烛》提出胃脘痈可选用薏苡仁汤、清胃散、牡丹散、千金内消散、内消沃雪汤、东垣托里汤等方。西医与之相对应的疾病是急性化脓性胃炎（acute purulent gastritis），是胃壁细菌感染引起的化脓性病变，有时也称为蜂窝组织性胃炎。罕见而严重，很容易导致感染性休克。因此，这里也可能是肺痈，肺痈的脓也是经口吐出的，《金匮要略·肺痿肺痈咳嗽上气病脉证并治》第12条就有："咳而胸满，振寒脉数，咽干不渴，时时出浊唾腥臭，久久吐脓如米粥者，为肺痈。"西医与之对应的疾病是肺脓肿，肺脓肿可以导致感染性休克。只是严格来说，肺痈的脓是从肺而来，经咳而出，当然，此时也不能止咳，而应该清热解毒、化痰排脓，《金匮要略》中用桔梗汤，现在可用千金苇茎汤加味。

8. 哕而腹满证（381）

【原文】

伤寒，哕而腹满，视其前后，知何部不利，利之即愈。（381）

【讲解】

此条是哕逆实证的治疗原则。

这条原文讨论的是腑实热结，浊热上扰，胃气不降，而见哕而腹满的辨治原则。但不能孤立看待，而应放在热厥的过程中来理解。

若阳明腑实，热邪深伏，阻隔阳气，致阴阳气不相顺接则为热厥。因为有腑气不通，浊热上扰，胃气不降，也可出现哕而腹满，所以在热厥的同时，或在热厥的过程中，病人可出现哕而腹满，此时的哕而腹满可以同时有便秘，治疗可以用承气汤。便通热泄，解除了阳气的阻隔，则厥可回；腑气得通，胃气得降，则满除哕止。

但是，哕而腹满，还可以因为小便不利，湿邪内停，阻碍胃气的和降而致，这对临床医生而言是必须知道的，所以针对哕而腹满，也必须辨证论治，这就是"视其前后，知何部不利，利之即愈"的意义。

二、寒厥

（一）寒厥治禁与寒厥灸法（330、347、349）

【原文】

諸四逆厥者，不可下之，虚家亦然。（330）

【词解】

亦然：也是这样。

【讲解】

此条说明虚寒诸厥，禁用下法。

因为335条提出热厥的治疗原则是"厥应下之"，所以本条所指的"诸四逆厥者"应该是寒厥；而"虚家"则代表了正虚诸厥。此两者皆不可下，即攻邪之法，如发汗、催吐、清热等。

【原文】

傷寒五六日，不結胸，腹濡，脉虚復厥者，不可下，此亡血，下之死。（347）

【词解】

①腹濡：腹部按之柔软。

②亡血：即血虚，对应脉象为虚。

【讲解】

此条说明血虚之厥，禁用下法。

厥阴病的厥有热厥和寒厥，二者的治法完全不同，必须对二者进行鉴别。如果病人有厥的同时，还有结胸的表现，或者腹不濡（即腹部硬满疼痛拒按等阳明腑实征象）、脉不虚（有力的脉象），就可能是热厥，是热证、实证，不是虚寒证，不是寒厥。因为大结胸证的"从心下至少腹硬满而痛不可近"和西医学中的弥漫性腹膜炎的表现很相似，而弥漫性腹膜炎是可以导致感染性休克的，感染性休克的表现是热厥；阳明腑实也是导致热厥的常见原因，在热厥中已经提到；厥阴病中第 350 条列举的热厥的证治是"脉滑而厥者，里有热，白虎汤主之"，滑脉当然是实脉，不是虚脉。

本条要点在于，临床上见到厥证，要从上述方面进行鉴别，当然也只是举例，临证之际要举一反三。只有鉴别清楚，辨证无误，才能采取正确的治法。

"伤寒五六日，不结胸"排除了大陷胸汤证，"腹濡"排除了阳明腑实证，"脉虚"排除了一切实证的可能，禁用下法。从"此亡血，下之死"来看，有血虚的病机存在，当如当归四逆汤证之类。

【原文】

伤寒脉促，手足厥逆，可灸之。（349）

【讲解】

本条论述寒厥可用灸法。

既用灸法，当为寒厥。穴位可选太冲、关元、气海等；同时，还可灸药并用，如四逆汤之类。

《辨脉法》云："脉来数，时一止复来者，名曰促。脉阳盛则促。"根据脉法，数中一止为促，促为阳脉。灸法为温阳散寒治法，阳盛复灸，则属治法错误。因此，对于促脉要慎重思考。传统脉法中关于促脉的定义并不完全准确，仅仅根据"数时一止"也不能准确判断其临床意义，比如，脉象的有力无力、数的程度等也不一样。如果数而有力则可能是阳盛，数而无力则不一定是阳盛，还要结合病人的全部临床表现进行判断。数脉的定义是一息四至以上，这也是一个不能简单理解的问题。即使每个人都是很标准的一息四至，其实每个人所测到的实际脉搏次数也并不会完全一样，因为正常成人的呼吸频率范畴是每分钟 12 ～ 20 次，显然，每个人所测到的脉搏次数差异会很大。如果结合临床，寒厥的病人"促脉"并不少见，心衰的病人心率快而且心律不齐是常见的。

本文所述之脉促，应结合舌象和病人的全部临床表现以辨其寒热虚实。按灸法来治，则此脉促当为无力，并有寒厥表现。

（二）由太阴病、少阴病阳虚发展而成的寒厥

1. 四逆汤证（353、354、377、358、364、372）

【原文】

大汗出，热不去，内拘急，四肢疼，又下利厥逆而恶寒者，四逆汤主之。（353）

大汗，若大下利而厥冷者，四逆汤主之。（354）

呕而脉弱，小便复利，身有微热，见厥者难治，四逆汤主之。（377）

【词解】

内拘急：腹中挛急不舒。

【讲解】

以上三条原文是阳气由虚而脱发展而成的寒厥。

太阴病的脾阳虚弱，少阴病的心肾阳虚如果没有及时控制，阳气由虚而脱就可以形成阴阳气不相顺而致寒厥。脾肾阳虚，火不暖土，阳不固阴，可在恶寒（当为畏寒）蜷卧、手足不温等阳虚不能温煦表现的同时，还可见大汗淋漓、下利清谷、小便清长、呕吐等津液耗散的表现，最终形成阳随津脱，阴阳气不相顺接的厥，稍有不慎，很快还会阴竭阳脱，阴阳离决而死亡。

353条的"大汗出，热不去"说明大汗是亡阳脱汗，热是虚阳外越的假热，不是太阳病的发热，因为太阳病的发热会汗出热退；"内拘急，四肢疼"乃阳虚寒凝，经脉不通；"下利"乃脾肾阳虚，火不暖土，阳不固阴；"恶寒"实为畏寒，乃阳虚不能温煦之故；若阳虚进一步发展，由虚致脱，则可形成阴阳气不相顺接的厥。大汗出，热不去，内拘急，四肢疼，下利，这些表现属于少阴病，如果出现厥，就属于厥阴病的寒厥了，应主之以四逆汤。

354条之"大汗，大下利"乃脾肾阳虚，阳不固阴；"厥冷"乃阴竭阳脱，阴阳气不相顺接而致厥。大汗、大下利属于少阴病，而厥则属于厥阴病了，而且是从少阴的阳气虚衰发展成厥阴的寒厥。寒厥，可主之以四逆汤。

377条之"呕"乃下焦阳气虚衰，寒邪上逆，影响胃气和降所致；"脉弱"当为沉而微细的脉象，为少阴心肾阳气虚衰之象；"小便复利"即在呕

的基础上加上小便利，小便利，即小便清长、频数、量多，乃肾阳虚衰，不能固摄津液所致；"身有微热"乃虚阳外越之象，身热既微，则说明虚阳外越不重；"见厥者难治"是说在上述表现的基础上出现厥，则说明少阴的阳气虚衰在加重，由虚而脱，发展为阴阳气不相顺接的厥，厥阴病的寒厥，和少阴病的肾阳虚比较，病情进一步加重，并且很容易发展成阴阳离决的死证，危险在增加，治疗难度在增加，所以难治。呕、脉弱、小便复利、身有微热为少阴病，厥为厥阴寒厥。因为其仍属厥阴寒厥，仍可主之以四逆汤。

【原文】

傷寒四五日，腹中痛，若轉氣下趣少腹者，此欲自利也。（358）

【词解】

下趣：趣，音区（qū），同趋，即下趋。向下进行之意。

【讲解】

此条乃论述欲作自利的先兆。

"伤寒四五日"因里阳不足，阴寒凝滞而见腹中痛，因此，谷气失运而下趋，而见转气下趋少腹，此乃欲作自利的先兆。因里阳不足，阴寒凝滞，故当可用四逆汤治之。

这条原文是寒厥过程中的一个证型，原文所述为脾肾阳虚的表现，还不是寒厥，但若其再发展就可能是寒厥，不能孤立看待，应将其放在厥阴病寒厥的过程中来看待。治疗可根据病情轻重酌情选用理中汤、四逆汤，若治疗及时准确，就可避免发展成寒厥。

【原文】

下利清穀，不可攻表，汗出必脹滿。（364）

下利腹脹滿，身體疼痛者，先溫其裏，乃攻其表。溫裏宜四逆湯，攻表宜桂枝湯。（372）

【讲解】

此两条原文论虚寒下利兼表证的证治、治则。

第364条，脾肾阳衰，阳衰阴盛，则见下利清谷。从"不可攻表"可知当有表证。故此条证乃表里同病，即脾肾阳虚兼有表证。从"下利清谷"来看，脾肾阳虚为重，根据表里同病时表里先后缓急的治疗原则，里虚寒证急重者，应先温其里，后攻其表。若不循先后缓急之法，先攻其表，汗之则阳随汗泄，里阳更虚，浊阴更塞，故见汗出必胀满。

第 372 条，脾肾阳衰，阳衰阴盛，则见下利；阳虚寒凝，则见腹胀满；外兼表证，故见身体疼痛。亦为表里同病，里虚寒证急重，故宜先温其里，宜四逆汤；里阳复，表证不罢者，可用桂枝汤攻其表。

第 364 条的腹胀乃误汗变证，而第 372 条的腹胀则为下利兼证。此二条的治则皆当先温其里，不可攻表，或后攻其表。

比较第 372 条与第 91 条，第 91 条的下利清谷乃误下所致，身体疼痛为原有表证未罢；本条下利腹胀满为原有证，身体疼痛乃复感外邪新产生的表证。

这两条原文讨论的是少阴病虚寒下利兼表证的治疗原则，同样不能孤立看待，仍然要将其放在寒厥的过程中来探讨。这两条原文所述的还不是厥阴病的寒厥，但是可能发展成寒厥的，特别是兼有表证时误用解表可加重已有的阳虚，加速向寒厥的发展进程，应引起重视。

2. 通脉四逆汤证（370）

【原文】

下利清谷，裏寒外熱，汗出而厥者，通脉四逆湯主之。（370）

【讲解】

此条乃阴盛格阳的证治。

本条病机乃脾肾阳虚，阴寒内盛，格阳于外。由于脾肾阳虚，阴寒内盛，故见下利清谷；阴寒内盛，格阳于外，故见外热；阳虚欲脱，不能固摄津液，故见汗出；阳气由虚而脱，阴阳气不相顺接，故厥。治疗可主之以通脉四逆汤，与少阴病篇 317 条相同。

下利清谷，里寒外热，汗出，这是少阴病的表现，厥则是厥阴病了。所以这条原文所讨论的寒厥，是从少阴病发展而来的。

3. 误治胃寒致哕证（380）

【原文】

傷寒大吐大下之，極虛，復極汗者，其人外氣怫鬱，復與之水，以發其汗，因得噦。所以然者，胃中寒冷故也。（380）

【词解】

外气怫郁：外气指体表之气，怫郁谓体表无汗而有郁热感。

【讲解】

此条乃误治胃寒致哕的证治。

因大吐、大下，而损伤中阳，令胃气极虚，医家又因其外气怫郁似表，而复汗之。医家又误以水疗之法治之，令胃中虚冷，饮停气逆，致哕。

本条当与第 226 条作比较。

本条虽未列出方药，但按其病机情况，治疗应该温中止哕，方用理中汤加丁香、吴茱萸等。

本条原文所论，虽然不是寒厥，但要放在寒厥过程中来讨论。反复误治，损伤了中阳，严重的会损伤肾阳，并发展成寒厥。需要引起重视的是，误治是导致疾病加重，甚至死亡的常见原因，当然也可能是导致寒厥的原因。

4. 少阴病篇、霍乱病篇的相关条文（314、315、317、385、388、389、390）

【原文】

少陰病，下利，白通湯主之。（314）

少陰病，下利，脉微者，與白通湯。利不止，厥逆無脉，干嘔煩者，白通加豬膽汁湯主之。服湯，脉暴出者死，微續者生。（315）

少陰病，下利清穀，裏寒外熱，手足厥逆，脉微欲絕，身反不惡寒，其人面色赤，或腹痛，或乾嘔，或咽痛，或利止脉不出者，通脉四逆湯主之。（317）

惡寒脉微而復利，利止亡血也，四逆加人參湯主之。（385）

吐利汗出，發熱惡寒，四肢拘急，手足厥冷者，四逆湯主之。（388）

既吐且利，小便復利而大汗出，下利清穀，内寒外熱，脉微欲絕者，四逆湯主之。（389）

吐已下斷，汗出而厥，四肢拘急不解，脉微欲絕者，通脉四逆加豬膽湯主之。（390）

【讲解】

以上条文皆与寒厥有关，本在少阴病篇（314、315、317）、霍乱病篇（385、388、389、390）中，但其本质属于厥阴病，因为都是厥证。少阴肾阳虚衰导致的呕吐下利，大汗淋漓，小便清长等，以及霍乱的顷刻之间吐利交作，此类患者极容易发展成阴阳气不相顺接的厥证，治疗不及时还会发展成阴竭阳脱，阴阳离决的死证。将其放在少阴病篇和霍乱病篇讨论，是为了适应疾病动态变化的规律，就像太阳病篇有许多非太阳病的内容一样。

上述条文所讨论的寒厥，病机是阳气虚衰，阳不固阴，阴液耗散。病情相对简单，用四逆汤类回阳救逆，阳回阴固，则厥可止。这一类寒厥，和西医学中的失水性休克相似，主要因为呕吐、下利、大汗等导致有效循环血量急剧减少而致休克，现在临床上见到的失水性休克治疗也相对简单，西医用静脉补液的方法，及时补充容量，休克很容易得到纠正。

（三）由热厥转化而成的寒厥（342、344、345、346、348）

【原文】

傷寒厥四日，熱反三日，復厥五日，其病爲進。寒多熱少，陽氣退，故爲進也。（342）

傷寒發熱，下利，厥逆，躁不得臥者，死。（344）

傷寒發熱，下利至甚，厥不止者，死。（345）

傷寒六七日不利，便發熱而利，其人汗出不止者，死。有陰無陽故也。（346）

發熱而厥，七日下利者，爲難治。（348）

【讲解】

以上五条皆为热厥转化而为寒厥。

厥、热并见，可以是寒厥，也可以是热厥，前者如通脉四逆汤证，后者如白虎汤证。寒厥的厥是真寒，热是假热，即虚阳外越的热；热厥的热是真热，厥是假寒，是热邪深伏阻遏了阳气的运行。所以前者虽有热，但必有真寒之象，如恶寒蜷卧、大汗淋漓、下利清谷、小便清长、舌质淡胖苔白、脉沉微细甚至脉微欲绝等；后者虽厥，但必有真热之象，如面赤、口渴、便秘、尿黄、舌质红苔黄燥、脉滑数或沉实有力等。

以上五条皆为厥、热、利并见，结合厥阴病的热厥和热利，应该属于热厥，但仍应结合病人的全部临床表现进行认真判断。

第 342 条是发热在减退，厥冷在加重，病情在进展，有向寒厥转化的趋势。

第 344 有发热、下利、厥逆，显然是热厥，但病人出现躁不得卧，并断定这是死证，是阳气已脱，虚阳外越，病情已经从热厥转化成寒厥了。

第 345 条虽有发热，但"下利至甚"是阳气虚脱，不能固摄的征象，下利不止也会进一步加重阴竭阳脱，而致厥不止，最终导致死亡，显然是从热厥演变成了寒厥。

第 346 条虽未提到厥，但应该是有厥的。本"伤寒六七日而不利"，乃病情尚轻，后来却发展至发热而利，最后"汗出不止"而致死亡，是阳气由虚而脱，阴阳气不相顺接则必有厥，厥不止则阴阳离决而死。

第 348 条本为热厥，而后见下利而且难治，则阳衰加重，要从热厥转化成寒厥。

热厥属感染性休克的早期，感染性休克可分为高心输出量低血管阻力型（暖休克）和低心输出量高血管阻力型（冷休克）两类，两种不同情况的形成与感染性休克的发展阶段有关。早期属暖休克，中医的辨证是热厥，其病理改变是微循环痉挛，是可逆性的改变，通过有效的抗感染，或通过中医的清下治疗，休克是可以恢复的，预后较好；晚期的冷休克，中医的辨证是寒厥，是因为西医没有及时有效的抗感染，中医也没有及时的清下，使休克的病理改变从暖休克时的微循环痉挛发展为微循环衰竭，属于不可逆的改变，所以休克的预后不好。

先有热厥的过程，再转变而来的寒厥，中医的临床辨证和从太阴病、少阴病脾肾阳虚发展而来的寒厥相同，虽然可以按寒厥治疗，用四逆汤之类，但疗效很差，所以张仲景认为大多是死证。四逆汤虽然是厥阴病寒厥的主方，但四逆汤并不能治疗所有的寒厥。对于热厥转化而来的寒厥，用四逆汤则力有未逮，山西李可老先生的"破格救心汤"值得一试。其方如下：附子 30～100～200g，干姜 60g，炙甘草 60g，高丽参 10～30g（另煎浓汁兑服），山萸净肉 60～120g，生龙骨粉、生牡蛎粉、活磁石粉各 30g，麝香 0.5g（分次冲服）。

第三节　厥阴病类似证

一、脏厥与蛔厥（338、326）

【原文】

傷寒脉微而厥，至七八日膚冷，其人躁無暫安時者，此爲藏厥，非蚘厥也。蚘厥者，其人當吐蚘。今病者静而復時煩者，此爲藏寒，蚘上入其膈，故煩，須臾復止，得食而嘔，又煩者，蚘聞食臭出，其人常自吐蚘。蚘厥者，烏梅丸主之。又主久利。（338）

厥陰之爲病，消渴，氣上撞心，心中疼熱，飢不欲食，食則吐蚘。下之，利不止。（326）

烏梅丸方

烏梅三百枚　細辛六兩　乾薑十兩　黄連十六兩　附子六兩（炮，去皮）　當歸四兩　蜀椒四兩（出汗）　桂枝六兩（去皮）　人參六兩　黄蘗六兩

上十味，异搗篩，合治之，以苦酒漬烏梅一宿，去核，蒸之五斗米下，飯熟搗成泥，和藥令相得，内臼中，與蜜杵二千下，丸如梧桐子大。先食飲服十丸，日三服，稍加至二十丸。禁生冷、滑物、臭食等。

【词解】

①脏厥：因肾中真阳极虚而致的四肢厥冷。

②蛔厥：因蛔虫窜扰疼痛而致的四肢厥冷。

③脏寒：指脾脏虚寒，实际是肠中虚寒。

④须臾：很短的时间。

⑤气上撞心：此处的"心"，非指心脏，乃部位概念，泛指心胸部位，病人自觉胃院部有一股气体向上冲逆。

⑥心中疼热：胃脘部疼痛，伴有灼热感。

⑦出汗：蜀椒炒至油质渗出。

⑧异捣筛：将药物分别捣碎，筛出细末。

⑨先食：进食之前服药。

【讲解】

第 326 条乃厥阴病寒热错杂证，上热下寒比较典型。

本条因为行文体例和提纲证相同，故在历版教材中将其作为厥阴病的提纲。因为其讨论的实际内容是上热下寒证，所以又强调这条原文是厥阴病上热下寒证的提纲。根据前面对厥阴病的讨论，本条原文并不能反映厥阴病的本质，其所讨论的上热下寒证，属于乌梅丸的主治范围，故将其和乌梅丸证合并讨论。

上热之意，即木火上炎，因为木火燔炽，耗伤津液，肝胃阴伤，则消渴；肝气上逆则见气上撞心；肝火循经上扰，则心中疼热。下寒之意，即脾气虚寒，故脾虚不运则见饥不欲食；素有蛔虫，因脾虚肠寒而上逆，可见食则吐蛔；下之更伤中气，故下之利不止。

第 338 条乃辨脏厥与蛔厥及蛔厥证的治法。

脉微而厥可见于真阳大虚，脏气垂绝的脏厥，或肠寒胃热，蛔虫窜扰的蛔厥证。本条的目的就是通过二者的鉴别，来突出蛔厥的特点，极有辨证意义。在脏厥的情况下，真阳大虚，脏气垂绝，故可见"肤冷，其人躁无暂安时"。对于蛔厥的情况，此人当有吐蛔史，故曰"常自吐蛔"；因脏（肠）寒而蛔上入膈，故见"静而复时烦，须臾复止"；因蛔闻食臭出，故可见"得食而呕，又烦"。

对于二者的鉴别，脏厥的厥冷程度较重，不但肢冷，且周身皮肤皆冷，躁扰无一刻安宁；蛔厥的厥冷程度则较轻，无肤冷，以烦为主，时静时烦，且有吐蛔史。

"又主久利"之意有三方面：第一，厥阴肝木克土，厥阴为病多影响脾胃功能；第二，久利等消化系统疾病多为寒热错杂；第三，乌梅丸酸敛，有涩肠止利之功。

脏厥，治疗当用回阳救逆（灸法及四逆辈，见少阴病篇）；蛔厥，当寒热并用，扶正安蛔（滋阴泻热，温阳通降，安蛔止痛）。

本方乃酸甘化阴、辛甘化阳合用，八法俱全。以乌梅（苦酒渍）之酸，合黄连、黄柏之苦而酸苦泻热；合米粉、蜜之甘而酸甘养阴，同时甘还可和胃缓急。炮附子、桂枝、干姜、细辛、蜀椒辛热祛寒，合米粉、蜜之甘又是辛甘化阳的配伍。人参、当归益气养血，防苦辛伤正。蛔虫得酸则静，得苦则下，得辛则伏，得甘则动，故其中的甘还有诱而杀之之意。

本方可在以下三个方面运用：第一，蛔虫症；第二，慢性胃炎、肠炎、结肠炎等；第三，腹痛饮冷、睾丸疼痛、巅顶疼痛、崩漏等。

二、冷结膀胱关元致厥 (340)

【原文】

病者手足厥冷，言我不结胸，小腹满，按之痛者，此冷结在膀胱关元也。（340）

【词解】

膀胱关元：关元为任脉经穴，在脐下三寸。膀胱关元是指病的部位在脐下。

【讲解】

本条论述冷结关元致厥。

由于阴寒凝结于关元，故见小腹满而按之痛；阳气不达四末，故见手足厥冷。另外，"言我不结胸"强调要和大结胸等里热实证导致的热厥进行鉴别。

治疗应该祛寒通阳，可选灸关元，或主之以当归四逆加吴茱萸生姜汤。

三、血虚寒凝致厥 (351、352)

【原文】

手足厥寒，脉细欲绝者，当归四逆汤主之。（351）

当归四逆汤方

当归三两　桂枝三两（去皮）　芍药三两　细辛三两　甘草二两（炙）

通草二两　大枣二十五枚（擘，一法二十枚）

上七味，以水八升，煮取三升，去滓，温服一升，日三服。

若其人内有久寒者，宜当归四逆加吴茱萸生薑湯。（352）

当归四逆加吴茱萸生薑湯方

当归三兩　芍藥三兩　甘草二兩（炙）　通草二兩　桂枝三兩（去皮）

細辛三兩　生薑半斤（切）　吴茱萸二升　大棗二十五個（擘）

上九味，以水六升，清酒六升和，煮取五升，去滓。温分五服
（一方，水、酒各四升）。

【讲解】

此二条原文是血虚寒凝致厥的证治。

作为临床医生，见到手足厥寒，首先要考虑是否是寒厥？手足厥寒而脉
细欲绝，强调的是血虚的病机，因血虚寒凝，不能温养四肢，故见手足厥
寒，脉细欲绝。除此之外，因寒凝经脉，还可见四肢关节痛，身疼腰痛，或
指（趾）尖、鼻尖、耳边青紫；因寒凝胞宫，还可见月经愆期，量少色暗，
痛经等；因寒凝腹中，还可见脘腹冷痛。第352条之病机乃血虚寒凝兼里
寒，其文之"内有久寒"，代表了胃寒吐逆之类。

比较通脉四逆汤与当归四逆汤二者，前者乃阳衰阴盛，故见四肢厥冷，
脉微欲绝，多伴下利清谷等；后者乃血虚寒凝，四肢厥冷，脉细欲绝，不伴
下利清谷等。

治疗应该养血通脉，温经散寒。当归四逆汤即桂枝汤去生姜，倍大枣，
加当归、细辛、通草而成。以当归、白芍养血和营，以桂枝、细辛温经散
寒，以炙甘草、大枣补益中气，以通草通行血脉，合而论之，则能和厥阴以
散寒邪，调营卫以通阳气。

另外，本方还可运用于末梢循环障碍，如雷诺病、冻疮等，或痛经伴手
足寒冷者，或各种寒性疼痛，如寒痹之类。

当归四逆加吴茱萸生姜汤，在当归四逆汤的基础上，加吴茱萸、生姜以
温中和胃、散寒降逆，且以清酒助药力而活血散寒。

四、痰厥（355）

【原文】

病人手足厥冷，脉乍紧者，邪结在胸中，心下满而烦，饥不能食者，病在胸中，当须吐之，宜瓜蒂散。（355）

【词解】

邪：这里指停痰、食积等致病因素。

【讲解】

此条原文讨论的是痰厥的证治。

病人手足厥冷，同样须要考虑厥的性质。脉乍紧，为邪结之征，排除了脉微欲绝的寒厥、脉细欲绝的血虚寒凝致厥。结合病人有心下满而烦、饥不能食等表现，其病机乃痰实阻滞，胸阳不布。因痰涎壅塞，胸阳郁遏，故可见心下满而烦；因胃不虚则知饥，痰阻则不能食，故见饥不能食；痰实阻滞胸中，故脉见乍紧之象。

治疗宜涌吐痰实，方可用瓜蒂散，方见第一章第四节。

五、水厥（356）

【原文】

伤寒，厥而心下悸，宜先治水，当服茯苓甘草汤，却治其厥，不尔，水渍入胃，必作利也。（356）

【词解】

不尔：尔，作如此、这样解。不尔指不如此之意。

【讲解】

本条讨论水阻阳郁致厥的证治。

病人有厥，同样须要辨别厥的性质。厥的同时有心下悸，则此厥乃因水停心下，阳气被遏，不能达于四肢所致；水气凌心则心下悸。治宜温胃化饮，方用茯苓甘草汤，方见第一章第三节之水气证。

本证的心下，就是胃。水饮在胃导致的厥，如果不用茯苓甘草汤温胃化饮，则水走肠间可致下利。原文中的"水渍入胃"，实为水渍入肠。

六、寒热错杂、上热下寒之厥（357）

【原文】

傷寒六七日，大下後，寸脈沉而遲，手足厥逆，下部脈不至，喉咽不利，唾膿血，泄利不止者，爲難治，麻黃升麻湯主之。（357）

麻黃升麻湯方

麻黃二兩半（去節）　升麻一兩一分　當歸一兩一分　知母十八銖　黃芩十八銖　萎蕤十八銖（一作菖蒲）　芍藥六銖　天門冬六銖（去心）　桂枝六銖（去皮）　茯苓六銖　甘草六銖（炙）　石膏六銖（碎, 綿裹）　白朮六銖　乾薑六銖

上十四味，以水一斗，先煮麻黃一兩沸，去上沫，内諸藥，煮取三升，去滓，分溫三服。相去如炊三斗米頃令盡，汗出愈。

【词解】

下部脉：从腕部寸、关、尺三部来说，指尺脉；从全身上、中、下三部脉来说，指足部的跌阳脉与太溪脉。

【讲解】

本条乃论阳气内郁，肺热脾寒致厥的证治。

本条病证的病机乃肺热郁闭发痛，脾气虚寒，寒热夹杂。因伤寒六七日，大下之后，致邪陷于里，阳郁不伸，故见寸脉沉而迟，手足厥冷。热郁于上，若灼伤津液，则见咽喉不利；若灼伤肺络，腐败气血则见唾脓血。泄利不止，可因攻下伤脾，致脾虚下陷（肺与大肠相表里，肺热证可攻下通腑以泻热），或可见于素体脾阳虚弱之人复感外邪而致。"下部脉不至"，可为阳郁于里，或阳虚寒凝。

治疗宜发越郁阳，清肺温脾。方用麻黄升麻汤。本方以麻黄发越肺经火郁，以升麻升散解毒，二者合用，则阳郁得伸，厥冷可还，而"汗出愈"；当归温润养血，以助汗源；以知母、黄芩、石膏、萎蕤、天门冬、芍药养阴清肺利咽；以干姜、白术、茯苓、桂枝温阳健脾以止泄利。

七、肝寒犯胃、浊阴上逆致厥（378）

【原文】

乾嘔，吐涎沫，頭痛者，吳茱萸湯主之。(378)

【讲解】

肝寒犯胃、浊阴上逆亦可致厥。

本条当与第243条、第309条与《金匮要略》合参。

第243条：食谷欲呕，属阳明也，吴茱萸汤主之。

第309条：少阴病，吐利，手足逆冷，烦躁欲死者，吴茱萸汤主之。

《金匮要略·呕吐哕下利脉证并治》第8条：呕而胸满者，茱萸汤主之。

结合上述各条，本证的临床表现有呕吐、吐涎沫、胸闷、头痛、下利、手足逆冷、烦躁欲死等，其病机乃肝寒犯胃，浊阴上逆，导致气机壅塞，升降紊乱。因肝寒犯胃，若胃失和降，则干呕；若胃寒饮停，寒饮上泛，则吐清稀冰凉的涎沫。肝寒循经上扰，则见头（巅顶）痛。因升降紊乱，故可见下利，但下利必不重。因浊阴阻滞，气机壅塞，阳气不能畅行，故可见手足逆冷，但也不重。因浊阴上逆，呕吐剧烈，病人表现为烦躁难耐，但也并不是死证。另外，本证还可伴见其他寒象，如心下痞满或少腹冷痛，或腹满寒疝，舌淡苔白或白腻，脉沉细弦等。

治宜温肝暖胃，降逆泄浊。方用吴茱萸汤。若肝寒得散，胃气得降，则吐利可止，逆冷可还，诸症皆愈。方见第二章第二节之阳明寒证、虚证。

对于呕的鉴别，少阳则喜呕，多兼胸胁满，心烦，口苦，治当和解；阳明则食谷欲呕；厥阴则见干呕，吐涎沫，口则不苦，治宜温降。

对于头痛的鉴别，太阳则头项强痛，阳明则头额痛，少阳则头角痛，厥阴则巅顶痛。

八、气郁致厥（318）

【原文】

少陰病，四逆，其人或欬，或悸，或小便不利，或腹中痛，或泄

利下重者，四逆散主之。（318）

【讲解】

见少阴病篇疑似证。

第四节　厥阴病预后

一、热厥预后（365、367）

【原文】

下利，脉沉弦者，下重也；脉大者，爲未止；脉微弱數者，爲欲自止，雖發熱，不死。（365）

【讲解】

本条乃据脉辨热厥下利的转归。

本条下利乃热利，因肝经湿热郁滞，故见下重，病在里故脉沉，弦属肝。若脉见大（沉弦而大，伴热甚），乃大则病进之意，故病未止。若见脉微弱数（虽发热，当为微热），乃小则病退之意，故为欲自止，不死。

【原文】

下利，脉數而渴者，今自愈。設不差，必清膿血，以有熱故也。（367）

【讲解】

本条乃热毒未除所致。

下利而见脉数而渴，便脓血，当为热毒未除所致，而非阳复太过。当与第 334 条、第 341 条、第 332 条合看。

二、寒厥预后（327、329、343、362、360、361、366、368、369）

【原文】

厥陰中風，脉微浮爲欲愈，不浮爲未愈。（327）

【讲解】

厥阴中风，若脉见微浮，乃代表脉从沉细微，变为微浮，为正胜邪却，阳气来复，故为欲愈；若脉不浮，代表无阳气来复之兆，故为未愈。若脉浮大躁动无根，则为阳脱之象。此外，对于预后的判断，不能仅凭脉象，应综合分析。

【原文】

厥陰病，渴欲飲水者，少少與之愈。（329）

【讲解】

"厥阴病，渴欲饮水"乃阳气来复，故无需治疗，但当注意调护，少少与饮以小量的水，胃气和则愈。另外，厥阴病尚有"消渴"，乃肝火灼伤胃津，治之酸甘养阴，酸苦泻热，非少少与之可愈。

【原文】

傷寒六七日，脉微，手足厥冷，煩躁，灸厥陰，厥不還者，死。（343）

【讲解】

此乃寒厥虚阳欲脱的危候。

"伤寒六七日，脉微，手足厥冷，烦躁"乃厥阴寒厥，虚阳欲脱，有阴阳离决之势。可灸厥阴（张令韶主张灸行间、章门）以回阳。若灸后，厥冷未复，则阳气欲脱，而为危候，故曰："死"。

原文中的"烦躁"当以"躁烦"为是。烦为阳证、热证，乃热扰心神，是病人的自觉症状；躁为阴证、寒证，乃残阳欲脱，是他觉症状，病人躁扰不宁，但神志已经昏迷，多见于危重病人。

【原文】

下利，手足厥冷，無脉者，灸之。不温，若脉不還，反微喘者，死。少陰負趺陽者，爲順也。（362）

【讲解】

本条乃寒厥阳气脱，肺气绝的证治及其预后。

"下利，手足厥冷"本为寒厥，若无脉，则是阳气已脱。治以灸法（常器之主张灸关元、气海）。若灸后，脉不还，则阳气已无回复可能，如果反见微喘，则是肺气将脱，此即肾气绝于下，肺气脱于上，为死候，此可与第299条"少阴病六七日，息高者，死"互参。若灸后，少阴脉负趺阳脉，即趺阳脉比少阴脉有力，乃胃气未绝，故仍可治，曰："为顺"。

此外，寸口无脉时，诊足部太溪（足少阴肾经）、趺阳（足阳明胃经）以判断预后，有参考意义，也体现了重视胃气的思想。

【原文】

下利，有微熱而渴，脉弱者，今自愈。（360）

下利，脉數，有微熱汗出，今自愈。設復緊，爲未解。（361）

【讲解】

此二条原文乃寒利将愈的脉证及未解的脉象。

（虚寒）下利，若见脉弱有微热而渴，或微热汗出，乃阳气来复，脉弱或脉由紧变数，则为邪退之象。阳复邪退，故曰："自愈"。若脉复见紧，则寒邪又盛，故为未解。另外，虚寒证见微热、微渴、脉弱皆为阳气渐复，阴寒渐退之佳兆；若身热躁扰，脉从微弱之象变为数大之象，则为阳虚欲脱之征。

【原文】

下利，脉沉而遲，其人面少赤，身有微熱，下利清穀者，必鬱冒^①汗出而解，病人必微厥。所以然者，其面戴陽，下虚故也。（366）

【词解】

①郁冒：头目昏眩如物冒覆，视物不清。

②戴阳：面赤如微酣状，为阴盛，虚阳被郁之证。

③下虚：下焦虚寒。

【讲解】

此条乃寒利兼虚阳郁遏，可郁冒汗解。

本条病证的病机乃下虚戴阳，微邪郁表。因阳虚里寒，故下利清谷，脉沉而迟；因虚阳外浮，故面少赤，身微热；阳虚不甚，故见微厥。本证虽为戴阳，但阳虚尚不甚，其根据有：第一，脉沉迟，而非沉微欲绝；第二，微厥，而非四逆；第三，面少赤，身有微热。由于阳气虚而不甚，尚能与寒邪相争，故见郁冒，正胜邪却，则可汗出而解。

对于郁冒汗出的情况，若正气不虚，则不作郁冒，自能汗出而解；若正气大虚，则不能郁冒，冒为死候了；若正虚未甚，尚能奋起抗邪，邪正相争则郁冒，正胜邪却则汗出而解。

【原文】

下利後，脉絶，手足厥冷，晬時脉還，手足温者生；脉不還者死。（368）

【讲解】

此条论阳气暴脱致厥，决死生于晬时之后。

"下利后，脉绝，手足厥冷"乃急性泄泻，阳气暂时性暴脱，致阴阳气不相顺接而厥。若"晬时脉还，手足温"则为阳气来复，故生；若脉不还而厥不回，则阳气已绝，则死。

其治疗之法虽未提及，但可考虑选用灸法及四逆加人参汤。

【原文】

傷寒下利日十餘行，脉反實者，死。（369）

【讲解】

本条乃证虚脉实，预后不良。

"伤寒下利日十余行"为虚寒下利，乃阳衰阴盛，若脉反实，则脉证不符，真脏脉见，故曰："死"。此外，若脉见沉微细弱，则为脉证相符，故尚可治。

第七章

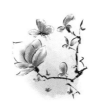

辨霍乱病脉证并治

概　说

霍乱，是以突发呕吐下利为主要临床表现的病证。霍，有急骤、猝然之意；乱，有撩乱、变乱之意。因其发病突然，顷刻之间吐泻交作，挥霍撩乱，故名霍乱。

《内经》对霍乱有多处记载："土郁之发……呕吐霍乱"（《素问·六元正纪大论》）；"足太阴……厥气上逆则霍乱"（《灵枢·经脉》）；"清气在阴，浊气在阳，营气顺脉，卫气逆行，清浊相干……乱于肠胃，则为霍乱"（《灵枢·五乱》）。

霍乱多发生于夏秋季节，常因饮食不洁，或感受寒湿、湿热、疫疠之气等外邪，致使脾胃损伤，升降紊乱，清浊相干，气机逆乱，而吐泻暴作。后世医家根据临床表现的不同，将霍乱分为湿霍乱与干霍乱两类，湿霍乱为上吐下泻，挥霍无度者，又分寒热；干霍乱为欲吐不吐，欲泻不泻，腹中绞痛，烦闷欲死，短气汗出者。西医的霍乱是由霍乱弧菌引起的肠道传染病，临床表现有相似之处，但不是相同的概念。

霍乱的发病与外感有关，与伤寒相似，如头痛、发热、恶寒、身疼等，故须鉴别。张仲景将其放在伤寒六经病之后，以供鉴别。

第一节　霍乱病脉证（382、383）

【原文】

问曰：病有霍乱者何？答曰：呕吐而利，此名霍乱。（382）

【词解】

霍乱：以突发呕吐下利为主要临床表现的病证。霍，有急骤、卒然之意；乱，有撩乱，变乱之意。

【讲解】

本条原文讨论了霍乱病的定义及临床表现。

因其发病突然，顷刻之间吐泻交作，挥霍撩乱，故名霍乱。《灵枢·五乱》谓："清气在阴，浊气在阳，营气顺脉，卫气逆行，清浊相干……乱于肠胃，则为霍乱。"说明霍乱是由于胃肠功能紊乱，清气不升则泻，浊气不降则吐，清浊相干，升降失常，故吐利交作。

《内经》认为霍乱属太阴湿土之为病，如《素问·六元正纪大论》说："太阴所至，为中满，霍乱吐下"，"土郁之发……民病……呕吐霍乱。"后世医家根据临床表现的不同，将霍乱分为湿霍乱与干霍乱两类，其中以卒然发作，上吐下泻为主症的称为"湿霍乱"；卒然腹中绞痛，欲吐不能吐，欲泻不能泻的，则为"干霍乱"。本论所述之霍乱，因以"呕吐而利"为主症，故当属湿霍乱。中医所说的霍乱，实际上包括了多种急性胃肠病变在内，对西医所说的由霍乱弧菌引起的霍乱也有参考价值。

太阴病也有呕吐下利，应与之区别：太阴病虽也有呕吐下利，但太阴病还有腹满时痛，病情较缓。霍乱则发生突然，顷刻之间吐泻交作，挥霍撩乱。

【原文】

問曰：病發熱，頭痛，身疼，惡寒，吐利者，此屬何病？答曰：此名霍亂。霍亂自吐下，又利止，復更發熱也。（383）

【讲解】

此条原文提出霍乱兼表与伤寒兼吐利需要鉴别。

如果病人有头痛、发热、身疼、恶寒、吐利等表现，则有霍乱兼表证和伤寒兼吐利的可能，需要鉴别。

在发病过程方面，霍乱是先有吐利，或吐利与表证同见；伤寒是先有表证，向里传变后才现吐利。在病势方面，霍乱发病急，吐利交作；伤寒发病缓，吐利势缓。

伤寒过程中有表证与吐利同见的，如桂枝人参汤证就是。但桂枝人参汤证是先有表证，经过误治，损伤了脾胃，然后出现吐利。当然也可能是素体脾虚的人本有吐利，复感寒邪而见表证，但吐利的程度还是和霍乱有明显的区别。如果霍乱的病机是脾虚寒湿阻滞，那治法就和太阴病相同了，所以霍乱的治法本身就用理中汤。

"霍乱自吐下"，强调霍乱起于内，其吐利不是因表证所致。"又利止，复更发热也"，是说如果吐利止，是里气和，复更发热，是表未解。

第二节　霍乱证治

一、霍乱与伤寒异同（384）

【原文】

傷寒，其脉微濇者，本是霍亂，今是傷寒，却四五日，至陰經上，轉入陰必利，本嘔下利者，不可治也。欲似大便，而反失氣，仍不利者，此屬陽明也，便必鞕，十三日愈，所以然者，經盡故也。下利後，當便鞕，鞕則能食者愈。今反不能食，到後經中，頗能食，復過一經能食，過之一日當愈，不愈者，不屬陽明也。（384）

【词解】

颇：此处不作"甚"字解，应作"稍微"理解。《汉书·高帝纪》有"颇取山南太原之地益属代"一语。颜师古注："少割以益之，不尽取也"，将"颇"作"少"字解，其义为是。

【讲解】

本条继上条再辨霍乱与伤寒的脉证异同及疾病的转归。

"伤寒，其脉微涩者……不可治也"，这一段是说霍乱兼表证其脉见微涩的原因。因先患霍乱，经吐利后，津液大伤，血少行涩，故虽兼表证，其脉可不浮而涩；若为伤寒传里所致的吐利，初期表证为主，应见脉浮。至于吐利之证，霍乱吐泻在先，初病即见；伤寒先有表证，四五日后，邪传入阴经之时，出现吐利。以上为霍乱兼表与伤寒传里致吐泻的区别。因为两者的病机有别，治法不能互错，此即所谓"不可治也"。此处的"不可治也"，不是不治之意，因为以上两者都不是不治之症。

"欲似大便……经尽故也"，这一段是说霍乱可转属阳明。剧烈吐泻，伤津化燥，肠道失润，则见"欲似大便，而反失气，仍不利"，即"此属阳明，必便硬"。此虽便硬，但其便硬缘于津伤，而非真正的阳明燥热，故无潮热、谵语等燥热之象，故无须攻下，待其津液恢复，则可自愈。"十三日愈"即六日为经行一周，十三日即经行两周，再过一日，即后文所谓"复过一经能食，过之一日当愈"，乃"经尽故也"。

霍乱吐泻伤津化燥所致的大便硬，与伤寒过程中的阳明病燥热亢盛不同。前者只是津伤，待津液恢复即愈，不可攻下；后者为燥热炽盛，必须及时攻下，否则可致热盛伤津，甚则热极津枯。

"下利后……不属阳明也"，这一段讨论了下利后大便硬的预后。下利伤津，肠道失润，则"下利后当便硬"；"硬则能食"，说明腑气尚通，胃气尚和，故可愈；"今反不能食"，是胃气未复；"到后经中，颇能食"，即六日后稍能食，为胃气稍复；"复过一经能食"，即再过六日后能食，为胃气已复；"过之一日当愈"，复过二经，再加一日，即前述十三日愈。"不愈者，不属阳明也"，此时当观其脉证，随证治之。

霍乱吐泻伤津化燥所致的大便硬，应观察病人的食欲，以测知胃气的存亡。虽便硬，而能食，则胃气恢复，其病可愈；尚不能食者，应仔细观察，若无危象，应待其胃气来复。同时，还应辨明不能食的原因，及时辨证论治。

二、霍乱证治

（一）五苓散证、理中丸证（386）

【原文】

霍亂，頭痛發熱，身疼痛，熱多欲飲水者，五苓散主之；寒多不

用水者，理中丸主之。（386）

理中丸方

人参　乾薑　甘草（炙）　白术各三兩

上四味，搗篩，蜜和爲丸，如鷄子黄許大，以沸湯數合，和一丸，研碎，温服之，日三四，夜二服。腹中未熱，益至三四丸，然不及湯。湯法：以四物依兩數切，用水八升，煮取三升，去滓，温服一升，日三服。若臍上築者，腎氣動也，去术加桂四兩；吐多者，去术，加生薑三兩；下多者，還用术；悸者，加茯苓二兩；渴欲得水者，加术，足前成四兩半；腹中痛者，加人参，足前成四兩半；寒者，加乾薑，足前成四兩半；腹滿者，去术，加附子一枚。服湯後，如食頃，飲熱粥一升許，微自温，勿發揭衣被。

【词解】

①脐上筑：形容脐上跳动不安如有物捶捣。筑者，捣也。

②食顷：吃一顿饭的时间。

【讲解】

霍乱为气化不利，清浊不分，津液偏走胃肠者，吐利与小便不利并见，宜用五苓散，通阳化气，恢复气化功能，分清泌浊，即所谓"利小便之所以实大便""开支河"。五苓散方见太阳病篇。

霍乱为中焦虚寒，寒湿阻滞，升降紊乱者，宜温中散寒除湿，方用理中汤（丸）。所以，脾虚寒湿之霍乱，与太阴病同法。

理中丸中用人参、甘草健脾益气，干姜温中散寒，白术健脾燥湿。脾阳健运，寒湿得去，则中焦升降调和而吐利自止。本方为治疗太阴病中焦虚寒证的主方，因其具有温运中阳、调理中焦的治疗作用，故取名"理中"。第159条所谓"理中者，理中焦"正是此意。

理中丸为一方二法，既可制成丸剂，亦可煎汤服用。病情缓而需久服者，可用丸；病势急或服丸药疗效差者，当用汤剂。服药后，腹中由冷而转有热感者，说明有效，可续服；若腹中未热，说明效不显或无效，是病重药轻，当增加丸药的服用量，由一丸加至三四丸，或改用汤剂。为增强药物疗效，温养中气，服药后约一顿饭的时间，可喝些热粥，并温覆以取暖。

加减方法：

若见脐上悸动，是心阳虚肾水上冲之象，应去白术之壅滞，加桂枝以温通心阳、平冲降逆。

若吐多，一般是胃寒而气逆，因白术补脾而升且有壅滞之性，故减去不用，加生姜温胃降逆止呕。对于这一个加减法，不应去白术，加生姜则可，因为霍乱之吐，源于中焦虚寒，寒湿内盛，升降紊乱，理中丸若去白术，则无祛湿之功，显然与病机不符，临床经验也证明，去白术反而疗效减弱。

若下利严重，是脾阳不升，水湿下趋，故还须用白术健脾燥湿，升散以止泻利。

若见心下悸，是水邪凌心，当加茯苓淡渗利水、宁心定悸。

若渴欲饮水者，乃脾虚湿困，不能运化津液，津液不能上承口舌，宜加重白术用量，健脾燥湿，运化以行津液，津液上达口舌则渴自止。

若腹中痛者，是因为中气虚，气虚而运行无力，因虚而结，因结而痛，应加重人参用量，乃补中益气行气之法。此乃源于《内经》的"壮者气行则已，怯者着而成病"，是为治本之图，但若少佐辛温行气止痛之品，如木香、砂仁、高良姜等，止痛效果会更好。

若寒者，即中阳虚里寒较甚，表现为腹中冷不解，始终不欲饮水者，应加重干姜用量，以增强温中祛寒之力。

若腹中胀满，一般认为属寒凝气滞不行，当去白术之壅滞，加附子辛温通阳以破阴。可是，理中丸证的腹满，既有寒凝气滞的病机，也有脾虚气滞湿阻的病机，加附子可加强温通之力，去白术则无祛湿之功，所以不仅白术不应去，而且还应再加祛湿之药，如厚朴等。

本方在《金匮要略》中又名人参汤，主治虚寒性胸痹。

（二）四逆汤证（388、389）

【原文】

吐利汗出，發熱惡寒，四肢拘急，手足厥冷者，四逆湯主之。（388）

既吐且利，小便復利而大汗出，下利清穀，内寒外熱，脉微欲絕者，四逆湯主之。（389）

【词解】

拘急：拘挛紧急，俗称抽筋。

【讲解】

本条讨论霍乱吐利亡阳致厥的证治。

霍乱的急剧吐利，很容易导致阳随津脱，阴阳气不相顺接而成厥证，此即四逆汤证。霍乱的主要表现是急剧的吐利，很容易导致阴竭阳脱而形成寒厥，形成寒厥，就是发展成厥阴病了。霍乱是导致厥阴病寒厥的常见原因。如果按照西医学的诊断，就是失水性休克，为有效循环血量急剧减少所致。

其中，第388条是典型的四逆汤证，第389条已有内寒外热，脉微欲绝，与少阴病的第317条相同，可用通脉四逆汤。因为四逆汤和通脉四逆汤仅仅是用量上的区别，本质上没有区别，所以四逆汤证和通脉四逆汤证区别明显，但四逆汤和通脉四逆汤的区别就不明显了。

（三）通脉四逆加猪胆汁汤证（390）

【原文】

吐已下斷，汗出而厥，四肢拘急不解，脉微欲絕者，通脉四逆加猪膽湯主之。（390）

通脉四逆加猪膽湯方

甘草二兩（炙）　乾薑三兩（强人可四兩）　附子大者一枚（生，去皮，破八片）
猪膽汁半合

上四味，以水三升，煮取一升二合，去滓，内猪膽汁，分温再服，其脉即來。無猪膽，以羊膽代之。

【词解】

吐已下断：指吐利因无物而停止。

【讲解】

本条讨论霍乱吐利致阳亡阴竭的证治。

本证在通脉四逆汤证虚阳欲脱的基础上，又有津液枯竭，即"吐已下断"，津液枯竭，下无所下，吐无所吐，非阳气恢复的吐下停止，因其在"吐已下断"的同时，不是厥回脉通，而是汗出而厥，四肢拘急不解，脉微欲绝。

治宜回阳救逆，益阴和阳。方用通脉四逆加猪胆汁汤。本方即通脉四逆汤加猪胆汁而成。一方面用通脉四逆汤破阴回阳以救逆。一方面加苦寒性滑之猪胆汁，一可反佐，防止大辛大热之姜、附被阴寒所格拒而发生服药呕吐；二可益阴，以挽救将绝之阴液，并可防止姜、附的辛热在回阳的同时再伤阴液，即益阴以和阳。

本条也是从霍乱发展成厥阴病寒厥的例子，和上条性质相同，但程度更重。

对本条的理解，应联系少阴病篇的第317条通脉四逆汤证，第314条、第315条的白通汤证、白通加猪胆汁汤证。

（四）四逆加人参汤证（385）

【原文】

恶寒脉微而復利，利止亡血也，四逆加人参湯主之。（385）

四逆加人参湯方

甘草二兩（炙）　附子一枚（生，去皮，破八片）　乾薑一兩半　人參一兩

上四味，以水三升，煮取一升二合，去滓，分温再服。

【词解】

亡血：这里作亡失津液解。

【讲解】

本条讨论霍乱亡阳液脱的脉证与治法。

本证的"恶寒"当为"畏寒"，在《伤寒论》中，张仲景对"恶寒"和"畏寒"没有区分。

霍乱的剧烈吐利，致阳随津脱，肾阳虚衰，阳虚不能温煦，则畏寒；阳虚鼓动脉搏无力，故脉微；霍乱本来有下利，剧烈的吐利所致的阳随津脱，肾阳虚衰，火不暖土，又可加重下利，这就是原文所谓的"复利"。前面这些表现应该是四逆汤证，除了原文中提到的恶寒、脉微、下利，还应该有呕吐、四肢厥逆，这也是从霍乱发展成厥阴病的寒厥了。如果下利停止，则是津液枯竭，下无所下，即原文所谓的"利止亡血也"，结合少阴病篇第317条通脉四逆汤证的方后注"利止脉不出者，去桔梗，加人参二两"，应该也有"脉不出"，所以，四逆加人参汤证也是阳亡液脱证。

治宜回阳救逆，益气生津。方用四逆加人参汤。用四逆汤回阳救逆，加人参益气生津固脱。

若下利自止，而见烦热欲去衣被，手足温者，脉搏渐复，则是阳气来复，疾病向愈的佳兆。

（五）四逆汤类方小结

1. 四逆汤证

少阴病，脉沉者，急温之，宜四逆汤。（323）

少阴病，饮食入口则吐，心中温温欲吐，复不能吐。始得之，手足寒，脉弦迟者，此胸中实，不可下也，当吐之；若膈上有寒饮，干呕者，不可吐也，当温之，宜四逆汤。（324）

大汗出，热不去，内拘急，四肢疼，又下利厥逆而恶寒者，四逆汤主之。（353）

大汗，若大下利而厥冷者，四逆汤主之。（354）

下利腹胀满，身体疼痛者，先温其里，乃攻其表。温里宜四逆汤；攻表宜桂枝汤。（372）

呕而脉弱，小便复利，身有微热，见厥者难治，四逆汤主之。（377）

吐利汗出，发热恶寒，四肢拘急，手足厥冷者，四逆汤主之。（388）

2. 四逆加人参汤证

恶寒脉微而复利，利止亡血也，四逆加人参汤主之。（385）

3. 通脉四逆汤证

少阴病，下利清谷，里寒外热，手足厥逆，脉微欲绝，身反不恶寒，其人面色赤。或腹痛，或干呕，或咽痛，或利止脉不出者，通脉四逆汤主之。（317）

4. 通脉四逆汤加猪胆汁汤证

吐已下断，汗出而厥，四肢拘急不解，脉微欲绝者，通脉四逆加猪胆汁汤主之。（390）

5. 白通汤证、白通加猪胆汁汤证

少阴病，下利，白通汤主之。（314）

少阴病，下利，脉微者，与白通汤。利不止，厥逆无脉，干呕烦者，白

通加猪胆汁汤主之。服汤，脉暴出者死，微续者生。（315）

综合上述条文，各方证的临床表现归纳如下：

1. 四逆汤证

四逆，呕吐，下利清谷，小便清长，大汗淋漓，恶寒蜷卧，身体疼痛或腹中拘急疼痛，脉微细而沉，甚至脉微欲绝。其病机为阳衰阴盛。

2. 四逆加人参汤证

在四逆汤证的基础上下利停止。其病机为阳衰阴盛，津液枯竭。

3. 通脉四逆汤证

在四逆汤证的基础上有脉微欲绝，面赤，身反不恶寒。其病机为阳衰欲脱，格阳于外。

4. 通脉四逆汤加猪胆汁汤证

在通脉四逆汤证的基础上有吐已下断。其病机为阳衰欲脱，格阳于外，津液枯竭。

5. 白通汤证

在四逆汤证的基础上有面赤。其病机为阳衰阴盛，格阳于上。

6. 白通加猪胆汁汤证

在白通汤证的基础上有利不止，厥逆无脉，干呕烦。其病机为阳衰阴盛，格阳于上，津液欲绝。

（六）桂枝汤证（387）

【原文】

吐利止而身痛不休者，当消息和解其外，宜桂枝湯小和之。（387）

【词解】

消息：斟酌。

【讲解】

本条讨论霍乱里已和而表未解的证治。

霍乱"吐利止"是脾胃和，"身痛不休"是表未解。桂枝汤的作用是解肌祛风，调和营卫，其解肌的作用即是补脾胃，通过补脾胃而达到调和营卫，祛除外邪的目的。而霍乱的病变重心是脾胃损伤，升降紊乱，现虽吐利止，但大病之后必脾胃虚弱未复，桂枝汤补脾胃，调营卫，祛外邪，故是最佳选择。

"消息和解其外"，是谓可根据病人的具体情况进行加减。如因吐利致阴液受伤，表现为脉沉迟者，可用桂枝新加汤；若卫虚多汗而身痛者，可用黄芪建中汤；若卫虚多汗恶风而身痛者，可用桂枝加附子汤。

第三节　愈后调理（391）

【原文】

吐利，發汗，脉平，小煩者，以新虚不勝穀氣故也。（391）

【词解】

脉平：脉见平和之象

【讲解】

本条论霍乱病后，当注意饮食调护。

霍乱经过治疗之后，吐利发汗，脉搏平和，说明病邪已去，病情向愈。如仍有微烦不适者，是因霍乱吐利之后新虚，脾胃气尚弱，饮食水谷不得消化所致，即"新虚不胜谷气"。

根据《辨阴阳易差后劳复病篇》第398条的原则是"损谷则愈"，控制饮食即可。当然也可适当用些健脾和胃消食药，如保和丸之类。

第八章

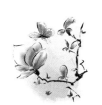

辨阴阳易差后劳复病脉证并治

概　说

伤寒初愈，正气未复，余邪未尽，应注意病后调理，以防疾病复发。

病后因房事导致男女之间互相染邪而发生的病证，称为阴阳易。

病后因过早劳作导致疾病复发者，称为劳复。

病后因不慎饮食，如早食、多食导致疾病复发者，称为食复。

第一节　阴阳易证治（392）

【原文】

傷寒陰陽易之爲病，其人身體重，少氣，少腹裏急，或引陰中拘攣，熱上衝胸，頭重不欲舉，眼中生花，膝脛拘急者，燒褌散主之。（392）

燒褌散方

婦人中褌近隱處，取燒作灰。

上一味，水服方寸匕，日三服，小便即利，陰頭微腫，此爲愈矣。婦人病，取男子褌燒服。

【讲解】

本条讨论阴阳易的证治。

伤寒初愈，正气尚虚，气血未复，余邪尚存，若早行房事，易导致男女之间互相染邪。行房之时，最易耗动精气，故见身体沉重、少气；阴虚筋脉失养，则见少腹里急，或引阴中拘挛、膝胫拘急；气虚不能升举，加之热毒上冲，故见热上冲胸、头重不欲举、眼中生花。

根据临床表现分析，其病机为热毒上冲，损伤气阴。治宜泻热祛毒，方用烧裈散，服后见小便即利，或有阴头微肿，此为愈矣。

关于阴阳易病和烧裈散方，其意义有待研究。

第二节　差后劳复证治

一、枳实栀子豉汤证（393）

【原文】

大病差後，勞復者，枳實栀子豉湯主之。（393）

枳實栀子豉湯方

枳實三枚^{（炙）}　栀子十四枚^{（擘）}　豉一升^{（綿裹）}

上三味，以清漿水七升，空煮取四升，内枳實、栀子，煮取二升，下豉，更煮五六沸，去滓，温分再服，覆令微似汗。若有宿食者，内大黄如博碁子五六枚，服之愈。

【词解】

①大病：指伤寒热病而言。

②劳复：大病初愈，因过劳而复发。

③清浆水：吴仪洛说："一名酸浆水。炊粟米熟，投冷水中浸五六日，味酸生花，色类浆，故名。若浸至败者害人。其性凉善走，能调中宣气，通关开胃，解烦渴，化滞物。"徐灵胎认为米泔水放酸即为清浆水。

④博棋子：即围棋子大小。《备急千金要方》羊脂煎方后注云："棋子大小如方寸匕。"又《服食门》云："博棋子长二寸，方一寸。"

【讲解】

本条辨差后劳复的证治。

大病新差，体虚未复，因劳而复发。本条只言劳复之名，未提出具体证候，以方测证当有心中懊憹，胸膈痞闷，食少纳呆，舌苔薄黄略腻，脉滑数等证，自在言外。病机为余热复聚，热郁胸膈，气机痞塞。

治宜清热除烦，行气消痞。方用枳实栀子豉汤。

方中枳实苦寒，行气消痞；栀子清热除烦；豆豉宣透邪气；清浆水性凉善走，调中化食。煎煮时以清浆水，并先煮清浆水至将近一半；纳枳实、栀子，再煮至一半；后下豆豉，煎五六沸；服后温覆微似汗。若有宿食者，症如脘腹胀满疼痛，嗳气酸腐，大便不通等，宜加大黄，以荡涤肠胃，下其滞结。

本条虽与第 79 条之栀子厚朴汤仅一味之差，但病机、主治有所不同，应予区别。栀子厚朴汤乃热扰于胸，气滞于腹，故见心烦腹满，卧起不安。治宜清热除烦，行气除满。方药用栀子豉汤去豆豉，加枳、朴，因其病位偏下，去豆豉之宣散。本证为热扰胸膈，气机痞塞于心下，故见心中懊憹，心下痞塞。治宜清热除烦，行气消痞。方用栀子豉汤加枳实，因其病位偏上，不去豆豉，但加枳实。

二、小柴胡汤证（394）

【原文】

傷寒差以後，更發熱，小柴胡湯主之。脉浮者，以汗解之；脉沉實者，以下解之。（394）

【讲解】

本条讨论差后更发热的证治。

差后，为正虚之体；发热虽为有邪，但应兼顾正气，以扶正驱邪为原则。具体选用何方，应遵循"观其脉证，知犯何逆，随证治之"的原则。若脉弦细，舌红苔黄薄，或兼口苦咽干目眩者，为少阳胆热未尽，宜小柴胡汤；若脉浮，舌淡苔薄白，或兼恶风汗出，为太阳表寒未尽，宜桂枝汤，"以汗解之"；若脉沉实，或兼腹满，大便不畅，为阳明余热未尽，宜"以下解之"，用调胃承气汤，或用后世的增液承气汤之类，扶正通下并用。

本条提出差后发热或用小柴胡汤和解，或用汗法，或用下法，只是举例而已，并不能概括差后发热的全部证治，但其辨证的方法，却具有临床指导意义。

三、牡蛎泽泻散证（395）

【原文】

大病差後，從腰以下有水氣者，牡蠣澤瀉散主之。（395）

牡蠣澤瀉散方

牡蠣（熬）　澤瀉　蜀漆（暖水洗，去腥）　葶藶子（熬）　商陸根（熬）　海藻（洗，去鹹）　栝樓根各等分

上七味，异搗，下篩爲散，更於臼中治之。白飲和服方寸匕，日三服。小便利，止後服。

【讲解】

本条讨论大病差后腰以下有水气的治法。

这条原文理解起来有困难，强调大病差后腰以下有水气，显然是要强调病后正气虚弱的一面；但从牡蛎泽泻散的组方分析，显然又不是扶正利水的方剂。我在临床上真遇到了大病以后腰以下水肿的病人，根据我以前的临床认识，没有治好这个病人，才想到了牡蛎泽泻散，并治好了该病人的水肿，我方才对这个方有了真正的思考。先和大家分享病例，再谈对本方证的理解。

患者张某，女，70岁，2007年6月就诊于北京中医药大学第三附属医院国医堂。患者于1年前因肾癌切除右肾，术后腰以下中度水肿，按之凹陷，曾多处求治，水肿不消。诊时病人除水肿以外，并无太多不适，舌质暗，苔薄腻，脉沉。我自认为对治疗水肿比较有把握，用活血利水的方法治疗半月无效，我开始奇怪，倒是患者好像早就没有对我的治疗抱多大希望，让我不用着急，慢慢给她研究治疗方法。我让患者给我1周的时间来思考她的病情，下周再来就诊。我回家后，找到了《伤寒论·辨阴阳易差后劳复病脉证并治》第395条的"大病差后，从腰以下有水气者，牡蛎泽泻散主之"，我为患者开好了牡蛎泽泻散原方：

生牡蛎30g，泽泻30g，常山（代蜀漆）10g，葶苈子15g，商陆根10g，海藻15g，栝楼根30g。

上方 3 剂，每天 1 剂，水煎取 600mL，分 3 次于饭前半小时温服，我让患者先煎 1 剂药，服 1 次试试，如果腹泻的话就别再用，打电话和我联系。结果患者服完 1 剂药后没有腹泻及其他不适，服完 3 剂药后，尿量开始增加，要求再服原方，故守上方再服 7 剂，水肿完全消退。此后，若再出现水肿，患者自己服上方 1～2 剂，水肿马上消退。

在此之前，对于《伤寒论》的第 395 条和牡蛎泽泻散，不能真正理解。因为大病差后的水肿应该是虚证水肿，而牡蛎泽泻散显然不是扶正的方剂，用起来当然有顾虑。要不是因为这个病人肾癌术后的水肿消不掉，我也不会用牡蛎泽泻散。用了这个方，就真是消掉了"大病差后"的"腰以下有水气"，首先使我坚信，张仲景的《伤寒杂病论》是来自于临床的书，不是空洞的理论。其次促使我对"牡蛎泽泻散"进行了仔细分析，从药物组成来看，本方以逐水、清热、化痰、散结为主。方中牡蛎、海藻、栝楼根、蜀漆都是化痰软坚散结的药，可见本证的水肿与痰结有密切关系，不化痰则水肿难消。张仲景提出了化痰利水消肿的治疗方法，对于一些顽固性的水肿，化痰与逐水并用，是一种选择。除了活血化瘀以外，化痰也是难治性水肿的治法之一。中医认为，"怪病多痰，久病必瘀"，这一理论也落到了实处。如此则水肿的中医治疗又多了一法。

大病差后的水肿，以虚证为多，但也并非皆是虚证，本条证则是典型的实证水肿，临床仍应辨证论治，不可拘于病后多虚。当然，也不能将本方通用于大病差后的水肿，毕竟病后的水肿以虚证为多。若水肿伴大便不实，少气懒言，舌质淡嫩，苔白不渴，脉沉细无力等，为脾肾阳虚所致，宜温阳利水，可用金匮肾气丸之类。

四、理中丸证（396）

【原文】

大病差後，喜唾，久不了了，胸上有寒，當以丸藥溫之，宜理中丸。（396）

【词解】

喜唾：时时吐唾沫或痰涎。

【讲解】

本条讨论大病差后虚寒喜唾的证治。

肺居胸中，为贮痰之器；脾主运化，为生痰之源。大病已差，若见一时性的咳吐痰饮涎沫，多属痰浊不清，肺气不利。而本条所述，"大病差后，喜唾，久不了了"，为口水多，此为胸上有寒，即脾阳虚，运化无力，上泛膈上。治宜用理中丸以健脾燥湿。所以用丸不用汤者，是因证属虚寒，"以丸药温之"，治疗宜缓不宜急。

除理中丸证外，还有四逆汤证、吴茱萸汤证、《金匮要略》中的甘草干姜汤证等，也可见多涎唾；其实如小青龙汤证、苓桂术甘汤证等也可见多涎唾。

五、竹叶石膏汤证（397）

【原文】

傷寒解後，虛羸少氣，氣逆欲吐，竹葉石膏湯主之。（397）

竹葉石膏湯方

竹葉二把　石膏一斤　半夏半升（洗）　麥門冬一升（去心）　人參三兩　甘草二兩（炙）　粳米半升

上七味，以水一斗，煮取六升，去滓，內粳米，煮米熟湯成，去米。溫服一升，日三服。

【词解】

虚羸：虚弱消瘦。

【讲解】

本条讨论伤寒解后，余热不清，气液两伤的证治。

伤寒病解之后，虽大热已去，但气液受伤，故见虚羸少气；又有余热未尽，致使胃失和降，故其人气逆欲吐；以方测证，当有口渴、心烦、少寐、舌红少苔、脉虚数等证。本条病机为余热未清，气阴两伤。

治当清热和胃、益气生津，用竹叶石膏汤。

方中竹叶、石膏清阳明未尽之热，人参益气生津，麦冬养阴生津，甘草、粳米助人参益气并益脾和胃，半夏和胃降逆止呕。

白虎加人参汤证、竹叶石膏汤证同属热病过程中的气阴两伤证，所以组方大意相同，即清热益气生津并用。白虎加人参汤证的病机是邪热亢盛损伤气阴，所以治疗以清热为主，用石膏配知母，清阳明燥热，加人参益气生津；竹叶石膏汤证的病机是热病后期，余热未清，津气两伤为重，所以治疗以益气生津为主，兼清余热，用竹叶配石膏清未尽之余热，加人参益气生津，再加麦冬加强养阴生津作用；另外，竹叶石膏汤证还有胃热气逆的表现，所以加了半夏以和胃降逆止呕。

竹叶石膏汤的运用广泛，举凡热病后期津气两伤而余热未清者都可以此治疗，所以本方也是热病后期常用的善后方。除此以外，还有一种经验用法，慢性肾炎气阴两虚而咽部症状突出者，可以此为主方，酌加桔梗、牡丹皮、白茅根、炒山栀、益母草等，可使咽部症状消失，蛋白尿、血尿亦随之迅速消失。

六、饮食调理（398）

【原文】

病人脉已解，而日暮微煩，以病新差，人强與穀，脾胃氣尚弱不能消穀，故令微煩，損穀則愈。（398）

【词解】

①脉已解：指病脉已解，即脉搏平和之意。

②损谷：减少饮食。

【讲解】

本条讨论大病差后应注意饮食调理。

病人脉已解，即病脉已除，说明病已解。唯日暮微烦，即每于傍晚时分见轻微的心烦，或见轻微的烦热，此乃大病初愈，人强与谷，脾胃气尚弱，不能消谷。病后脾胃尚未恢复，不足以消化水谷，特别是日暮的时候，自然界的阳气减弱，脾胃得不到自然界阳气的帮助，功能更显不足，故烦。因为并没有宿食停聚，所以不必用药物治疗，只要节制饮食，使脾胃得以休息，就可以恢复。当然也可以适当用些健脾和胃消食药。

本条强调，病后一定要注意饮食调理和控制，这对疾病的完全恢复是十分重要的，我们常说三分治疗，七分调养，也说明饮食调理的重要性。

后 记

    我见过的《伤寒论》教材，有成都中医学院（现成都中医药大学）主编的由上海科学技术出版社 1964 年出版的中医学院试用教材《伤寒论讲义》（二版教材），有湖北中医学院（现湖北中医药大学）主编的由上海科学技术出版社 1979 年出版的全国高等医药院校试用教材《伤寒论选读》（三版教材），有李培生主编的由上海科学技术出版社 1985 年出版的高等医药院校教材《伤寒论讲义》（五版教材），有柯雪帆主编的由上海科学技术出版社 1996 年出版的普通高等教育中医药类规划教材《伤寒论选读》（六版教材），有熊曼琪主编的由中国中医药出版社 2003 年出版的普通高等教育"十五"国家级规划教材、新世纪全国高等中医药院校规划教材《伤寒学》（七版教材）。由国家主管部门组织编写教材的历史终于七版教材，五版之前的教材由卫生部组织编写，六、七版由国家中医药管理局组织编写。之后的教材编写开放，由各出版社组织、招聘主编编写。由于不同出版社同时招聘主编编写教材，所以同一所学校同一主编不同出版社出版的《伤寒论》教材的情况也常见。到现在为止，究竟有多少种《伤寒论》教材，不得而知。

    我读书的时候用的是三版教材《伤寒论选读》，我考研究生之前背原文用是二版教材《伤寒论讲义》，因为二版教材是按原文顺序排列的。我教书的时候主要用五版教材，因为我认为五版教材是所有教材中最好的，这也是大多数人的意见，也有很多时候学校也不征求我的意见，直接就让学生买指定的教材。

    我读书的时候没有发现五版教材有问题，但后来我在教学的过程中发现五版教材中也存在一些问题，这很正常。不正常的是五版以后的教材没有对五版教材中存在的问题进行修改和完善，而是完全照搬了五版教材中的错误。比如对传变概念的表述，完全照抄了五版教材，而五版教材的表述不够明确；第 6 条温病的提纲是不恶寒的，不能解释成微恶寒；在太阳病的变证中，白虎加人参汤证是典型的阳明病，真武汤证是典型的少阴病，这些肯定不是太阳的变证；脾约是太阳阳明，不是麻子仁丸证，等等。这些问题仅仅是我知道的，我已经在学术刊物上发表文章进行过探讨，也在我的著作《肖相如论伤寒》中进行过探讨。

很多同道和学生问我为什么不编教材？我确实不愿意编教材，现在的教材关注的是利益，不是学术。当然，不编教材也有很多问题，用学校指定的教材，对其中的问题我肯定还是要指出来，其后果就是老师讲的和教材的观点不一致，这会影响学生的理解和考试成绩，所以我决定自己编教材来解决这个问题。这就是我自己编教材的原因。

中医学是开放的体系，谁都可以学习、研究，提出新的见解，提出新的概念。也正是因为历代医家的添砖加瓦，才使中医学的理论体系不断丰富，不断完善。但是，与之相伴而行的问题是，一些新概念的传播很大程度上取决于个人的影响力，特别是表达能力，如果这个医家的影响力大，表达能力强，他提出的概念就传播广泛。如果一个医家临床功底并不太强，但是表达能力很强，他提出的概念也容易流传。这就告诉我们，流传广泛的概念并不一定是正确的。《伤寒论》是所有的医家都必须学习、研究的经典著作，以研究《伤寒论》而著名的医家也是层出不穷，很多医家在研究《伤寒论》的过程中提出了很多新概念，如半表半里、经证、腑证等，怎么判断这些概念的意义，是研究《伤寒论》遇到的重大问题。怎么清除多余的概念、规范基本的概念，是中医学研究的首要问题，也是《伤寒论》研究的首要问题，我因此提出了"还原概念，回归临床"的基本原则。比如，对于成无己提出的"半表半里"，首先要看这个概念是不是《伤寒论》中固有的？如果不是，还要研究少阳病跟"半表半里"有没有关系？如果没有关系，还要看"半表半里"是否能够更加有效地指导临床，"半表半里"能否更加准确地指导小柴胡汤的运用？如果不能，则说明"半表半里"是多余的概念，没有存在的必要。

教材不完全等同于专著，需要有一定的体例。我认为李培生教授主编的五版教材奠定了《伤寒论》教材的基础，所以我遵循五版教材的体例，根据我的理解做适当的调整，加上了我的一些认识。我坚持"还原概念、回归临床"的基本原则；力求在概念统一的基础上，进行规范表述。

我的进修生井冈山大学的钟丹、我的香港籍博士研究生陈楚为帮我完成编辑整理工作，感谢他们的辛勤劳动！

肖相如

2016 年 5 月 22 日于北京

附录一 本书未讲解的《伤寒论》原文32条

问曰：證象陽旦，按法治之而增劇，厥逆，咽中乾，兩脛拘急而譫語。師曰：言夜半手足當溫，兩腳當伸。後如師言，何以知此？答曰：寸口脈浮而大，浮為風，大為虛。風則生微熱，虛則兩脛攣，病形象桂枝，因加附子參其間，增桂令汗出。附子溫經，亡陽故也。厥逆，咽中乾，煩躁，陽明內結，譫語煩亂，更飲甘草乾薑湯，夜半陽氣還，兩足當熱；脛尚微拘急，重與芍藥甘草湯，爾乃脛伸；以承氣湯微溏，則止其譫語，故知病可愈。（30）

二陽並病，太陽初得病時，發其汗，汗先出不徹，因轉屬陽明，續自微汗出，不惡寒。若太陽病證不罷者，不可下，下之為逆；如此可小發汗。設面色緣緣正赤者，陽氣怫鬱在表，當解之熏之；若發汗不徹，不足言，陽氣怫鬱不得越，當汗不汗，其人躁煩，不知痛處，乍在腹中，乍在四肢，按之不可得，其人短氣但坐，以汗出不徹故也，更發汗則愈。何以知汗出不徹，以脈濇故知也。（48）

傷寒十三日，過經譫語者，以有熱也，當以湯下之。若小便利者，大便當鞕，而反下利，脈調和者，知醫以丸藥下之，非其治也。若自下利者，脈當微厥；今反和者，此為內實也。調胃承氣湯主之。（105）

傷寒腹滿譫語，寸口脈浮而緊，此肝乘脾也，名曰縱，刺期門。（108）

傷寒發熱，嗇嗇惡寒，大渴欲飲水。其腹必滿，自汗出，小便利。其病欲解，此肝乘肺也，名曰橫。刺期門。（109）

太陽傷寒者，加溫針，必驚也。（119）

太陽病，吐之，但太陽病當惡寒，今反不惡寒，不欲近衣，此為吐之內

烦也。（121）

太陽病，過經十餘日，心下溫溫欲吐，而胸中痛，大便反溏，腹微滿，鬱鬱微煩。先此時自極吐下者，與調胃承氣湯；若不爾者，不可與；但欲嘔、胸中痛、微溏者，此非柴胡湯證，以嘔故知極吐下也。（123）

太陽病，二三日，不能臥，但欲起，心下必結，脈微弱者，此本有寒分也，反下之，若利止，必作結胸；未止者，四日復下之，此作協熱利也。（139）

太陽病下之，其脈促，不結胸者，此為欲解也。脈浮者，必結胸也：脈緊者，必咽痛；脈弦者，必兩脇拘急；脈細數者，頭痛未止；脈沉緊者，必欲嘔；脈沉滑者，協熱利；脈浮滑者，必下血。（140）

病在陽，應以汗解之，反以冷水潠之，若灌之，其熱被劫不得去，彌更益煩，肉上粟起，意欲飲水，反不渴者，服文蛤散。（141上）

太陽與少陽並病，頭項強痛，或眩冒，時如結胸，心下痞鞕者，當刺大椎第一間、肺俞、肝俞，慎不可發汗，發汗則譫語，脈弦，五日譫語不止，當刺期門。（142）

太陽少陽並病，而反下之，成結胸，心下鞕，下利不止，水漿不下，其人心煩。（150）

太陽病，醫發汗，遂發熱惡寒，因復下之，心下痞，表裏俱虛，陰陽氣並竭，無陽則陰獨，復加燒針，因胸煩，面色青黃，膚瞤者，難治；今色微黃，手足溫者，易愈。（153）

傷寒吐下後，發汗，虛煩，脈甚微。八九日，心下痞鞕，脇下痛，氣上衝咽喉，眩冒。經脈動惕者，久而成痿。（160）

太陽少陽並病，心下鞕，頸項強而眩者，當刺大椎、肺俞、肝俞，慎勿下之。（171）

傷寒八九日，風濕相搏，身體疼煩，不能自轉側，不嘔不渴，脈浮虛而澀者，桂枝附子湯主之。若其人大便鞕，小便自利者，去桂加白朮湯主之。（174）

風濕相搏，骨節疼煩，掣痛，不得屈伸，近之則痛劇，汗出短氣，小便不利，惡風不欲去衣，或身微腫者，甘草附子湯主之。（175）

陽明病，初欲食，小便反不利，大便自調，其人骨節疼，翕翕如有熱

状，奄然發狂，濈然汗出而解者，此水不勝穀氣，與汗共並，脈緊則愈。（192）

陽明病，但頭眩，不惡寒，故能食而咳，其人咽必痛；若不咳者，咽不痛。（198）

陽明病，脈浮而緊者，必潮熱，發作有時，但浮者，必盜汗出。（201）

傷寒四五日，脈沉而喘滿，沉為在裏，而反發其汗，津液越出，大便為難，表虛裏實，久則譫語。（218）

脈浮而遲，表熱裏寒，下利清穀者，四逆湯主之。（225）

陽明中風，脈弦浮大而短氣，腹都滿，脅下及心痛，久按之氣不通，鼻乾不得汗，嗜臥，一身及目悉黃，小便難，有潮熱，時時噦，耳前後腫，刺之小差。外不解，病過十日，脈續浮者，與小柴胡湯。（231）

脈但浮，無餘證者，與麻黃湯；若不尿，腹滿加噦者，不治。（232）

陽明病，脈遲，汗出多，微惡寒者，表未解也，可發汗，宜桂枝湯。（234）

陽明病，脈浮，無汗而喘者，發汗則愈，宜麻黃湯。（235）

病人煩熱，汗出則解，又如瘧狀，日晡所發熱者，屬陽明也。脈實者宜下之，脈浮虛者，宜發汗，下之與大承氣湯。發汗宜桂枝湯。（240）

太陽病，寸緩關浮尺弱，其人發熱汗出，復惡寒，不嘔，但心下痞者，此以醫下之也。如其不下者，病人不惡寒而渴者，此轉屬陽明也。小便數者，大便必鞕，不更衣十日，無所苦也。渴欲飲水，少少與之，但以法救之。渴者，宜五苓散。（244）

三陽合病，脈浮大，上關上，但欲眠睡，目合則汗。（268）

少陰病，下利便膿血者，可刺。（308）

傷寒，脈遲六七日，而反與黃芩湯徹其熱。脈遲為寒，今與黃芩湯復除其熱，腹中應冷，當不能食；今反能食，此名除中，必死。（333）

附录二　条文索引

附录三　方剂索引

辨阳明病脉证并治

辨少阳病脉证并治

辨厥阴病脉证并治

辨霍乱病脉证并治

辨阴阳易差后劳复病脉证并治

附录四 本书未讲解的方剂

1. 禹餘粮丸（88）

原方缺失。《古本伤寒论》补方，药物组成：

禹餘粮四兩　人參三兩　附子二枚　五味子三合　茯苓三兩　乾薑三兩

上六味蜜為丸，如梧子大，每服 20 丸。

近代主张用生脉散合六味地黄丸治疗。

2. 文蛤散（141）

文蛤五兩

上一味，為散，以沸湯和一方寸匕服。湯用五合。

3. 桂枝附子湯（174）

桂枝四兩（去皮）　附子三枚（炮，去皮，破）　生薑三兩（切）　大棗十二枚（擘）
甘草二兩（炙）

上五味，以水六升，煮取二升，去滓，分溫三服。

4. 去桂加白朮湯（174）

附子三枚（炮，去皮，破）　白朮四兩　生薑三兩（切）　甘草二兩（炙）　大棗
十二枚（擘）

5. 甘草附子湯（175）

甘草二兩（炙）　附子二枚（炮，去皮，破）　白朮二兩　桂枝四兩（去皮）

上四味，以水六升，煮取三升，去滓。溫服一升，日三服。初服得微汗
則解，能食，汗止復煩者，將服五合。恐一升多者，宜服六七合為始。

6. 土瓜根方（233）

有方名，无药物。